高级卫生专业技术资格考试用书

麻醉学全真模拟试卷与解析

（副主任医师/主任医师）

全真模拟试卷

主　编　王铁东

副主编　冯娅妮　孙晓峰　王秋石　薛　杭

编　委　于　波　王　晶　王　露　王兴阳　田　伟
付瑞昕　白　丹　白文超　李雨璠　刘　春
杨翠苹　时艳杰　吴昊天　初　阳　张　焕
岳　丽　曹鑫蔚　董　俏　蒋殿宇　葛　鑫
齐天琦

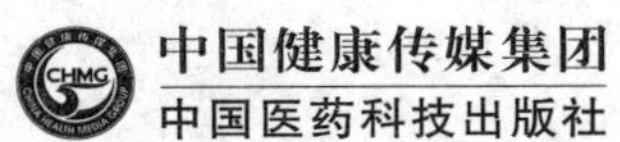

中国健康传媒集团
中国医药科技出版社

内 容 提 要

根据人力资源和社会保障部、卫健委《关于深化卫生事业单位人事制度改革的实施意见》和《加强卫生专业技术职务评聘工作的通知》，高级卫生专业技术资格采取考试和评审结合的办法取得。本书是“高级卫生专业技术资格考试用书”系列之一，紧扣高级卫生专业技术资格考试前沿与新版考纲，包括两个分册：“全真模拟试卷”包含题型说明与6套高度仿真模拟试卷，其所设题目数量、题型比例分配、难易程度、考核知识点构架均严格模拟真题；“答案解析”为6套模拟试卷的全解析版，有助于考生及时检验复习效果，有的放矢地归纳、梳理并记忆考试重点、难点与易错点，主要适用于参加卫生专业技术资格高级职称考试（副高、正高）评审申报人员在最后阶段冲刺备考，高分通过考核。

图书在版编目（CIP）数据

麻醉学全真模拟试卷与解析/王铁东主编. —北京：中国医药科技出版社，2023. 12

高级卫生专业技术资格考试用书

ISBN 978－7－5214－4411－7

Ⅰ. ①麻…　Ⅱ. ①王…　Ⅲ. ①麻醉学－资格考试－题解　Ⅳ. ①R614－44

中国国家版本馆 CIP 数据核字（2023）第 231833 号

美术编辑　陈君杞

责任编辑　高一鹭　高延芳

版式设计　友全图文

出版　**中国健康传媒集团**｜中国医药科技出版社

地址　北京市海淀区文慧园北路甲 22 号

邮编　100082

电话　发行：010－62227427　邮购：010－62236938

网址　www. cmstp. com

规格　787×1092 mm $^1/_{16}$

印张　10 $^3/_4$

字数　230 千字

版次　2023 年 12 月第 1 版

印次　2023 年 12 月第 1 次印刷

印刷　北京紫瑞利印刷有限公司

经销　全国各地新华书店

书号　ISBN 978－7－5214－4411－7

定价　48.00 元

获取新书信息、投稿、为图书纠错，请扫码联系我们。

题型说明

一、单选题：每道试题由1个题干和5个备选答案组成，题干在前，选项在后。选项A、B、C、D、E中只有1个为正确答案，其余均为干扰选项。

例：大剂量芬太尼静脉麻醉可导致

A. 降低颅内压，控制惊厥

B. 情绪激动和噩梦

C. 肾上腺皮质激素释放减少

D. 血压升高

E. 延迟性呼吸抑制

答案：E

解析：芬太尼是一种强效的阿片类镇痛药物，其作用机制是通过与中枢神经系统中的μ-阿片受体结合来减轻疼痛。然而，在使用大剂量芬太尼进行静脉麻醉时，可能会出现呼吸抑制的情况，这是由于芬太尼能够抑制脑干呼吸中枢中的神经元活动，导致患者出现呼吸衰竭。“延迟性”呼吸抑制，是指当芬太尼的作用已经结束或血浓度下降到较低水平时，仍然可以出现的呼吸抑制现象。这是因为芬太尼的代谢和排泄比较缓慢，药物可以在体内积累并持续发挥作用，从而导致呼吸抑制的发生。

二、多选题：每道试题由1个题干和5个备选答案组成，题干在前，选项在后。选项A、B、C、D、E中至少有2个正确答案。

例：阵发性室上性心动过速的临床特点包括

A. 心律绝对规则

B. 心率>150次/分

C. 突发突止

D. 第一心音强弱不等

E. 大部分由折返机制引起

答案：ABCE

解析：阵发性室上性心动过速心率快，常在160~220次/分，节律规则，常突然发作又突然停止。大部分室上速由折返机制引起，折返可发生在窦房结、房室结与心房，分别称为窦房折返性心动过速、房室结内折返性心动过速与心房折返性心动过速。第一心音强弱不等不属于阵发性室上性心动过速的临床特点。

三、共用题干单选题：以叙述1个以单一患者或家庭为中心的临床情景，提出2~6个相互独立的问题，问题可随病情的发展逐步增加部分新信息，每个问题只有1个正确答案，以考查临床综合能力。答题过程是不可逆的，即进入下一问后不能再返回修改所有前面的答案。

例：患者，女，72岁。1个月前胸部X线片检查发现左下肺肿块，现拟行手术治疗。6个月前心室下壁心肌梗死，现病情稳定，心电图示Ⅱ、Ⅲ、aVF导联病理性Q波。

1. 如果行全身麻醉，麻醉诱导药物宜选用

A. 硫喷妥钠、吗啡、琥珀胆碱

B. 咪达唑仑、芬太尼、维库溴铵

C. 地西泮、芬太尼、筒箭毒碱

D. 丙泊酚、芬太尼、琥珀胆碱

E. 氯胺酮、吗啡、筒箭毒碱

答案：B

解析：选项B中的麻醉诱导药物“咪达唑仑、芬太尼、维库溴铵”对心血管系

统影响小，并且可以有效地减少插管反应。咪达唑仑是一种短效的苯二氮䓬类药物，能快速诱导和恢复麻醉状态；芬太尼是一种作用时间较短的合成阿片类药物，具有镇痛和镇静的作用；维库溴铵是一种快速作用的肌松药，可在短时间内使肌肉松弛，方便手术操作。其他选项中，硫喷妥钠（选项A）和地西泮（选项C）等苯二氮䓬类药物对心血管系统影响较大，不适合有心脏病病史的患者；丙泊酚（选项D）虽然作用时间短暂，但可能引起血压下降等副作用；氯胺酮（选项E）虽然作用时间短暂，但可能引起谵妄、幻觉等精神反应。

2. 关于麻醉期间管理措施，下列叙述错误的是
   A. 麻醉诱导力求平稳
   B. 术中保持气道通畅及循环稳定
   C. 多导心电图监测，放置颈内静脉及桡动脉测压
   D. 维持浅麻醉，减少心脏抑制
   E. 维持足够麻醉深度

   答案：D

   解析：在手术期间，对于心脏病患者，应重视麻醉管理措施。麻醉管理措施包括麻醉诱导和维持期力求平稳，保持气道通畅及循环稳定，进行多导心电图监测，放置颈内静脉及桡动脉测压等。而为了减轻心脏负担，需要控制麻药的用量和维持足够的麻醉深度。手术刺激可能诱发心肌梗死，选项D错误。

四、案例分析题：每道案例分析题至少3~12问。每问的备选答案至少6个，最多12个，正确答案及错误答案的个数不定。考生每选对一个正确答案给1个得分点，选错一个扣1个得分点，直至扣至本问得分为0，即不含得负分。案例分析题的答题过程是不可逆的，即进入下一问后不能再返回修改所有前面的答案。

例：患儿，6岁，15.5kg。诊断为先天性心脏病，室间隔缺损，肺动脉高压。拟在体外循环下行VSD纠治术。

1. 该先天性心脏病患儿引起肺动脉高压的因素是
   A. 肺血流增加　　B. 肺血管痉挛
   C. 肺静脉压增高　　D. 肺动脉狭窄
   E. 左心衰　　F. 肺动脉瓣狭窄

   答案：ABC

   解析：肺动脉高压在先天性心脏病中常见，该患儿诊断为室间隔缺损，室间隔缺损可导致左心室和右心室之间的血液通过缺损处流动，增加了肺动脉的血液负荷，从而可能导致肺动脉高压。在某些情况下，肺血管可能会收缩或痉挛，导致肺动脉高压。室间隔缺损也可能导致左心房和肺静脉的压力升高，进而引起肺动脉高压。肺动脉狭窄、肺动脉瓣狭窄通常是继发于肺动脉高压的后果，不是导致其的主要原因。左心衰竭虽然可能导致肺高压，但在本例中不是主要原因。

2. 先心病患儿术前估计应考虑的病理生理是
   A. 心腔异常压力和容量负荷所致的继发性影响
   B. 心脏畸形引起的原发性血流动力异常
   C. 肺血管阻力大小
   D. 血液分流情况
   E. 肺血管阻塞程度
   F. 发绀程度

   答案：ABCE

   解析：先心病患儿的主要病理生理改变起源于心脏畸形引起的原发性血流动力异常，心腔异常压力和容量负荷所致的继发性影响，肺血管阻力大小以及肺血管阻塞程度这几个方面，其他均是由此衍生

而来。

3. 关于该患儿的麻醉选择，说法正确的是
   A. 充分镇静，尽量减少各种应激反应引起的血流动力学改变
   B. 避免加重缺氧，防止肺循环阻力增加
   C. 避免使用对心肌抑制较重和引起肺血管收缩的药物
   D. 麻醉诱导后提高吸入氧浓度，适当过度通气
   E. 提高体外循环预充液的胶体渗透压，防止术后肺水肿
   F. 术后应适当延长带管时间，充分镇静，适当运用 PEEP，但压力宜 <1kPa

答案：ABCDEF

解析：该患儿的麻醉选择以降低肺血管阻力，减轻右室后负荷为原则。

目录

全真模拟试卷（一）

一、单选题：每道试题由1个题干和5个备选答案组成，题干在前，选项在后。选项A、B、C、D、E中只有1个为正确答案，其余均为干扰选项。

1. 下列电信号中，具有“全或无”特征的电信号是
   A. 感受器电位
   B. 抑制性突触后电位
   C. 终板电位
   D. 兴奋性突触后电位
   E. 锋电位

2. 关于药物与血浆蛋白结合的相关叙述，正确的是
   A. 结合率高的药物排泄快
   B. 结合型药物暂时失去活性
   C. 结合后药效增强
   D. 结合后不利于药物吸收
   E. 结合是不可逆的

3. 影响气道阻力最重要的因素是
   A. 气流形式　B. 呼吸时相
   C. 呼吸道口径　D. 呼吸道长度
   E. 气流速度

4. 麻醉药物对躯体运动的主要影响有
   A. 全麻药的肌松作用相差无几
   B. 局麻药的肌松作用与给药途径无关
   C. 患者在麻醉诱导过程中出现躁动，是因为皮层下运动调节中枢相对兴奋
   D. 肌松药的主要作用位点在神经肌肉接头前膜
   E. 去极化肌松药可以被胆碱酯酶水解

5. 在老年患者全身麻醉后苏醒延迟的原因中，说法错误的是
   A. 肺泡通气量减少，吸入麻醉药不易排出体外
   B. 对肾素－血管紧张素系统反应迟钝，易导致高钠、低钾
   C. 肝功能减退，药物消除速率减慢
   D. 对麻醉镇痛药物的敏感性增加
   E. 通气功能障碍，导致二氧化碳蓄积

6. 局麻药的作用机制是
   A. 阻滞 Na^+ 内流　B. 阻滞 Cl^- 内流
   C. 阻滞 K^+ 外流　D. 阻滞 Ca^{2+} 内流
   E. 降低静息电位

7. 吸入麻醉药的95%有效剂量（MAC_{95}）为
   A. 0.8MAC　B. 1.0MAC
   C. 1.3MAC　D. 1.6MAC
   E. 2.0MAC

8. 巴比妥类药物不可能产生的副作用是
   A. 引起药疹、药热等过敏反应
   B. 诱导肝药酶，产生耐受性
   C. 便秘和锥体外系症状
   D. 头晕、困倦、注意力不集中等后遗症状
   E. 精细运动不协调

9. 关于静脉全身麻醉的叙述，错误的是
   A. 氯胺酮具有“分离麻醉”现象
   B. 氯胺酮和依托咪酯用药后都可能会出现肌阵挛现象
   C. 咪达唑仑具有顺行性遗忘作用
   D. 氯胺酮通过增强抑制性γ－氨基丁酸（GABA）突触的活性而发挥麻醉作用

E. 硫喷妥钠具有控制痉挛和惊厥作用

10. 使用吗啡后产生缩瞳的主要原因是
A. 吗啡作用于中脑盖前核的阿片受体
B. 吗啡作用于延髓孤束核的阿片受体
C. 吗啡作用于丘脑内侧
D. 吗啡作用于蓝斑核和边缘系统阿片受体
E. 吗啡作用于脑室及导水管周围灰质

11. 在阿片类药物中，作用时间最短的是
A. 瑞芬太尼　B. 阿芬太尼
C. 哌替啶　D. 舒芬太尼
E. 芬太尼

12. 长期大剂量应用氯丙嗪后，特有的不良反应是
A. 过敏反应　B. 体位性低血压
C. 血液系统反应　D. 胃肠道反应
E. 锥体外系反应

13. 局麻药过量中毒发生惊厥，宜选用下列哪种药物对抗
A. 硫酸镁　B. 异戊巴比妥
C. 水合氯醛　D. 苯巴比妥
E. 咪达唑仑

14. 关于地西泮的叙述，错误的是
A. 有良好的镇静催眠作用
B. 阻滞神经肌肉传导产生肌松作用
C. 具有顺行性遗忘作用
D. 毒性低、安全范围大，中毒时较易处理
E. 可以用于预防局麻药中毒

15. 关于术前用药，下列说法正确的是
A. 老年人一般用量与青壮年相同
B. 小儿按体重用药，阿托品的用量比成人小
C. 手术前所有患者必须用术前药物
D. 用药后保持安静，但不可疏忽观察
E. 阿托品镇静作用比东莨菪碱强

16. 在术前对患者进行呼吸功能评估中，经肺功能检查发现患者肺活量与预计值比值（FVC%）正常，而第 1 秒呼吸率（FEV 1.0%）低于正常，则可以表明患者存在
A. 吸气性呼吸困难
B. 阻塞性通气功能障碍
C. 限制性通气功能障碍
D. 混合性通气功能障碍
E. 部分膈神经麻痹

17. 当怀疑插管位置有问题时，下列判断方法中，说法错误的是
A. 剑突位置听诊有无气过水声
B. 胸骨切迹听诊不能听到呼吸音
C. 胸骨切迹压迫触诊导管气囊能感觉到压力波动
D. 上腹部听诊不应该听到呼吸音
E. 可以利用洗耳球和 CO_2 监测器来帮助诊断

18. 洋地黄中毒引起室性早搏二联律的首选治疗药物是
A. 利多卡因　B. 苯妥英钠
C. 溴苄胺　D. 奎尼丁
E. 普萘洛尔

19. 下列药物中，麻醉时最易透过胎盘的药物是
A. 筒箭毒碱　B. 琥珀胆碱
C. 硫喷妥钠　D. 维库溴铵
E. 泮库溴铵

20. 下列关于重症肌无力（MG）的叙述，错误的是
A. 为抗体介导的自身免疫反应
B. 胸腺切除疗法对于治疗 MG 可能有效
C. 术前特殊用药包括激素、胆碱酯酶抑制剂、免疫抑制剂及血浆置换等
D. 对非去极化肌松药诱导期表现为拮

抗效应

E. 对非去极化肌松药不敏感

21. 患者，女，28 岁。患儿妊娠性高血压，用硫酸镁注射降压时，突然血压过低，50/30mmHg。应当立即行静脉注射的药物是

A. 麻黄碱　B. 氯化钙

C. 碳酸锂　D. 多巴胺

E. 去甲肾上腺素

22. 患者，女，50 岁。诊断为胆石症，硬膜外阻滞下行胆囊切除、胆总管引流术。术前心电图无异常。术中辅助氟哌利多 5mg，芬太尼 0.1mg。在探查胆总管时，脉搏 76 次/分降至 45 次/分，血压 106/63mmHg 降至 80/52mmHg。心电图示：室性期前收缩。最可能的原因是

A. 迷走神经反射

B. 阻滞平面过高

C. 氟哌利多抑制心肌作用

D. 发生电解质紊乱

E. 低血容量

23. 患者，男，56 岁。诊断为胃癌，拟在硬膜外阻滞下行胃次全切除术。术前检查：血糖 14mmol/L，BP 140/85mmHg，P 85 次/分，尿糖（+++），其他如心电图、血常规、胸部 X 线片检查均未见异常。麻醉前给药不宜应用

A. 吗啡　B. 地西泮

C. 哌替啶　D. 咪达唑仑

E. 东莨菪碱

24. 患者，男，66 岁。因咳嗽，咳黄痰 3 天就诊。查体：发现主动脉瓣区粗糙的收缩期杂音。超声心动图提示主动脉瓣狭窄，左室射血分数 0.55，心电图检查正常。对于该患者，下列哪一项处置方法不恰当

A. 化痰药物

B. 抗生素

C. 血管紧张素转换酶抑制剂

D. 定期做超声心动图

E. 胸部 X 线检查

25. 患者，男，46 岁。全麻下行食管癌根治术，术后拮抗肌松，自主呼吸满意患者清醒后拔管，送入恢复室后 15 分钟发现患者 SpO_2 下降至 90%，呼吸浅，不协调，呼之睁眼费力，不能握拳。下列处理措施中，错误的是

A. 胆碱酯酶抑制剂拮抗

B. 放置口咽通气道或喉罩

C. 应用纳洛酮

D. 面罩吸氧

E. 必要时控制呼吸

二、多选题：每道试题由 1 个题干和 5 个备选答案组成，题干在前，选项在后。选项 A、B、C、D、E 中至少有 2 个正确答案。

26. 下列选项中，可以使中心静脉压升高的因素是

A. 右心室射血功能减弱

B. 循环血容量增加

C. 静脉回流速度加快

D. 因微动脉舒张而使外周静脉压升高

E. 骨骼肌的活动减少

27. 老年人内分泌功能的改变主要包括

A. 糖耐量增加

B. 甲状腺激素正常

C. 糖皮质激素分泌不良

D. 下丘脑和垂体对激素负反馈调节的能力低

E. 神经垂体重量减轻

28. 下列关于气管的叙述，正确的是

A. 气管软骨呈“C”字形

B. 由气管软骨、平滑肌和结缔组织

构成

C. 气管切开的位点常选择第2~4气管软骨环处

D. 上接环状软骨

E. 气管软骨一般由16~20个气管软骨环组成

29. 影响吸入性麻醉药吸收和分布的主要因素是

A. 肺通气量

B. 药物脂溶性

C. 血/气分配系数

D. 脑/血分配系数

E. 吸入气体中麻醉剂的浓度

30. 哌替啶的阿托品样作用包括

A. 对呼吸有明显的抑制作用

B. 抑制涎液分泌

C. 使瞳孔散大

D. 心率可增快

E. 抑制胃肠蠕动

31. 下列选项中，具有减慢心率和加强心肌收缩力的药物是

A. 洋地黄毒苷　B. 奎尼丁

C. 毒毛花苷K　D. 维拉帕米

E. 普鲁卡因胺

32. 关于吗啡的药理特性，说法正确的是

A. 有显著的呼吸抑制作用

B. 有较强的镇静、镇痛作用

C. 可用于支气管哮喘患者

D. 对于有瓣膜病变的心脏病患者，大剂量吗啡可致血压下降

E. 禁用于分娩镇痛和哺乳期妇女止痛

33. 关于维拉帕米与普萘洛尔的临床应用，下列叙述正确的是

A. 均可以用于治疗高血压

B. 均可用于治疗阵发性室上性心动过速

C. 均可以用于治疗心绞痛

D. 均禁用于传导阻滞的患者

E. 均禁用于心房颤动的患者

34. 关于MODS的防治措施，下列叙述正确的是

A. 为了保证营养物质的摄入，应适当延长全胃肠外营养支持的时间

B. 积极控制感染，防治二重感染

C. 积极的液体复苏，保证组织器官的血液供应及改善微循环

D. 根据保护性通气策略和正确应用呼吸机，防治ALI和ARDS

E. CRRT对改善MODS的预后可能有一定的益处

35. 关于舌后坠的叙述，正确的是

A. 舌体过大、身材矮胖、短颈和咽后壁淋巴组织增生的患者易发生舌后坠

B. 当发生舌后坠时，会导致SpO_2下降

C. 发生完全梗阻时，既无鼾声也无呼吸动作

D. 发生不完全梗阻时，患者随呼吸发出强弱不等的鼾声

E. 舌后坠是最常见的上呼吸道梗阻

36. 有创性动脉压监测可选用的穿刺测压部位有

A. 足背动脉　B. 肱动脉

C. 颈内动脉　D. 桡动脉

E. 锁骨下动脉

37. 麻醉苏醒期间患者呼吸抑制的表现为

A. 呼吸频率慢　B. 呼吸频率浅快

C. 潮气量减低　D. PaO_2低下

E. $PaCO_2$升高

38. 下列哪种情况可能发生术中知晓

A. 心脏手术

B. 浅麻醉用肌松药

C. 静吸复合麻醉
D. 硬膜外阻滞复合全麻
E. 产科手术

39. 理想吸入麻醉药的特点包括
A. 安全范围大，无毒性
B. 诱导和苏醒迅速平稳
C. 麻醉效能强
D. 对心血管和呼吸抑制小
E. 有良好的镇痛、镇静作用

40. 关于恩氟烷对中枢神经系统的影响，叙述正确的是
A. 吸入低浓度恩氟烷会导致脑电活动增强
B. 恩氟烷会引起持久的中枢神经系统功能改变
C. 高浓度恩氟烷吸入时，可能出现面及四肢肌肉强直性阵挛性抽搐
D. 升高 $PaCO_2$ 值可使棘波的阈值升高
E. 恩氟烷可用于癫痫或阻塞性脑血管疾病的治疗

41. 关于异氟烷对中枢神经系统的抑制作用，叙述正确的是
A. 1.5MAC 异氟烷麻醉时，出现等电位波
B. 2MAC 异氟烷麻醉时，出现暴发性抑制
C. 0.6～1.1MAC 异氟烷麻醉时，不增加脑血流量
D. 1.6MAC 异氟烷麻醉时，脑血流量倍增，且增加幅度高于氟烷麻醉
E. 对于开颅患者，在低 $PaCO_2$ 条件下，异氟烷可以防止颅内压升高

42. 氧化亚氮的麻醉禁忌证包括
A. 分娩镇痛　　B. 气胸
C. 空气栓塞　　D. 肠梗阻
E. 低温体外循环麻醉

43. 吗啡的不良反应有
A. 便秘　　B. 恶心、呕吐
C. 眩晕　　D. 排尿困难
E. 胆道压力升高

44. 成人气管插管的并发症包括
A. 心律失常
B. 高血压
C. 牙齿及口腔软组织损伤
D. 喉、支气管痉挛
E. 声门下水肿

45. 颈椎术后常见气道梗阻的原因包括
A. 植入物移位
B. 术后血肿
C. 术后气道水肿
D. 固定于过屈位（后路手术）
E. 脑脊液漏

46. 某患者需行区域阻滞麻醉，但对普鲁卡因过敏，此时宜选用下列哪种药物
A. 布比卡因　　B. 丁卡因
C. 利多卡因　　D. 罗哌卡因
E. 左旋布比卡因

47. 甲状旁腺手术后应注意哪些并发症
A. 高钙血症　　B. 低钙血症
C. 抽搐　　D. 喉痉挛
E. 肢体麻木

48. 脑脊液的功能包括
A. 运送营养物质　　B. 维持颅内压
C. 保护脑和脊髓　　D. 缓冲压力
E. 带走代谢产物

三、共用题干单选题：以叙述 1 个以单一患者或家庭为中心的临床情景，提出 2～6 个相互独立的问题，问题可随病情的发展逐步增加部分新信息，每个问题只有 1 个正确答案，以考查临床综合能力。答题过程是不可逆的，即进入下一问后不能再返回修改所有前面的答案。

（49～50 题共用题干）

患儿，男，5 岁。诊断为斜视，拟气管内全麻下行矫正术。氟烷诱导入睡后给予琥珀胆碱 1.0mg/kg，患儿咬肌肌强直致张口困难，行气管插管后吸入氟烷维持麻醉，30 分钟后患儿出现心动过速，体温急剧上升达 42℃，肌肉强直。

49. 该患儿最可能的情况是
   A. 高热惊厥
   B. 肌松药用量不够
   C. 硬肿症
   D. 恶性高热
   E. 患儿对琥珀胆碱不敏感

50. 关于该患儿的治疗措施，说法错误的是
   A. 立即停止手术和麻醉，以纯氧行过度通气
   B. 全身降温
   C. 应用丹曲洛林
   D. 纠正代谢性酸中毒
   E. 静脉注射利多卡因治疗心律失常

（51～53 题共用题干）

患者，男，54 岁。因活动后气促 3 年，加重伴双下肢水肿 2 个月入院。体检：心率 110 次/分，血压 100/75mmHg，心界向左下扩大，房颤心律，心尖部可闻及 2/6 收缩期杂音，两肺可闻及少量湿啰音，颈静脉怒张，肝颈征呈阳性，肝肋下 2cm，双下肢水肿。否认高血压病、糖尿病病史。

51. 该患者最可能的诊断为
   A. 限制型心肌病　B. 肥厚型心肌病
   C. 扩张型心肌病　D. 冠心病
   E. 肺心病

52. 下列哪项检查对该患者确定诊断最有意义
   A. 心电图检查
   B. 血生化
   C. 超声心动图检查
   D. 胸部 X 线检查
   E. 漂浮导管检查

53. 检查心电图示心房颤动、频发室早，对该例患者室性早搏的处理，首选
   A. β 受体拮抗药　B. 美西律
   C. 胺碘酮　D. 普罗帕酮
   E. 维拉帕米

（54～55 题共用题干）

患者，男，44 岁。诊断为右侧嗜铬细胞瘤，拟全麻下行右肾上腺切除术。术中游离肿瘤时，突然出现血压上升。

54. 该患者突然出现血压上升，最可能的原因是
   A. 麻醉过深
   B. 输液速度慢
   C. 通气过度
   D. 缺少 O_2，CO_2 蓄积
   E. 血中儿茶酚胺含量增加

55. 该患者肿瘤切除后，出现低血糖的原因是
   A. 糖异生增加
   B. 胰岛素分泌增加
   C. 基础代谢率增加
   D. 补充葡萄糖量不足
   E. 麻醉过深

（56～59 题共用题干）

患者，男，29 岁。诊断为右颞叶肿瘤，拟择期全麻下行开颅肿瘤切除术。既往有癫痫病史 3 年，一直按医嘱口服抗癫痫药治疗。

56. 抗癫痫药物应服药至
   A. 术前一日晚　B. 手术当天上午
   C. 术前 3 天　D. 术前 7 天
   E. 术前 2 天

57. 麻醉前有癫痫发作，正确的处理是

A. 使用镇静药，继续手术
B. 使用镇静药，延期手术
C. 立即麻醉，开始手术
D. 等待癫痫发作结束，开始麻醉手术
E. 等待癫痫发作缓解，开始麻醉手术

58. 该患者禁忌使用下列哪种麻醉药物
A. 咪达唑仑　　B. 氯胺酮
C. 丙泊酚　　D. 依托咪酯
E. 地西泮

59. 关于肌松药的使用特点，说法正确的是
A. 服用抗惊厥药物时间越长，对非去极化肌松药影响越小
B. 服用抗惊厥药物时间越短，对非去极化肌松药影响越大
C. 抗惊厥药延长维库溴铵神经肌肉阻滞作用的时效
D. 去极化肌松药与抗癫痫药之间无协同作用
E. 去极化肌松药与抗癫痫药之间有协同作用

（60~63 题共用题干）

患者，男，46 岁，72kg。诊断为风湿性心脏病、重度二尖瓣狭窄、房颤、心功能Ⅲ级，拟全麻下行二尖瓣置换术。在二尖瓣听诊区可闻及双期 3/6 级杂音，在三尖瓣听诊区可闻及 2/6 级收缩期杂音。超声心动图：重度二尖瓣狭窄，三尖瓣重度反流，左室射血分数 65%。心电图：心房颤动，室性期前收缩。X 线：心影增大。

60. 对于该患者，麻醉处理方案不妥的是
A. 诱导过程应缓慢，少量、多次给药
B. 维持心率 60~80 次/分
C. 患者入手术室时可给予充分镇静
D. 发生快速型房颤时，首选洋地黄类药物
E. 保持充足的后负荷

61. 关于心房颤动的特点，下列叙述错误的是
A. 心音强弱不等
B. 心率可能为 65 次/分
C. QRS 波形态规则和时限正常，R-R 间期绝对规则
D. P 波消失，代之以大小不等，形态各异的 f 波
E. 心律绝对不齐

62. 主动脉开放后，患者心脏复跳顺利，心率为 70 次/分，律齐，血压为 101/73mmHg，在准备结束体外循环时突然出现 V_5 导联 ST 段异常抬高，血压持续性降低。最可能的原因是
A. 冠状动脉内进入气体
B. 急性心肌梗死
C. 心脏压塞
D. 肺栓塞
E. 麻醉过深

63. 针对上述情况，最有效的处理措施是
A. 急性溶栓
B. 使用大量血管活性药物
C. 冠状静脉窦逆行灌注排气
D. 紧急冠状动脉搭桥术
E. 减浅麻醉

（64~65 题共用题干）

患者，女，33 岁。因高处坠地后四肢麻木、不能行走 5 天入院，诊断为第 5 颈椎骨折并脱位，拟急症行椎管探查，骨折复位固定术。

64. 对该患者而言，麻醉处理方案不妥的是
A. 避免过度通气
B. 插管时应将头尽量后仰以利于暴露声门
C. 首选气管内全麻
D. 加强呼吸功能支持

E. 加强循环功能支持

65. 该患者禁用下列哪种肌松药

A. 筒箭毒碱　　B. 泮库溴铵

C. 维库溴铵　　D. 琥珀胆碱

E. 顺式阿曲库铵

四、案例分析题：每道案例分析题至少 3～12 问。每问的备选答案至少 6 个，最多 12 个，正确答案及错误答案的个数不定。考生每选对一个正确答案给 1 个得分点，选错一个扣 1 个得分点，直至扣至本问得分为 0，即不含得负分。案例分析题的答题过程是不可逆的，即进入下一问后不能再返回修改所有前面的答案。

(66～70 题共用题干)

患者，男，46 岁。因胸痛且伴有恶心、呕吐 2 小时来院急诊。既往无高血压和心绞痛病史。吸烟 20 余年，每天 1 包。患者于 2 小时前搬重物时突感胸骨后疼痛，压榨性且有濒死感，休息与口含硝酸甘油均无法缓解，并伴有大汗、恶心，呕吐过 2 次，均为胃内容物，二便正常。

66. [提示：体检 T 36.9℃，P 100 次/分，R 20 次/分，BP 100/60mmHg，呈急性痛苦病容，无皮疹和发绀，浅表淋巴结未触及，巩膜无黄染，颈软，颈静脉无怒张，且心界不大，可闻及期前收缩 5～6 次/分，呼吸音清，未闻及啰音，腹平软，肝脾未触及，下肢不肿] 急诊应检查的项目有

A. 血清钾、钠、氯、钙

B. 血气分析

C. 12 导联心电图

D. 心肌酶谱

E. 肌钙蛋白

F. 胸片

67. [提示：心电图显示 $V_{1\sim6}$ 导联 ST 段抬高] 目前患者最可能的诊断为

A. 急性心肌梗死

B. 急性胃肠炎

C. 心绞痛

D. 急性心包炎

E. 急性肺动脉栓塞

F. 心房颤动

68. 目前急诊应做的处理是

A. 给予吸氧

B. 静脉推注吗啡

C. 口服阿司匹林

D. 心电监测

E. 绝对卧床休息

F. 静脉应用利多卡因

69. [提示：患者准备急诊行介入治疗，此时突然气急加重，端坐呼吸，咳粉红色泡沫样痰，BP 95/65mmHg] 对于该患者应做的急救措施是

A. 给予呋塞米 20mg 静脉推注

B. 静脉泵注硝酸甘油

C. 静脉推注毛花苷丙（西地兰）

D. 静脉应用小剂量多巴酚丁胺

E. 伴有严重低氧血症者，可行机械通气治疗

F. 静脉给予麻黄碱升压

70. 经过处理，患者心电监测出现持续室性心动过速。下列处理方案正确的是

A. 若伴有低血压，应当首选同步电复律

B. 若患者一般情况稳定，可在监测病房严密观察，不作特殊处理

C. 若患者突然脉搏血压测不到，应当立即给予非同步直流电复律

D. 药物治疗可以选择胺碘酮

E. 药物治疗可以选择利多卡因

F. 应当立即同步电复律

（71～73 题共用题干）

患者，女，82 岁。因跌倒致髋臼和股骨颈骨折急诊入院，患者疼痛剧烈，拒绝任何搬动和检查，急请麻醉科医师会诊。

71. 下列处理方案正确的是
   A. 立即肌内注射哌替啶 1.5mg/kg，并迅速让家属送往放射科进行相关检查
   B. 立即开放静脉通路，在严密监测下静脉分次注射小剂量哌替啶，直至疼痛缓解，同时无显著呼吸抑制，然后在监测下进行相关检查
   C. 静脉注射哌替啶的同时可合用非甾体类消炎镇痛药以增强镇痛效果，减少副作用
   D. 因诊断尚未明确，故不能使用镇痛药
   E. 立即行连续硬膜外麻醉，迅速控制疼痛
   F. 立即肌内注射咪唑安定 10mg，待患者入睡后再行检查

72. ［提示：患者患有慢性支气管炎 40 余年，重度阻塞性通气功能障碍；心功能Ⅲ级，屏气试验 15 秒；1 年前安装冠状动脉支架，半年前安装颈内动脉支架，目前正在服用华法林；神志清，反应略为迟钝，听力减退；白蛋白 28g/L，Hb 65g/L；家属及本人强烈要求尽快行全髋关节置换术］对于该患者，下列哪些措施是错误的
   A. 积极进行抗感染、祛痰、平喘治疗，尽力改善呼吸功能
   B. 咨询心血管病专科医师，评估暂停服用华法林的风险
   C. 为了避免硬膜外血肿的发生，手术当日应停用华法林
   D. 立即在连续硬膜外麻醉下进行全髋关节置换术
   E. 如果患者及家属强烈要求手术，不管麻醉手术风险有多大都应立即进行手术和麻醉
   F. 纠正白蛋白至 32g/L，Hb 90g/L 以上，增加麻醉和手术的安全性

73. ［提示：心血管专家认为可以在严密监测下暂停服用华法林；呼吸系统经治疗处于近期最佳状态；白蛋白和 Hb 均已纠正；华法林已停用 5 天，PT 正常，INR 1.2］关于麻醉选择和围术期处理，说法正确的是
   A. 患者可选硬膜外复合全身麻醉
   B. PT 正常，INR 1.2，凝血功能处于正常范围，可以进行连续硬膜外麻醉
   C. INR 大于 1.0，仍属于连续硬膜外麻醉禁忌，如需在硬膜外麻醉下手术，仍需进一步准备
   D. 术中使用“骨水泥”，多数患者可出现急骤的血压升高，应注意采取降压措施
   E. 若为清醒患者，术中突然发生剧烈干咳、呼吸困难、血压下降，提示可能发生肺栓塞
   F. 因术后仍需长时间卧床，发生血栓的可能性较大，故围术期常规使用大剂量肝素抗凝

（74～78 题共用题干）

患者，男，43 岁，身高 165cm，体重 120kg。体检发现甲状腺肿物。既往有高血压病史 5 年，睡眠呼吸暂停综合征病史 6 年，曾行腭咽成形术，术后效果欠佳，目前使用无创呼吸机治疗 1 年。查体：血压为 144/90mmHg，心率为 80 次/分，呼吸为 20 次/分。

74. 甲亢患者术前应将基础代谢率控制在
   A. < +40%　　B. < +30%
   C. < +20%　　D. < +10%

E. < +5%　　F. < +1%

75. 术前甲状腺B超示：右侧甲状腺有5cm×5cm大小的结节；胸部X线片示：气管向左偏移。该患者麻醉期间需要注意的问题有

A. 开放静脉应选择上肢静脉

B. 应行有创动脉压监测

C. 气管内插管困难的可能性

D. 麻醉诱导前，应当行预充氧法

E. 麻醉维持应用足量肌松剂防止气道压力过高

F. 存在气管软化及拔管后气道梗阻的可能

76. 术后欲拔除气管导管，其拔管指征为

A. TOF（4个成串刺激）值>90%

B. 血流动力学稳定

C. 神志完全清醒

D. 呼吸频率>10次/分

E. 吸空气时 SpO_2 >95%

F. 吸入氧浓度40%时pH 7.35~7.45，PaO_2 >80mmHg，$PaCO_2$ <50mmHg

77. 拔管后，患者术后辅助给氧方式选择

A. 无创呼吸机持续正压给氧12小时

B. 鼻导管持续给氧24~72小时

C. 鼻导管持续给氧12小时

D. 面罩持续给氧12小时

E. 面罩持续给氧24~72小时

F. 无创呼吸机持续正压给氧24~72小时

78. 术后患者体温达40℃，心率为135次/分，伴有大汗，极度烦躁。最先应考虑为

A. 急性肾上腺功能减退

B. 甲状腺危象

C. 感染性休克

D. 心力衰竭

E. 高血压危象

F. 甲状旁腺危象

（79~84题共用题干）

患者，女，33岁，孕 39^{+2} 周。瘢痕子宫。现规律宫缩，入产房待产。拟连续硬膜外镇痛下行阴道试产。

79. 该孕妇实施分娩镇痛前应重点关注

A. 是否有新的剖宫产指征

B. 子宫下段前壁是否完好及瘢痕的厚度

C. 前次剖宫产术的原因以及手术方式

D. 孕妇宫口大小

E. 血常规及凝血功能结果

F. 孕妇腹部形态及子宫下段有无压痛

80. 分娩过程中，该孕妇突然出现持续且剧烈的腹痛，牵涉肩背部，伴有胎先露回缩。应给予的措施有

A. 呼叫急诊B超，等待床旁B超检查结果

B. 简要询问病史，快速体格检查

C. 实施气管插管全身麻醉

D. 立即启动即刻剖宫产流程

E. 口服枸橼酸合剂30ml

F. 立即给予全身麻醉快速诱导药物

81. 即刻剖宫产的常见原因包括

A. 产妇心搏骤停

B. 脐带脱垂

C. 重度子痫前期

D. 严重的胎儿窘迫

E. 子宫破裂

F. 瘢痕子宫，胎膜早破

82. 下列关于即刻剖宫产全身麻醉快速诱导的说法，正确的是

A. 静脉注射硫喷妥钠4~5mg/kg，或丙泊酚1.5~2.0mg/kg

B. 诱导前需按压环状软骨，直到气管插管完成

C. 通过面罩给产妇吸100%氧气

D. 静脉注射琥珀胆碱1~1.5mg/kg，

或罗库溴铵0.6mg/kg

E. 静脉注射瑞芬太尼0.5～1μg/kg

F. 为尽快娩出胎儿，快速诱导后即可手术

83. 产妇实施气管插管全身麻醉时，主要应关注

A. 潜在的困难气道

B. 氧饱和度下降迅速

C. 仰卧位低血压综合征

D. 高误吸风险

E. 最低肺泡有效浓度（MAC）增大

F. 拟胆碱酯酶减少

84. 该产妇在全身麻醉后应注意哪些问题

A. 术中维持较浅的麻醉深度以利于术后早期拔管

B. 二氧化碳分压维持在30～32mmHg

C. 胎儿娩出后，必须追加非去极化肌松药

D. 拔管前需确保足够的氧供和通气

E. 肌力不足时，可给予新斯的明和格隆溴铵

F. 拔管后气道保护性反射已恢复，无误吸风险

（85～88题共用题干）

患儿，男，24月龄。其母亲主诉患儿2周前开始出现吸气性喘鸣，犬吠样咳嗽，无发热，经药物治疗后无好转，近1天出现明显的呼吸困难，咳嗽加重，喘憋严重，无痰。该患儿拟行纤维支气管镜检查。

85. 对患儿进行纤维支气管镜检查，可选择的麻醉方式为

A. 单纯表面麻醉

B. 气管插管全身麻醉

C. 吸入麻醉诱导

D. 面罩加压给氧

E. 保留自主呼吸

F. 静脉麻醉

86. 下列关于该患儿术前准备的说法，正确的有

A. 给予镇静药

B. 静脉注射阿托品以减少呼吸道分泌和减轻迷走神经紧张性

C. 术前严格禁食、禁水

D. 术前评估应重点了解肺通气和换气情况

E. 准备好气管插管和紧急气道设备

F. 术前评估应重点了解气道梗阻的位置

87. 纤维支气管镜检查发现有大量浓稠分泌物和痰痂，对该患儿的处理为

A. 静脉注射地塞米松

B. 雾化吸入氧气和消旋肾上腺素

C. 气管镜下直接钳取痂皮和假膜

D. 5%～20%乙酰半胱氨酸1～3ml＋异丙肾上腺素1mg雾化吸入，可迅速溶解黏稠痰液

E. 可以辅助供氧和冷却雾化吸入

F. 无需处理

88. 如经上述治疗后症状仍未缓解，气道梗阻和发绀加重，应采取的措施为

A. 可立即行气管切开

B. 吸入高浓度的氧气时吸入高浓度的七氟烷

C. 选择5号带套囊的气管导管进行气管插管

D. 气管切开术后5～7天，患儿生命体征恢复稳定后可考虑拔管

E. 不能吸入麻醉药

F. 气管切开后症状缓解可马上拔除气管导管

（89～92题共用题干）

患者，女，44岁。Ⅱ度烧伤面积50%，Ⅲ度烧伤面积10%，拟全麻下行切痂植皮术。

89. 对该患者术前访视需要注意的事项有
A. 烧伤面积和烧伤严重程度
B. 液体复苏情况
C. 与外科医师沟通了解手术方案
D. 有无吸入性损伤
E. 肝肾功能是否正常，有无急性肾损伤、肝损伤
F. 是否伴有冠心病、高血压、糖尿病、哮喘

90. 手术开始后，当患者切痂并进行手术操作时，在此过程中该患者出现了血压降至70/40mmHg、心率加快至 108 次/分的情况。尽管对患者进行了液体复苏和大剂量缩血管药物治疗，但血压仍未稳定。考虑到切痂创面可能造成毒素吸收并引发感染，高度怀疑患者已发生中毒性休克。临床确定患者发生感染性休克的标准为
A. 有脓毒血症
B. 血糖升高
C. 充分的容量复苏后血清乳酸水平升高
D. 充分的容量复苏后需要缩血管药物维持 MAP≥65mmHg
E. 血钙降低
F. 尿量减少

91. 如患者发生感染性休克，应首选的缩血管药物是
A. 去氧肾上腺素 B. 去甲肾上腺素
C. 肾上腺素 D. 多巴胺
E. 多巴酚丁胺 F. 麻黄碱

92. 对于感染性休克，下列处理措施正确的是
A. 怀疑或诊断感染性休克者，在 1 小时内需立即启动抗感染治疗
B. 开始阶段根据血流动力学评估输液情况，MAP 目标为 65mmHg
C. 不宜使用羟乙基淀粉进行液体复苏
D. 首选晶体液进行液体复苏
E. 首选胶体液进行液体复苏
F. 复苏达到稳定后应根据需要最少量输液

(93 ~ 96 题共用题干)

患者，女，54 岁。右臀部疼痛一年半，偶尔伴右大腿后侧疼痛，劳累后加重，走路尚可。查体：右臀部无畸形，深压痛(+)，无明显放射，右“4”字试验(±)，直腿抬高试验(-)，皮肤痛觉正常。

93. 该患者的初步诊断可能为
A. 臀部肌筋膜疼痛综合征
B. 股外侧皮神经炎
C. 臀上皮神经卡压综合征
D. 髂胫束综合征
E. 股骨头缺血性坏死
F. 髋关节滑膜炎

94. 为明确诊断，主要检查的项目包括
A. 风湿类检验
B. 骨盆正位 X 线
C. 化验 HLA - B27
D. 髋关节 CT
E. 全身骨扫描
F. 颈椎 MRI

95. 臀上皮神经卡压综合征是常见的臀部疼痛病，下列说法正确的是
A. 腰臀部疼痛可放射到大腿，弯腰不受限，行走困难
B. 臀上皮神经来源于 L_4 ~ S_1 神经后外侧支
C. 在棘肌外缘与髂嵴的交点稍内侧自腰背筋膜后层为穿出点
D. 此穿出点因外伤、炎症等原因，易引起臀上皮神经卡压，出现相应临床症状

E. 上臂部痛觉减退或痛觉过敏，下肢运动良好

F. 治疗措施包括休息、理疗、应用非甾体类抗炎镇痛药或阻滞治疗

96. 该患者也需要排除股骨头坏死，股骨头坏死主要的特点有

A. 疼痛特点为间歇性或持续性钝痛，影响行走

B. 由于不同原因破坏了股骨头的血液供应而引起

C. 多数患者需要人工关节置换

D. 该病临床上少见

E. 典型体征为局部深压痛，4 字试验（+），托马斯征（+）

F. 股骨头部位的暴发痛是最先出现的临床表现

（97～100 题共用题干）

患者，女，55 岁。因下肢静脉曲张入院。既往无心脏病、高血压、糖尿病等病史。拟择期行大隐静脉剥脱术。

97. 患者在病房突发心跳、呼吸骤停，其原因可能是

A. 心肌梗死　B. 低氧血症

C. 低血容量　D. 高钾血症

E. 低体温　F. 肺栓塞

98. 对于该患者的气道管理，下列说法正确的有

A. 任何情况下均可考虑球囊面罩通气

B. 建议实施气管插管的人员经常操作或反复再培训

C. 声门上气道或气管内导管均可使用

D. 选择球囊面罩通气还是高级气道装置需要根据医师的技能和经验来确定

E. 任何情况下均可考虑建立高级气道

F. 气管插管时应暂停胸外按压，待插管成功再继续按压

99. 复苏 20 分钟后，其效果差。医疗团队考虑对患者行体外心肺复苏（ECPR）。下列关于 ECPR 的描述，正确的有

A. ECPR 是指在心搏骤停患者中进行复苏时，开启体外循环系统

B. ECPR 目的在于解决潜在可逆性疾病的同时支持终末器官灌注

C. 无充分证据建议心搏骤停患者常规使用 ECPR

D. 常规 CPR 努力失败，可以考虑将 ECPR 作为抢救措施

E. 特定患者人群使用 ECPR 后生存率得到提高，且神经系统预后良好

F. ECPR 是一项复杂的干预措施，需要专业团队、设备和多学科协作的支持

100. 患者行 ECPR 后恢复窦性心律。其复苏后的治疗包括

A. 目标温度管理

B. 维持血流动力学稳定

C. 呼吸管理

D. 防治多器官功能障碍或衰竭

E. 脑复苏

F. 心搏骤停后神经学结果评估

全真模拟试卷（二）

一、单选题：每道试题由1个题干和5个备选答案组成，题干在前，选项在后。选项A、B、C、D、E中只有1个为正确答案，其余均为干扰选项。

1. 下列关于肺泡表面活性物质，叙述错误的是
   A. 保持大小肺泡容积相对稳定
   B. 降低肺泡表面张力，降低肺顺应性
   C. 由Ⅱ型细胞合成、贮存和释放
   D. 肺泡表面活性物质是一种脂蛋白复合物
   E. 减少肺间质和肺泡内组织液生成

2. 当颈动脉窦和主动脉弓压力感受器的传入冲动减少时，可能引起
   A. 心迷走神经传出冲动增加
   B. 心交感神经传出冲动增加
   C. 心率加快，心输出量减少
   D. 交感缩血管神经传出冲动减少
   E. 血管舒张，外周阻力减少，动脉血压降低

3. 产生肌松作用最弱的药物是
   A. 静脉麻醉药
   B. 吸入麻醉药
   C. 局麻药
   D. 非去极化骨骼肌松弛药
   E. 去极化骨骼肌松弛药

4. 为延长区域阻滞麻醉的作用时间并减少局麻药吸收，宜采用的措施是
   A. 增加局麻药的用量
   B. 加大局麻药的浓度
   C. 加入少量的去甲肾上腺素
   D. 加入少量肾上腺素
   E. 调节药物的pH至弱酸性

5. 关于影响肌松药的作用因素，下列叙述正确的是
   A. 吸入全麻药可减弱肌松药的作用
   B. 呼吸性酸中毒增强肌松药作用
   C. 低温使肌松药作用缩短
   D. 去极化与非去极化肌松药混合使用，可明显增强肌松作用
   E. 两种非去极化肌松药复合应用，无协同作用或相加作用

6. 下列局麻药中，作用持续时间最短的局麻药是
   A. 罗哌卡因　　B. 利多卡因
   C. 丁卡因　　D. 普鲁卡因
   E. 布比卡因

7. 下列最易增强心肌对儿茶酚胺敏感性的吸入麻醉药是
   A. 七氟烷　　B. 异氟烷
   C. 恩氟烷　　D. 甲氧氟烷
   E. 氟烷

8. 下列关于氧化亚氮的叙述，错误的是
   A. 能够降低脑血流
   B. 无直接心肌抑制作用
   C. 对呼吸道无刺激
   D. 吸入浓度在30%～50%具有一定的镇痛作用
   E. 氧化亚氮通过拟交感神经作用可以轻度增加肺动脉压和体循环动脉压力

9. 下列关于塞来昔布的叙述，错误的是
   A. 塞来昔布是COX-2的特异性抑制剂

B. 塞来昔布可阻滞电压依赖性钠离子通道并可以抑制谷氨酸的释放

C. 塞来昔布的常见不良反应包括上腹部疼痛、腹泻和消化不良

D. 对磺胺类药过敏的患者应禁用塞来昔布

E. 塞来昔布可用于急慢性骨关节炎和类风湿关节炎的治疗

10. 关于可乐定的药理作用，下列叙述错误的是

A. 静脉应用可乐定时，能够降低尿量和游离水清除率

B. 减少唾液分泌

C. 激活突触前 α_2 受体，通过抑制迷走神经，降低胃壁细胞产生胃酸，但通常并不改变胃液的 pH

D. 对交感肾上腺素释放产生抑制作用，抑制 ACTH 释放

E. 镇静作用与降温作用均与可乐定兴奋中枢及外周 α_2 受体有关

11. 麻醉前用药的目的不包括

A. 减轻患者紧张、焦虑及恐惧心情

B. 使患者术后快速清醒

C. 提高患者痛阈，缓解术前疼痛

D. 抑制呼吸道腺体分泌功能

E. 减轻或消除手术或麻醉引起的不良反应

12. 呼吸衰竭可做鼻或口鼻面罩机械通气的患者是

A. 呼吸道有大量分泌物的患者

B. 病情严重，神志清，不合作的患者

C. 需长期机械通气支持的患者

D. 神志尚清，能配合的患者

E. 昏迷患者

13. 产妇行硬膜外穿刺易误入血管的最主要原因是

A. 高血压

B. 硬膜外间隙血管怒张

C. 水钠潴留

D. 孕激素水平升高

E. 脊椎弯曲度改变

14. 使用腋路阻滞法对臂丛神经阻滞时，往往不容易阻滞的神经是

A. 正中神经　　B. 尺神经

C. 肌皮神经　　D. 桡神经

E. 前臂内侧皮神经

15. 诱导期吸入麻醉药的血药浓度高于维持期，其主要目的是

A. 加快诱导　　B. 减少不良反应

C. 增大麻醉深度　　D. 延长麻醉时间

E. 减慢诱导

16. 关于呼吸系统疾病患者的麻醉处置，叙述错误的是

A. 全身麻醉不宜过深，尽可能减少全身麻醉用药量，椎管内阻滞范围不宜过广

B. 维持循环稳定、避免血压过高或过低

C. 及时纠正水、电解质和酸碱失衡

D. 维持呼吸道通畅和足够的通气量

E. 早期拔管

17. 目前一致认为 OSA 患者应尽可能避免使用阿片类药物，原因是

A. 体内脂肪的增加会增加舒芬太尼的分布容积并减慢其消除

B. 肥胖患者对亲脂性药物的代谢要比普通患者更完全，且代谢时间更长

C. 实际体重计算用药剂量会低估芬太尼的需要量

D. 肥胖患者对亲脂性药物的代谢要比普通患者更完全，且代谢时间短

E. 体内脂肪的增加会增加舒芬太尼的分布容积并增加其消除

18. 关于心脏手术患者的术前用药，错误的是

A. 若术前已经应用β受体拮抗剂，应当继续常规应用

B. 抗心律失常药在术前通常持续应用

C. 华法林可以一直用至术晨

D. 苯二氮䓬类、吗啡和东莨菪碱联合应用，为诱导前进行各种置管提供了良好的镇静和镇痛作用

E. 长效血管紧张素转换酶抑制药在围术期可能产生难治性低血压，故术前应当停用

19. 肝素抗凝的主要作用机制是

A. 促进纤维蛋白吸附凝血酶

B. 抑制因子Ⅹ的激活

C. 抑制凝血酶原的激活

D. 增强抗凝血酶Ⅲ与凝血酶的亲和力

E. 使血浆中的 Ca^{2+} 成为不解离的络合物

20. 具有组胺释放作用弱，轻度抗迷走作用的是

A. 琥珀胆碱　B. 阿曲库铵

C. 筒箭毒碱　D. 泮库溴铵

E. 维库溴铵

21. 在四肢显微血管手术麻醉处理中，为防止吻合血管的痉挛和堵塞，以下不必要的措施为

A. 全麻维持须平稳，阻滞麻醉要完善

B. 避免疼痛、寒冷和滥用血管收缩药

C. 及时补足失血和失液，防止低血压

D. 降低血液黏滞度，改善微循环

E. 全身应用适量肝素

22. CO_2气腹在建立后多长时间，$PaCO_2$达到高峰并维持下去

A. 3～5分钟　B. 5～10分钟

C. 15～30分钟　D. 30～60分钟

E. 60～90分钟

23. 患者，男，21岁。ASA Ⅰ～Ⅱ级，门诊行右手背腱鞘囊肿切除术，合理的麻醉前用药是

A. 哌替啶100mg肌内注射

B. 无需任何麻醉前用药

C. 咪达唑仑10mg肌内注射

D. 阿托品＋苯巴比妥钠肌内注射

E. 地西泮10mg肌内注射

24. 患儿，女，5岁。ASA Ⅰ级，拟择期全麻下行眼内异物取出，患儿一般情况好，术前禁食6小时，但未行气管内插管。术中出现呼吸道梗阻后，首选处理为

A. 头部后仰，托起下颌

B. 经口抽取分泌物

C. 给予肌松药行气管内插管

D. 立即环甲膜穿刺

E. 增加吸氧浓度

25. 患者，男，72岁。因前列腺肥大连续硬膜外腔麻醉下行经尿道前列腺电切术。术前查体：一般情况好，心率86次/分，律齐，血压139/80mmHg。手术开始90分钟后，患者出现烦躁、轻度呼吸困难，测血压160/100mmHg，心率68次/分。最可能的原因是

A. 手术部分出血　B. 心肌梗死

C. 神经阻滞不全　D. 血容量过多

E. 高钠血症

二、多选题：每道试题由1个题干和5个备选答案组成，题干在前，选项在后。选项A、B、C、D、E中至少有2个正确答案。

26. 关于体位对呼吸生理的影响，下列叙述正确的是

A. 清醒侧卧位，下侧肺通气量＜上侧肺通气量

B. 清醒侧卧位，下侧肺血液量＞上侧

肺血液量

C. 全麻侧卧位，正压通气时，上侧肺通气比下侧肺通气好

D. 全麻侧卧位，正压通气时，上侧肺灌流比下侧肺灌流差

E. 全麻侧卧位时肺功能残气量无明显减少

27. 下列选项中，属于兴奋性氨基酸的是

A. 谷氨酸　　B. 多巴胺

C. 氨基丁酸　　D. 甘氨酸

E. 门冬氨酸

28. 依托咪酯静脉麻醉的不良反应是

A. 肌阵挛

B. 注射部位疼痛

C. 术后恶心、呕吐

D. 变态反应

E. 抑制肾上腺皮质功能

29. 关于哌替啶的药理作用，下列叙述错误的是

A. 镇痛作用较吗啡弱

B. 提高胆道压力作用较吗啡强

C. 可以引起便秘，并且有止泻作用

D. 不扩张血管，不引起体位性低血压

E. 对妊娠末期子宫，有抗催产素作用

30. 为防止反流与误吸，应采取的措施主要有

A. 择期手术应当严格禁食、禁饮

B. 对于放置鼻胃管的患者，应当充分吸引减压

C. 麻醉前应备妥吸引器

D. 对于饱胃和肠梗阻患者，应当施行清醒插管

E. 术前给予 H_2 受体拮抗药物，降低胃酸度

31. 恩氟烷麻醉时若动脉压保持不变，则

A. 脑血管扩张　　B. 脑血流量增加

C. 颅内压升高　　D. 脑氧耗量增加

E. 脑血流量降低

32. 硫喷妥钠可用于

A. 催眠　　B. 降血压

C. 抗焦虑　　D. 抗惊厥

E. 脑保护

33. 关于氯胺酮，叙述正确的是

A. 可出现“分离麻醉”

B. 使心率加快

C. 维持时间短

D. 增高眼内压

E. 升高血压

34. 在下列选项中，属于局麻药吸收过量导致的不良反应是

A. 血压上升

B. 心脏传导减慢

C. 中枢神经系统先兴奋后抑制

D. 心肌收缩力减弱

E. 呼吸抑制

35. 患者，男，66 岁。发现肝脏占位，伴有甲胎蛋白升高，拟行肝肿物切除术。既往患有高血压及糖尿病，规律服药至今。对于该患者进行的术前准备与评估，叙述正确的是

A. 进入手术室后血压 180/115mmHg，建议患者推迟手术

B. 术前继续服用 β 受体拮抗剂和钙通道阻滞剂

C. 如果出现肝癌破裂出血，无论血压多高，都应急诊手术

D. 术前停用血管紧张素转换酶抑制剂及血管紧张素受体拮抗剂

E. 对于口服降糖药的患者，长效降糖药应在术前 1 周停用

36. 患者，女，45 岁。因双手麻木不适 10 年，加重 1 个月入院。诊断为双侧腕

管综合征，拟行双侧腕管切开减压术。关于该患者麻醉方式的选择，正确的是

A. 左侧肌间沟臂丛阻滞 + 右侧腋路臂丛阻滞
B. 双侧肌间沟臂丛阻滞
C. 双侧腋路臂丛阻滞
D. 气管插管全身麻醉
E. 喉罩全身麻醉

37. 患者，男，46 岁。因走路被车撞 3 小时入院。诊断为胸椎骨折、多发肋骨骨折、急性呼吸窘迫综合征后行气管插管机械通气。现患者烦躁不安，呼吸机压力报警，拟选用咪达唑仑镇静。下列叙述错误的是

A. 苯二氮䓬类药物对血压、呼吸无影响
B. 不同个体剂量要求接近，按照体重计算即可
C. 咪达唑仑可以升高颅内压
D. 咪达唑仑可以产生逆行性遗忘作用
E. 应该在镇痛基础上合用镇静治疗

38. 关于先天性心脏病患者的麻醉诱导，下列叙述正确的是

A. 非发绀性患者可采用七氟烷等吸入诱导
B. 发绀性患者宜采用异丙酚静脉注射诱导
C. 发绀性患者可采用氯胺酮静脉注射诱导
D. 较大儿童可采用静脉配合吸入诱导
E. 不配合患儿可先肌内注射氯胺酮诱导

39. 关于主动脉瓣狭窄，下列叙述正确的是

A. 正常的左心房收缩对主动脉瓣狭窄患者十分必要
B. 心绞痛、晕厥与呼吸困难是主动脉瓣狭窄的主要症状
C. 主动脉瓣狭窄患者术中心肌保护较一般心脏病手术更重要
D. 冠状动脉正常的主动脉瓣狭窄患者不会有心绞痛
E. 主动脉狭窄时左心室向心性肥厚是主要代偿机制

40. 患者，男，38 岁。因车祸导致多发伤 3 小时入院。查体：皮肤苍白，湿冷，腹部略膨隆，血压 75/45mmHg，凝血酶原时间 25 秒，血小板计数 80×10^9/L，血肌酐 180μmol/L，血钾 3.5mmol/L，入院 1 小时尿量 20ml。需要考虑的急需治疗措施包括

A. 积极扩容的同时完善检查，了解出血部位
B. 配血、血浆
C. 立即透析
D. 急诊请多学科专家会诊
E. 做好急诊术前准备

41. 患者，男，59 岁。因右肝原发性肝癌行右半肝切除术，术中出现不明原因的血压下降和手术野渗血。下列处理措施正确的是

A. 停止输血
B. 静脉输注碳酸氢钠
C. 静脉注射肾上腺皮质激素
D. 输晶体或血浆代用品，纠正低血容量休克
E. 输注葡萄糖酸钙

42. 对于合并癫痫的手术患者，全麻药不宜选用

A. 异氟烷或硫喷妥钠
B. 氯胺酮
C. 羟丁酸钠
D. 丙泊酚

E. 恩氟烷

43. 关于癫痫患者的麻醉，下列叙述正确的是
A. 避免缺氧、二氧化碳蓄积及体温升高
B. 麻醉前应对患者进行心理疏导和情绪安抚
C. 强调麻醉前禁饮食
D. 选择氯胺酮和恩氟烷联合用药
E. 避免局麻药过量或者误入血管

44. 孕妇，25 岁，孕 1 产 0，患有重症肌无力（MG），在腰段硬膜外腔阻滞麻醉下行剖宫产手术。下列关于新生儿重症肌无力的叙述，错误的是
A. 新生儿大多数会被感染肌无力
B. 新生儿无需治疗
C. 新生儿需要抗乙酰胆碱治疗 4 周
D. 新生儿需要终生治疗
E. 新生儿会被母体的 IgM 抗体感染

45. 患者，男，60 岁。有长期吸烟史，CT 检查提示肺门附近有直径为 5cm 的阴影，疑为右侧中央型肺癌，拟行右侧肺全切，判定患者能否耐受右肺全切较可靠的依据不包括
A. 术前肺功能检查
B. 术前肺部形态学改变
C. 术中血气分析
D. 术前能否耐受运动负荷
E. 术中肺动脉阻断试验

46. 患儿因支气管异物（花生米）于急诊行支气管镜异物取出术，异物取出后的 2 分钟，患儿突然出现呼吸困难，SpO_2降至 60%，心率增至 186 次/分，听诊双肺可闻及哮鸣音，下列不是首先应考虑的诊断有
A. 支气管内异物残留
B. 喉痉挛或支气管痉挛
C. 急性左心衰竭
D. 支气管肺炎
E. 舌后坠

47. 可以估计患者心脏功能的试验有
A. 屏气试验　　B. 吹气试验
C. 体力活动试验　　D. 平板运动
E. Allen 试验

48. 全麻苏醒期患者出现低氧血症的原因包括
A. 弥散性缺氧　　B. 通气不足
C. 术后肺不张　　D. 上呼吸道梗阻
E. 误吸综合征

三、共用题干单选题：以叙述 1 个以单一患者或家庭为中心的临床情景，提出 2～6 个相互独立的问题，问题可随病情的发展逐步增加部分新信息，每个问题只有 1 个正确答案，以考查临床综合能力。答题过程是不可逆的，即进入下一问后不能再返回修改所有前面的答案。

（49～51 题共用题干）

患者，女，34 岁。诊断为妊娠高血压综合征，剖宫产术前憋喘，无法平卧，全麻手术后入 ICU。入室时处于药物镇静状态，行气管插管机械通气，BP 190/110mmHg，HR 120 次/分，两肺底吸气末可闻及大量湿啰音。

49. 目前，该患者最可能诊断为
A. 支气管哮喘
B. 急性左心功能衰竭
C. 输血输液过多
D. 急性右心功能衰竭
E. 非心源性肺水肿

50. 该患者宜采取的治疗措施为
A. β 受体拮抗剂 + 洋地黄
B. 利尿 + 加大镇静肌松剂剂量
C. 洋地黄 + 血管扩张剂

D. 大量利尿 + 血管扩张剂 + PEEP

E. 大量利尿，尽快撤离呼吸机并拔除气管导管

51. 大剂量袢利尿剂（呋塞米 200mg）应用后，该患者每小时尿量仍然 < 20ml，测得血肌酐为 156μmol/L，且临床症状无明显缓解。此时，应当采取哪种积极措施以尽快缓解病情

A. 血液滤过

B. 加大利尿剂用量

C. 限制液体入量

D. 更换其他利尿剂

E. 维持原治疗方案

（52 ~ 55 题共用题干）

患者，女，29 岁，因孕 38 周，二尖瓣机械瓣置换术后拟行剖宫产。患者 2 年前因二尖瓣狭窄接受二尖瓣机械瓣置换术，术后规律服用华法林抗凝，孕早期过渡为低分子肝素，孕 4 个月起继续口服华法林治疗。

52. 口服华法林后其抗凝作用的起效时间为

A. 口服后 90 分钟

B. 口服后 8 ~ 12 小时

C. 口服后 1 ~ 3 天

D. 口服后 2 ~ 4 天

E. 口服后 5 ~ 7 天

53. 如果患者拟在腰硬联合麻醉下行剖宫产，术前需至少停用华法林多少时间

A. 停用后即刻　B. 1 ~ 2 天

C. 2 ~ 4 天　D. 4 ~ 5 天

E. 1 周以上

54. 停药后施行椎管内阻滞前需监测的凝血指标除了血小板计数和凝血酶原时间外，还需以下

A. APTT 正常

B. INR≤1.4

C. BT 正常

D. 维生素 K 水平正常

E. 血小板功能正常

55. 华法林引起的抗凝过度可以通过多种方法逆转，不包括

A. 输注新鲜冰冻血浆

B. 输注血小板

C. 停用华法林

D. 口服或注射维生素 K

E. 输注凝血酶原复合物

（56 ~ 57 题共用题干）

患者，女，72 岁。1 个月前胸部 X 线片检查发现左下肺肿块，现拟行手术治疗。6 个月前心室下壁心肌梗死，现病情稳定，心电图示Ⅱ、Ⅲ、aVF 导联病理性 Q 波。

56. 如果行全身麻醉，麻醉诱导药物宜选用

A. 硫喷妥钠、吗啡、琥珀胆碱

B. 咪达唑仑、芬太尼、维库溴铵

C. 地西泮、芬太尼、筒箭毒碱

D. 丙泊酚、芬太尼、琥珀胆碱

E. 氯胺酮、吗啡、筒箭毒碱

57. 关于麻醉期间的管理措施，下列叙述错误的是

A. 麻醉诱导力求平稳

B. 术中保持气道通畅及循环稳定

C. 多导心电图监测，放置颈内静脉及桡动脉测压

D. 维持浅麻醉，减少心脏抑制

E. 维持足够的麻醉深度

（58 ~ 60 题共用题干）

患者，男，36 岁。因车祸致脾破裂而送入手术室。此时无创血压为 68/40mmHg，心率 133 次/分，面罩吸氧 5L/分，血气分析示 PaO_2 115mmHg。拟于气管插管全身麻醉下行脾切除术。

58. 成人经口气管插管时，导管尖端距门

齿的最佳距离，正确的是

A.（20±2）cm　　B.（20±4）cm

C.（22±2）cm　　D.（22±4）cm

E.（24±2）cm

59. 气管插管后，拟行有创动脉血压监测，首选的穿刺置管部位为

A. 肱动脉　　B. 桡动脉

C. 尺动脉　　D. 足背动脉

E. 股动脉

60. 术中共出血 3600ml，输注异体血 1500ml，自体血 600ml，晶体液 1000ml。全身麻醉复苏过程中，无创血压 109/67mmHg，吸入氧浓度 60%，复查血气提示 PaO_2 81mmHg。此时，患者出现低氧血症的原因最有可能是

A. 潜在的心脏右向左分流

B. 急性左心衰竭

C. 急性肺损伤

D. 肺栓塞

E. 吸入氧分压过低

（61～63 题共用题干）

患者，男，76 岁，身高 165cm，体重 87kg。因胆囊炎、胆囊结石拟行腹腔镜胆囊切除术。患者伴有支气管炎、支气管哮喘多年，曾因反复胸闷、心前区不适入院检查，心电图示左室高电压，Ⅱ、Ⅲ导联 ST 段压低，T 波倒置。心脏彩超示左室下壁运动减弱，射血分数 50%。术前血压为 160/98mmHg，未规律服药控制血压。患者平时有鼾症，下颌偏小。

61. 该患者宜选择的麻醉诱导药为

A. 右美托咪定　　B. 氯胺酮

C. 硫喷妥钠　　D. 丙泊酚

E. 依托咪酯

62. 如选用丙泊酚诱导，以下做法正确的是

A. 单次丙泊酚诱导，剂量可按 2～2.5mg/kg 给予

B. 可以设定分步 TCI，初始血浆靶控浓度从 1μg/ml 开始

C. 使用丙泊酚靶控输注（TCI）时，设定的初始血浆靶控浓度为 4μg/ml

D. 为消除患者紧张，可给予咪达唑仑 3～5mg，之后再给予丙泊酚 2～2.5mg/kg 诱导

E. 以上均可

63. 考虑到患者可能会出现插管困难，下列应给予的处理为

A. 给予右美托咪定镇静，保留自主呼吸，在表面麻醉下借助相关工具进行插管

B. 可先给予咪达唑仑 3～5mg，待患者达到镇静后尝试插管

C. 利用硫喷妥钠“诱导快、苏醒快”的特点，先迅速诱导后尝试插管，如失败可迅速唤醒患者

D. 利用氯胺酮分离麻醉的特点，给予氯胺酮后保留呼吸行插管

E. 考虑患者心功能的问题，应给予依托咪酯和罗库溴铵快速诱导后插管

（64～65 题共用题干）

患者，男，29 岁。因酒后被打伤头部入院。患者意识模糊，两侧瞳孔不等大，头颅 CT 示：右额颞部硬膜下血肿，需急诊行开颅血肿清除术。

64. 对于该患者的麻醉处理，说法错误的是

A. 该患者可能为饱胃患者，应注意反流、误吸

B. 术前应对患者进行详细检查，以及时发现多发伤

C. 患者多伴有颅内高压，应积极给予降颅压处理

D. 全身麻醉诱导时借助琥珀胆碱进行

气管内插管

E. 麻醉诱导维持平稳，避免呛咳

65. 欲行快速诱导气管插管，应首选的肌松药是

A. 维库溴铵　B. 罗库溴铵

C. 琥珀胆碱　D. 阿曲库铵

E. 杜什氯铵

四、案例分析题：每道案例分析题至少3~12问。每问的备选答案至少6个，最多12个，正确答案及错误答案的个数不定。考生每选对一个正确答案给1个得分点，选错一个扣1个得分点，直至扣至本问得分为0，即不含得负分。案例分析题的答题过程是不可逆的，即进入下一问后不能再返回修改所有前面的答案。

（66~68题共用题干）

患儿，6岁，15.5kg。诊断为先天性心脏病，室间隔缺损，肺动脉高压。拟在体外循环下行VSD纠治术。

66. 该先心病患儿引起肺高压的因素是

A. 肺血流增加　B. 肺血管痉挛

C. 肺静脉压增高　D. 肺动脉狭窄

E. 左心衰　F. 肺动脉瓣狭窄

67. 先心病患儿术前估计应考虑的病理生理是

A. 心腔异常压力和容量负荷所致的继发性影响

B. 心脏畸形引起的原发性血流动力异常

C. 肺血管阻力大小

D. 血液分流情况

E. 肺血管阻塞程度

F. 发绀程度

68. 关于该患儿的麻醉选择，说法正确的是

A. 充分镇静，尽量减少各种应激反应引起的血流动力学改变

B. 避免加重缺氧，防止肺循环阻力增加

C. 避免使用对心肌抑制较重和引起肺血管收缩的药物

D. 麻醉诱导后提高吸入氧浓度，适当过度通气

E. 提高体外循环预充液的胶体渗透压，防止术后肺水肿

F. 术后应适当延长带管时间，充分镇静，适当运用PEEP，但压力宜<1kPa

（69~74题共用题干）

患者，男，67岁。有高血压病10年，长期不规则服用降压药，平时常觉胸闷、气短，无咳嗽、咳痰。近1个月来胸痛反复发作，休息后好转，1周来发作频繁，来院就诊。查体：T 36.6℃，HR 89次/分，BP 168/88mmHg，口唇发绀，听诊双肺呼吸音清、对称，心律齐、无杂音。

69. 该患者可能的诊断是

A. 高血压性心脏病

B. 胸腺瘤

C. 肺炎

D. 胸膜炎

E. 胸主动脉瘤

F. 冠心病

G. 急性肺动脉栓塞

H. 心肌梗死

70. 患者入院后经过卧床休息、吸氧、对症治疗后，胸痛发作次数明显减少，发作时症状较入院时轻。下列哪些检查有助于进一步明确诊断

A. 冠脉造影

B. 免疫球蛋白

C. 心肌酶谱

D. 24小时动态心电图

E. 超声心动图
F. 血糖、血脂
G. 血常规＋血白细胞分类计数

71. [提示：动态心电图示①窦性心律，ST－T缺血性改变；②二度房室传导阻滞（活动时出现）；③偶发房性期前收缩；④偶发室性早搏。血总胆固醇6.78mmol/L，三酰甘油2.7mmol/L（正常值0.56～1.7mmol/L）；其余无特殊］根据上述检查结果，该患者应当做下列哪些术前治疗和处理
A. 服用钙通道阻滞剂
B. 服用β受体拮抗剂
C. 服用抗生素
D. 服用硝酸酯类
E. 应用小剂量激素提高术中应激
F. 安置临时起搏器
G. 术前足量应用镇静药，减轻患者的焦虑、恐惧心理
H. 术前足量输液以预防脱水

72. [提示：住院期间的某日清晨，患者突发胸痛不能缓解，HR 104次/分，BP 95/60mmHg，查ECG提示异常高大不对称的T波，急查血清心肌酶谱：CK及CK－MB升高，考虑急性心肌梗死］此时，应对该患者做哪些紧急处理
A. 立即做动态心电图
B. 皮下注射吗啡以解除疼痛
C. 拍X线胸片
D. 吸氧，绝对卧床休息
E. 适量镇静以减轻患者焦虑
F. 在起病3～6小时内行溶栓治疗
G. 防止脑水肿发生
H. 一旦出现室性心律失常立即用利多卡因

73. [提示：经治疗后该患者病情好转并稳定，进一步做冠状动脉造影提示冠状动脉粥样硬化，前降支近端闭塞85%，回旋支闭塞90%，右冠状动脉闭塞40%；超声心动图示左室舒缩功能减弱，EF 46%。拟在全麻非体外循环下行冠状动脉搭桥术（OPCABG）］患者入手术室后，麻醉诱导应注意哪些问题
A. 硝酸甘油扩张冠状动脉
B. 吸氧
C. 降低室温
D. 控制心率与收缩压乘积在12000以内
E. 连续监测ECG、动脉血压（ABP）、CVP、尿量
F. 血压无关紧要，可以不用控制
G. 如偶发房性期前收缩，立即应用异搏定
H. 补足血容量

74. [提示：患者于全麻诱导下插管顺利，经胸骨正中切口进胸，切开心包显露心脏。术者准备行冠脉搭桥术］作为麻醉医师，应采取哪些措施控制循环配合手术顺利进行
A. 翻动心脏前尽量补足血容量
B. 应用促凝药物
C. 控制心率为50～75次/分，降低心肌氧耗且便于手术操作
D. 主动脉根部缝合血管时，要提升血压以保证重要脏器的血供
E. 术中注意保温，避免血管受冷收缩影响成活再通
F. 缝合前降支时因心脏受压，回心血量减少，应设法使MAP维持在60mmHg以上，以保证重要脏器的血供
G. 缝合回旋支时心脏无压迫，不会影响循环，无需特殊处理
H. 主动脉根部缝合时控制收缩压低于

90mmHg，防止主动脉撕脱和夹闭钳滑脱

（75～78 题共用题干）

患者，男，56 岁。患有重症肌无力（MG），病变累及眼外直肌，有眼睑下垂和复视症状。平时每日服用吡斯的明 660mg 和泼尼松 20mg，分次口服。术前检查肺活量实测值/预计值为 50%，FEV_1/FVC 80%，最大通气量（MVV）实测值/预计值为 45%。拟在全身麻醉下行经颈部胸腺切除术。

75. 关于重症肌无力麻醉用药的叙述，下列正确的是
   A. 禁用氯胺酮
   B. 对去极化肌松药极为敏感，应考虑使用非去极化肌松药
   C. 为了抑制呼吸道分泌及预防抗胆碱酯酶药的副作用，应常规用阿托品或东莨菪碱，但剂量宜小
   D. 重症肌无力患者肌松药起效时间明显延长，故应在麻醉诱导前先预用 1/10 诱导剂量的肌松药
   E. 为保持患者充分镇静，术前常规使用吗啡
   F. 部分患者在采用吸入麻醉时，可以不使用肌松药

76. 因长期服用溴吡斯的明和泼尼松两种药物，麻醉管理中需要考虑药物引起的相关问题是
   A. 对非去极化肌松药不敏感
   B. 引起骨质疏松
   C. 引起肾上腺皮质功能亢进
   D. 可引起出汗，上呼吸道分泌物增多
   E. 引起消化道溃疡或出血
   F. 引起关节疼痛
   G. 引起低钾血症

77. 患者出现呼吸困难最可能的原因是
   A. 肌松拮抗不完全
   B. 拔管指征掌握不当
   C. 泼尼松的协同作用
   D. 胆碱能危象
   E. 琥珀胆碱残留作用
   F. 肌无力危象

78. 下列对该患者的进一步处理措施，正确的是
   A. 新斯的明 0.5～1mg + 阿托品 0.5mg 静脉注射
   B. 立即气管插管行人工通气，以辅助或控制呼吸
   C. 保持呼吸道通畅及吸氧
   D. 阿托品 0.5～1mg 静脉注射
   E. 静脉注射吗啡 2mg 以镇静
   F. 呋塞米 20mg 静脉注射

（79～81 题共用题干）

患者，男，55 岁。术前诊断为重症肌无力，主要影响眼外和延髓肌肉系统，拟行经颈部胸腺切除术。该患者每天分次口服吡啶斯的明共 660mg 和泼尼松共 20mg，每天 4 次口服甲氧氯普胺 10mg 治疗反流性食管炎。肺功能测定：肺活量是预期值的 50%，一秒率为 80%，最大呼吸量为预期值的 45%。患者入手术室后，吸入纯氧，压迫环状软骨，静脉给予硫喷妥钠 4mg/kg 和琥珀胆碱 1mg/kg 进行快速诱导。60s 后，当颤搐高度下降 60% 时进行气管内插管，插管有困难。采用吸入氧化亚氮、氧气与七氟烷维持麻醉，控制通气。在颤搐高度恢复到 100% 时，给予维库溴铵 0.05mg/kg，神经刺激引发的颤搐反应消失。手术时间为 1.5h，停止给予麻醉药物，当 4 个成串（TOF）刺激完全出现时，给予肌松药拮抗剂新斯的明 0.06mg/kg、格隆溴铵 0.01mg/kg。当患者对指令有反应时拔除气管导管，患者立刻出现呼吸困难症状。

79. 诊断重症肌无力常用的确证试验包括
A. 肌电图描记法
B. 依酚氯铵试验
C. 阿托品试验
D. 局部筒箭毒碱试验
E. 乙酰胆碱受体抗体
F. CT 和 MRI

80. 影响非去极化肌肉松弛药作用的因素包括
A. 吸入麻醉药的残余作用
B. 代谢性碱中毒
C. 呼吸性酸中毒
D. 电解质紊乱
E. 抗心律失常药物
F. 抗生素

81. 结合该病例，下列叙述正确的是
A. 全面掌握重症肌无力的病理生理变化
B. 应仔细询问病史
C. 术前常规应用抗胆碱药物
D. 术前常规应用小剂量地西泮
E. 足量应用非去极化肌松药
F. 预防胆碱能危象

（82～85 题共用题干）

患者，女，36 岁。有 7 年重症肌无力病史，在内科长期口服抗胆碱酯酶药治疗，肌无力症状时轻时重。近期感觉呼吸日渐费力，经过 CT 检查发现胸腺瘤，经讨论后拟行手术切除胸腺瘤。

82. 对该患者进行麻醉前访视时，除常规了解病情外，还应当特别注意
A. 胸腺瘤的性质
B. 有无突眼征
C. 口服抗胆碱酯酶药的品种、剂量
D. 复习影像学资料，了解气管有无受压及受压情况
E. 估计气管最狭窄处和门齿的距离
F. 了解体位变化对患者呼吸的影响

83. ［提示：CT 和气管 X 线片均证实患者气管受压较严重，经过充分的术前准备和评估，决定择期在气管内插管全麻下行胸腺瘤切除术］为了确保该患者能安全顺利插入气管导管，应采取下列哪些方法和应急预防措施
A. 应用食管气管联合导管
B. 采用表麻、镇静、保留自主呼吸下插管
C. 准备足够长度和硬度的气管导管
D. 有条件时可以在纤维支气管镜引导下于清醒状态时行气管内插管
E. 准备气管切开的器械和技术力量
F. 如果患者不能合作，可采用快诱导插管

84. ［提示：患者顺利插入气管导管，术中吸入七氟烷、静脉输注瑞芬太尼、丙泊酚维持全麻。患者取胸骨正中切口，手术操作近 1 小时后，麻醉医师发现患者气道压力逐渐增高，脉搏血氧饱和度逐渐下降］气道压增高、脉搏血氧饱和度降低的可能原因是
A. 气管导管位置移动
B. 手术操作压迫气管、支气管
C. 气胸
D. 肌无力危象
E. 气管导管被痰液堵塞
F. 喉痉挛

85. ［提示：患者经过紧急处理后循环稳定、气道压力恢复正常，血氧饱和度为99%，手术顺利结束］患者术毕不宜拔管而需保留气管导管行机械呼吸支持的指标有
A. 困难气道
B. 术前肺活量较低
C. 术中出血 600ml

D. 术前口服吡啶斯的明，剂量1g/d
E. 术中曾有低氧血症
F. 术中阿曲库铵总剂量25mg
G. 肌无力病史7年

（86～88题共用题干）

患者，女，73岁。因右颞叶脑膜瘤拟在全身麻醉下行脑膜瘤切除术。既往有高血压病史22年，平素规律服降压药，血压维持在（140～160）/（90～100）mmHg；心房颤动病史9年。颅脑CT可见肿瘤约8cm×10cm。ECG：心房颤动，HR 80～100次/分。

86. 该患者还应进行的术前检查包括
A. 心脏超声　B. 血常规检查
C. 胸部X线片　D. 下肢静脉超声
E. 血生化检查　F. 凝血四项

87. [提示：切皮后，该患者BP 190/110mmHg，HR 150次/分，P 70次/分]拟采取的措施为
A. 过度通气　B. 头低位
C. 应用降压药物　D. 给予艾司洛尔
E. 给予胺碘酮　F. 加深麻醉

88. 若术中患者出现颅内压增高，术者要求采取措施，则可以采取的方法包括
A. 控制性降压
B. 过度通气
C. 静脉输注甘露醇
D. 头高位
E. 单次少量静脉注射异丙酚
F. 静脉输注呋塞米
G. 单次少量静脉注射东莨菪碱

（89～92题共用题干）

患者，女，35岁，身高160cm，体重54kg。因高空坠落致颅脑损伤入院。既往有高血压病史5年。

89. 该患者术前访视应注意的事项有
A. Glasgow昏迷评分
B. 全身状况评估：评估导致继发性脑损伤的危险因素
C. 其他器官损伤的评估：是否合并多器官系统的损伤
D. 瞳孔（大小、光反射）反应和四肢运动功能的检查等
E. 患者是否有颈髓的损伤
F. 气道评估：颅脑损伤患者可能存在饱胃、颈椎不稳定、气道损伤、面部骨折等问题

90. 术前访视该患者时，气道评估为Mallampati Ⅳ级，以下说法正确的有
A. 在严密监测下，可以少量应用咪达唑仑等镇静剂进行诱导
B. 将患者置于头高位，可改善患者的通气状况
C. 不推荐使用的麻醉药是氯胺酮
D. 右美托咪定因其呼吸抑制作用小，可应用于诱导期
E. 如患者存在困难气道，可选用喉罩通气完成手术麻醉
F. 评估患者存在插管困难时，应优先选用快诱导深度肌肉松弛气管插管

91. 患者全身麻醉后，关于术中维持需要注意的问题，下列所述不正确的是
A. 作为强效的吸入麻醉药，地氟烷可作为首选
B. 长时间使用瑞芬太尼可出现明显蓄积现象
C. 肌肉松弛药顺式阿曲库铵因不经过肝肾代谢具有一定优势
D. 围术期的多模式镇痛可加速患者术后康复
E. 推荐此类患者使用保护性肺通气策略
F. 术中维持合理的血压以保证足够的脑灌注压

92. 当患者出现颅内高压时，应采取的措

施包括

A. 过度通气

B. 使用高渗液体进行治疗，可以酌情重复给予甘露醇

C. 单次或持续脑室外穿刺引流

D. 在确保血流动力学平稳的情况下，患者取平卧位头部抬高30°

E. 应用激素

F. 在监测血钠的情况下应用高张盐水

（93～96题共用题干）

患者，男，25岁，身高172cm，体重90kg。因咳痰2年，活动后气促10余天就诊。CT示双肺弥漫性磨玻璃灶，怀疑肺泡蛋白沉积症。为进一步明确病理病因，拟在全身麻醉下行纤支镜检查或治疗。

93. 患者入室前在吸纯氧状态下行动脉血气分析，结果显示：pH 7.56，$PaCO_2$ 27.4mmHg，PaO_2 63mmHg，SaO_2 90%。该结果提示

A. 低氧血症伴呼吸性酸中毒

B. 低氧血症伴代谢性酸中毒

C. 低氧血症伴呼吸性碱中毒

D. 低氧血症伴代谢性碱中毒

E. 呼吸性酸中毒伴代谢性碱中毒

F. 呼吸性碱中毒伴代谢性酸中毒

94. 该患者生化检查显示肝肾功能正常，心电图基本正常。在急诊室，患者吸氧后被推入病房，神志清醒，脉搏为108次/分，呼吸为25次/分，血压为128/75mmHg，SaO_2为89%。从发病开始，患者时常咳出块状黏痰，明确病因的同时拟在纤支镜下清理。最适用于该患者的麻醉通气方式为

A. 镇静，置入口咽通气道，保留自主呼吸

B. 全身麻醉下使用喉罩维持通气

C. 清醒状态下局部麻醉

D. 全身麻醉气管插管

E. 镇静，保留自主呼吸

F. 镇静，置入鼻咽通气道，保留自主呼吸

95. 如选用于全身麻醉下行气管插管，在维持适当血氧饱和度的同时，采用保护性通气的最佳策略为

A. VT 500ml，FiO_2 40%，PEEP 0cmH_2O

B. VT 400ml，FiO_2 100%，PEEP 6cmH_2O

C. VT 500ml，FiO_2 60%，PEEP 0cmH_2O

D. VT 400ml，FiO_2 40%，PEEP 6cmH_2O

E. VT 600ml，FiO_2 40%，PEEP 6cmH_2O

F. VT 400ml，FiO_2 40%，PEEP 0cmH_2O

96. 若采用双侧序贯大容量肺泡灌洗治疗肺泡蛋白沉积症，改善氧合状态，那么最佳的单肺通气策略为

A. 左双腔支气管导管插管，纤支镜定位

B. 单腔支气管导管插管，纤支镜定位

C. 气管导管插管，支气管封堵器，纤支镜定位

D. 右双腔支气管导管插管，纤支镜定位

E. 气管导管插管，纤支镜定位

F. 支气管阻塞管插管

（97～100题共用题干）

患者，男，35岁。活动后气短2年，近2个月加重并伴有双下肢水肿，于1周前受凉后症状加重。血压为120/64mmHg，心率为122次/分。查体：颈静脉怒张，双肺底闻及少量湿啰音。心界扩大，半坐位，脉搏为100次/分，心音低钝，强弱不等，心尖部闻及2/6级收缩期吹风样杂音，肝大。超声心动图显示为全心扩大，室壁运动明显减弱。

97. 该患者可能诊断为

A. 右心功能不全

B. 房颤
C. 扩张型心肌病
D. 梗阻性肥厚型心肌病
E. 左心功能不全
F. 二尖瓣关闭不全

98. 对该患者而言，应给予的治疗手段有
A. 使用洋地黄类药物
B. 利尿剂
C. 控制感染
D. 华法林抗凝
E. 8520/ACEI 类药物
F. 醛固酮受体拮抗剂
G. β 受体拮抗剂

99. 感染及心衰症状控制后，拟在全身麻醉下行胃次全切除术，其麻醉管理需要注意
A. 避免心动过缓
B. 避免心动过速
C. 避免低钾血症
D. 避免缺氧和二氧化碳蓄积
E. 保持适当血容量，注意输液速度
F. 维持血压及灌注压

100. 过度通气对心脏病患者有哪些不利因素
A. 服用洋地黄者可引起洋地黄中毒
B. 氧解离曲线右移
C. 冠状动脉痉挛
D. 使血清钾下降
E. 减少心肌氧供
F. 血压降低

全真模拟试卷（三）

一、单选题：每道试题由1个题干和5个备选答案组成，题干在前，选项在后。选项A、B、C、D、E中只有1个为正确答案，其余均为干扰选项。

1. 手术对人体生理功能的主要影响不包括
   A. 产生应激反应
   B. 引起疼痛
   C. 局部炎症细胞聚集
   D. 启动生理性止血反应
   E. 反射性引起骨骼肌舒张

2. 患者取侧卧位，在全身麻醉后肺通气的改变是
   A. 控制呼吸时两肺相等
   B. 自主呼吸时两肺相等
   C. 自主呼吸时下肺好于上肺
   D. 控制呼吸时下肺好于上肺
   E. 自主呼吸和控制呼吸时都是上肺好于下肺

3. 麻醉状态下出现的脑电图波形是
   A. α 波　　B. β 波
   C. γ 波　　D. θ 波
   E. δ 波

4. 脑电双频指数（BIS）是监测麻醉深度常用的指标，其源于
   A. 额肌电活动　　B. 听力诱发电位
   C. 视觉诱发电位　　D. 原始脑电图
   E. 体感诱发电位

5. 甲状旁腺激素对血液中钙磷浓度的调节作用主要表现为
   A. 降低血钙浓度，升高血磷浓度
   B. 升高血钙、血磷浓度
   C. 升高血钙浓度，降低血磷浓度
   D. 升高血钙浓度，不影响血磷浓度
   E. 降低血钙浓度，不影响血磷浓度

6. 七氟烷从肺泡转运到中枢的过程中，在下列哪种情况下会减少转运速度
   A. 患者合并肺间质纤维化
   B. 采用低流量吸入麻醉
   C. 减少潮气量
   D. 合并使用氧化亚氮
   E. 降低吸入氧浓度

7. 关于依托咪酯的叙述，下列错误的是
   A. 起效快，诱导平稳
   B. 对肾上腺皮质功能无明显抑制作用
   C. 对循环系统影响轻微
   D. 可增强肌松药效果
   E. 主要不良反应是注射部位疼痛及静脉炎

8. 下列关于瑞芬太尼与芬太尼对比的叙述，正确的是
   A. 瑞芬太尼的镇痛作用快而短，可控性强
   B. 瑞芬太尼比芬太尼的半衰期长
   C. 瑞芬太尼比芬太尼的镇痛作用强而久
   D. 瑞芬太尼可用于椎管内注射
   E. 瑞芬太尼静脉输注的即时半衰期不稳定

9. 下列关于急性肝衰并发症的叙述，错误的是
   A. 肝性脑病患者近一半有脑水肿
   B. 急性肝衰常伴有高血糖
   C. 各种类型的酸碱平衡失常均可能发生于急性肝衰患者

D. 急性肝衰合并肾衰时，血 BUN 浓度常常不高

E. 急性肝衰患者既可能出现低钠血症，也可能出现高钠血症

10. 麻醉诱导时使用 N_2O 能加速诱导的主要原因是

A. 第二气体效应

B. 浓度效应

C. N_2O 血/气分配系数低

D. 取决于何种吸入麻醉药

E. 增加了新鲜气体流量

11. 被称为“分离麻醉”的静脉麻醉药是

A. 异丙酚　B. 氟马西尼

C. 戊巴比妥　D. 氯胺酮

E. 右美托咪定

12. 属于阿片受体激动－拮抗药的是

A. 芬太尼　B. 可待因

C. 纳洛酮　D. 喷他佐辛

E. 哌替啶

13. 关于肌松药的时效关系，下列叙述错误的是

A. 非去极化肌松药的起效时间与强度有关

B. 应用于不同部位的肌松药的起效时间不同

C. 肌松药强度最强的长时效肌松药杜什氯铵的起效时间最快

D. 肌松强度弱的肌松药的起效时间快

E. 罗库溴铵静脉注射 1.5～3.0 倍 ED_{95} 量时，其起效时间比等效剂量的维库溴铵约快 50%

14. 关于麻醉气体在血液中的溶解度和诱导及清醒速度的关系，下列说法正确的是

A. 溶解度小的麻醉药，诱导迅速，清醒也快

B. 溶解度小的麻醉药，诱导迅速，清醒慢

C. 溶解度大的麻醉药，诱导迅速，清醒也快

D. 溶解度小的麻醉药，诱导缓慢，清醒快

E. 溶解度小的麻醉药，诱导缓慢，清醒也慢

15. 下列关于局麻药中毒的叙述，错误的是

A. 常因局麻药误入血管引起

B. 为了预防局麻药中毒，一次用量不应超过极量

C. 对于体质较差的患者，应当酌情减量

D. 患者发生酸中毒时对局麻药中毒的耐量增大

E. 引起循环抑制所需的血药浓度高于产生中枢神经系统抑制的浓度

16. 对于因情绪紧张易引起症状发作的嗜铬细胞瘤患者，麻醉方式应选择

A. 区域阻滞麻醉

B. 硬膜外麻醉

C. 硬膜外麻醉或全身麻醉均可

D. 全身麻醉和硬膜外麻醉联合使用

E. 全身麻醉

17. 下列哪种药物可用于治疗高血压危象

A. 依那普利　B. 氢氯噻嗪

C. 哌唑嗪　D. 硝普钠

E. 普萘洛尔

18. 强心苷的正性肌力作用机制为

A. 增加膜 Na^+-K^+-ATP 酶活性

B. 缩小心室容积

C. 抑制膜 Na^+-K^+-ATP 酶活性

D. 促进儿茶酚胺释放

E. 减慢房室传导

19. 全喉切除术中，突然出现心动过缓、血压下降，其原因可能是
A. 颈动脉窦反射
B. 颈动脉体反射
C. 眼、心反射
D. 麻醉过深
E. 喉头牵拉反射

20. 关于肝素的叙述，错误的是
A. 在体外有抗凝作用
B. 在体内有抗凝作用
C. 抗凝机制与其激活抗凝血酶Ⅲ有关
D. 可以用于防止血栓形成与扩大
E. 血液透析不宜用肝素抗凝

21. 患者，男，62 岁。有长期吸烟史，进行性吞咽困难，仅能进流质饮食，入院诊断为中段食管癌，在全麻下行食管癌根治术。术中气道压逐渐增高至 $30cmH_2O$ 以上，SpO_2 下降至 88% ~ 90%，呼吸道有哮鸣音。则最可能的原因是
A. 控制呼吸不当
B. 支气管痉挛
C. 气管导管位置不当
D. 呼吸道分泌物过多
E. 麻醉机故障

22. 某位行开腹肝切除术的患者，拔除气管导管后在麻醉复苏室曾一度清醒，1 小时后出现神志不清，血气分析结果示 pH 7.215，PCO_2 70mmHg，BE^+ 2mmol/L。造成该患者神志不清的最可能的原因是
A. 心源性休克
B. 癫痫发作后神志不清
C. 失代偿性代谢性酸中毒
D. 卒中
E. 失代偿性呼吸性酸中毒

23. 患者，女，63 岁。COPD 30 年，因感冒气急加重入院。入院时，血气结果为：PaO_2 50mmHg，pH 7.32，$PaCO_2$ 60mmHg，鼻导管吸氧（2L/min）1 小时后，患者嗜睡，难以唤醒；气道内分泌物很多，但难以排出。复查血气结果为：PaO_2 55mmHg，pH 7.31，$PaCO_2$ 65mmHg。下列最合适的治疗措施是
A. 提高吸氧浓度
B. 改用面罩吸氧
C. 应用碳酸氢钠
D. 气管插管和辅助通气
E. 以上都不是

24. 患者，女，47 岁。有甲亢病史。在全身麻醉下行开腹子宫全切术，患者术后诉疼痛，自觉心慌、胸闷，心率为 160 次/分，心电图示明显的心肌缺血改变，窦性心律不齐。此时最合适的药物选择是
A. 咪达唑仑 + 艾司洛尔
B. 咪达唑仑 + 奎尼丁
C. 芬太尼 + 利多卡因
D. 地西泮 + 胺碘酮
E. 异丙酚 + 普鲁卡因胺

25. 患者，男，69 岁。急性前壁心肌梗死 10 小时后出现左心功能不全表现，临床上为了较准确评价左心功能状态以便指导治疗，其最佳措施是
A. 心电图　　B. 超声心动图
C. 胸部 X 线　　D. 漂浮导管监测
E. 测肘静脉压

二、多选题：每道试题由 1 个题干和 5 个备选答案组成，题干在前，选项在后。选项 A、B、C、D、E 中至少有 2 个正确答案。

26. 下列药物中，属于肌肉松弛药的是
A. 维库溴铵　　B. 泮库溴铵

C. 氯唑沙宗　　D. 利多卡因
E. 氯贝丁酯

27. 氯胺酮用于小儿时，下列叙述错误的是
A. 使呼吸道分泌物增加
B. 有心血管兴奋作用，血压、脉率均升高
C. 是休克患者适宜的麻醉用药
D. 无呼吸抑制作用
E. 术后常并发幻觉和噩梦，与地西泮同用并不降低发生率

28. 在造成麻醉意外的因素中，哪些因素属于管理不当
A. 氧流量过低
B. 术中突然大动脉瘤破裂出血
C. 术中药物过敏
D. 气管导管与麻醉机回路脱离
E. 气管导管脱出气管滑入食管

29. 关于术中发生支气管痉挛的叙述，错误的是
A. 当发生极度严重的支气管痉挛时，肺部听诊哮鸣音最响
B. 对于因缺氧和二氧化碳蓄积引起的支气管痉挛，施行IPPV即可缓解
C. 由误吸胃内容物导致的支气管痉挛，胃液的pH越高，症状越严重
D. 对于严重支气管痉挛，常常需要β_2受体拮抗剂治疗
E. 术中发生支气管痉挛时，静脉注射吗啡可快速使之缓解

30. 关于肝素，下列叙述正确的是
A. 抗血小板聚集
B. 促使抗凝血酶Ⅲ与凝血酶的结合
C. 用于DIC低凝期
D. 可延长凝血酶原时间
E. 降脂作用

31. 下列选项中，不应使用甘露醇降低ICP的患者是
A. 脑室内出血患者
B. 硬膜下血肿患者
C. 肾功能障碍患者
D. 大脑内出血患者
E. 缺氧性脑水肿患者

32. 关于癫痫持续状态的处理，说法正确的是
A. 从速给予足量的抗癫痫药物
B. 防止并发症
C. 保持呼吸道通畅
D. 常规气管插管
E. 地西泮为首选药物

33. 下列关于胸部手术的麻醉前准备，正确的是
A. 吸烟者术前要停止吸烟1周
B. 纠正营养不良
C. 治疗肺部感染
D. 控制支气管痉挛
E. 引流排痰，训练呼吸

34. 丁卡因的作用特点包括
A. 作用及毒性比普鲁卡因强约10倍
B. 亲脂性及穿透力强
C. 作用较持久
D. 作用起效快
E. 毒性小

35. 理想的肌松药应具备的条件包括
A. 恢复迅速而完全，无蓄积作用
B. 无组胺释放作用和心血管不良反应
C. 起效迅速、时效可控
D. 代谢产物无肌松活性
E. 可被可靠的肌松拮抗药完全拮抗

36. 术前应纠正的心律失常有
A. 心房颤动和心房扑动伴快速室率
B. 频发室性期前收缩

C. 无症状的右束支传导阻滞
D. 二度以上房室传导阻滞
E. 偶发房性期前收缩

37. 组胺与靶细胞上特异性受体结合后，可产生的生物效应有
A. 胃酸分泌 B. 支气管痉挛
C. 休克 D. 胃肠绞痛
E. 减慢心率

38. 静脉麻醉联合用药有哪些优点
A. 麻醉效果增强（协同作用）
B. 达到全麻、镇静、镇痛的目的
C. 不良反应降低
D. 各种药物的用量减少
E. 控制应激反应

39. 气管插管术的禁忌证包括
A. 喉头水肿
B. 咽喉部烧灼伤
C. 主动脉瘤压迫气管
D. 气道急性炎症
E. 颈椎骨折

40. 在下列情况中，不适合或应慎行清醒插管的是
A. 高血压 B. 颅内高压
C. 患者不配合 D. 冠心病
E. 哮喘

41. 在下列麻醉用药中，对眼内压没有影响的是
A. 瑞芬太尼 B. 维库溴铵
C. 丙泊酚 D. 氯琥珀胆碱
E. 氯胺酮

42. 下列不属于 Treacher - Collins 综合征临床表现的是
A. 下颌骨发育不良 B. 颧骨发育不良
C. 耳和眼缺损 D. 巨舌
E. 短颈

43. 下列关于帕金森病患者的全身麻醉诱导，叙述正确的是
A. 评估有无颈部强直和气道困难
B. 术前严格禁食
C. 快速顺序诱导
D. 禁用麻醉性镇痛药
E. 避免应用麻黄碱

44. 关于剖胸手术的麻醉选择，正确的有
A. 硬膜外阻滞麻醉
B. 气管内插管全身麻醉
C. 胸段硬膜外阻滞复合全身麻醉
D. 静脉麻醉
E. 异丙酚 - 芬太尼诱导

45. 有关米力农的叙述，正确的有
A. 长期应用会导致血小板增多症
B. 有降低外周血管张力的作用
C. 易引起室性心律失常
D. 属于磷酸二酯酶抑制药
E. 能够增加心肌的收缩力和降低肺动脉压力

46. 下列关于降主动脉手术后截瘫的叙述，错误的是
A. 术中尽量不给含葡萄糖的液体
B. 最大根动脉（Adamkiewicz）最多起于 $T_{4\sim8}$
C. 前脊髓动脉综合征是指全部的运动功能及感觉功能丧失
D. 避免术后低血压
E. 脊髓的血运由两根后脊髓动脉及一根前脊髓动脉供应

47. 门诊手术麻醉的原则是
A. 以部位麻醉为主
B. 以副作用少为主
C. 以苏醒迅速为主
D. 以简单有效为主
E. 待麻醉完全消失，患者完全恢复后方能离院

48. 肝功能 Child 分级包括以下哪几项指标
A. 胆红素　　B. 腹水
C. 肝性脑病　　D. 血清白蛋白
E. 凝血酶原时间

三、共用题干单选题：以叙述 1 个以单一患者或家庭为中心的临床情景，提出 2 ~ 6 个相互独立的问题，问题可随病情的发展逐步增加部分新信息，每个问题只有 1 个正确答案，以考查临床综合能力。答题过程是不可逆的，即进入下一问后不能再返回修改所有前面的答案。

（49 ~ 52 题共用题干）

患者，男，44 岁。身高 180cm，体重 171kg，有 4 年高血压病史，有非胰岛素依赖型糖尿病病史，阻塞性睡眠呼吸暂停（OSA）病史。既往服用美托洛尔，吡格列酮和氢氯噻嗪，拟于腹腔镜下行胃旁路手术。术前检查：血糖 200mg/d，心电图提示左室肥厚、右心劳损，超声心电图示中度三尖瓣关闭不全，右室肥厚和肺动脉收缩峰压为 45mmHg，左室功能正常。体格检查：双肺呼吸音清晰，心音正常，气道 Mallampati 分级为Ⅲ级，颈部粗且伸展受限，吸入空气时血氧饱和度为 94%。

49. 根据 BMI 分类，可以将该患者分为
A. 超重　　B. 病态肥胖
C. 肥胖　　D. 显著肥胖
E. 显著超重

50. 该患者行减肥手术后，下列哪种疾病的发生率降低的最少
A. 高血压　　B. 糖尿病
C. 冠心病　　D. 高脂血症
E. 睡眠呼吸暂停综合征

51. 在下列药物中，哪种药物应该按照总体重给药
A. 芬太尼　　B. 罗库溴铵
C. 维库溴铵　　D. 瑞芬太尼
E. 丙泊酚（负荷剂量）

52. 在下列特征中，哪项会增加减肥手术后的发病率和死亡率
A. 阻塞性睡眠呼吸暂停（OSA）
B. 体重指数 >40kg/m^2
C. 年龄 >40 岁
D. 糖尿病
E. 女性

（53 ~ 56 题共用题干）

患者，女，58 岁。因剧烈头痛，伴恶心、呕吐 4 天入院。既往有高血压、冠心病病史 5 年。查体：BP 145/90mmHg，P 96 次/分。颅脑 CT 提示蛛网膜下腔出血。经脑血管造影提示右侧大脑中动脉存在动脉瘤。该患者拟行动脉瘤夹闭术。

53. 对该患者进行麻醉诱导时，不宜选用的肌肉松弛药是
A. 维库溴铵　　B. 罗库溴铵
C. 琥珀胆碱　　D. 泮库溴铵
E. 阿曲库铵

54. 对于该患者而言，可用于控制性降压的药物不包括
A. 尼卡地平　　B. 瑞芬太尼
C. 硝酸甘油　　D. 艾司洛尔
E. 吸入恩氟烷

55. 关于控制性降压，下列叙述错误的是
A. 高血压患者的安全低血压限度应不超过术前 MAP 的 30%
B. 动脉瘤分离时，应保持足够低的血压
C. 动脉瘤分离时，在夹闭过程中可加深麻醉来控制血压
D. 控制性降压前应维持足够的血容量
E. 合并冠心病等疾病的患者应慎用

56. 对于合并冠心病的脑动脉瘤患者，术

中行控制性降压宜选用

A. 硝酸甘油　　B. 三磷酸腺苷

C. 硝普钠　　D. 艾司洛尔

E. 尼卡地平

（57～59 题共用题干）

患者，男，59 岁。以反复高热 2 个月入院，诊断为膈下脓肿。近期一直禁食，入院后拟行急诊剖腹探查。

57. 患者术前应特别注意的检查是

A. 肺功能　　B. 血清电解质

C. 总蛋白含量　　D. 血常规

E. 肝肾功能

58. 实施麻醉时，下列叙述错误的是

A. 术前麻醉用药量需酌减

B. 气管内插管全麻是首选方案

C. 诱导用药时需谨慎缓慢

D. 术中仍需观察体温的变化

E. 宜使用长效的麻醉药物

59. 该患者在麻醉中不宜使用的药物是

A. 琥珀胆碱　　B. 芬太尼

C. 咪达唑仑　　D. 依托咪酯

E. 羟丁酸钠

（60～62 题共用题干）

患者，男，77 岁。平时生活可自理，偶尔活动后出现胸闷，呼吸困难。拟行阑尾切除手术。

60. 术前评估时应重点关注该患者可能合并

A. 肺癌　　B. 重症肌无力

C. 支气管哮喘　　D. 胸膜炎

E. 冠心病

61. 关于术前检查，下列哪项最重要

A. ECG　　B. 血气分析

C. 血肌酐　　D. 肺功能

E. 胸部 CT

62. 术中管理关键是

A. 减低基础代谢率

B. 维持心肌氧供需平衡

C. 避免低体温

D. 降低颅内压

E. 肾功能保护

（63～65 题共用题干）

患者，男，26 岁。体重为 69kg。因车祸致头颅外伤急诊入院，拟全身麻醉下行颅内血肿清除术。入室时意识不清，口周有呕吐的食物残渣。麻醉诱导气管插管、纯氧机械通气，脉搏氧饱和度仅可维持在 90%～93%，气道阻力高，听诊闻及双肺喘鸣音和痰鸣音，以右肺为重。血压为 140/82mmHg，心率为 90 次/分。气管内可吸出胃液样分泌物。血气检查：PaO_2 63mmHg，$PaCO_2$ 36mmHg，pH 7.32，BE^- 4.8mmol/L。

63. 其低氧血症的原因可能为

A. 支气管哮喘发作

B. 外伤致呼吸肌无力

C. 血肿压迫中枢致呼吸抑制

D. 误吸性肺炎

E. 肺挫裂伤

64. 首要的处理措施是

A. 生理盐水行各叶、段支气管冲洗并吸引

B. 增大潮气量

C. 补充胶体液

D. 静脉注射碳酸氢钠

E. 输入红细胞，提高血液携氧能力

65. 有利于改善该患者氧合的措施还包括

A. 使用阿托品等减少气道分泌物

B. 采用呼气末正压通气

C. 采用分肺通气

D. 使用前列腺素 E 等降低肺循环阻力

E. 使用多巴胺等增加肺循环血流量

四、案例分析题：每道案例分析题至少 3～12 问。每问的备选答案至少 6 个，

最多 12 个，正确答案及错误答案的个数不定。考生每选对一个正确答案给 1 个得分点，选错一个扣 1 个得分点，直至扣至本问得分为 0，即不含得负分。案例分析题的答题过程是不可逆的，即进入下一问后不能再返回修改所有前面的答案。

（66～69 题共用题干）

患者，男，66 岁。有 10 余年高血压病史，2 年前有脑出血史，因突发心前区压榨样疼痛伴有憋喘 4 小时入院就诊。体检：两肺闻及湿啰音，心率 126 次/分，心律绝对不齐，第一心音强弱不等，神志清。急查心电图示：P 波消失，代之以大小不等的 f 波，心室率 117 次/分，QRS 时限 0.104s，V_1、V_2 呈 rsR 型，$V_{4\sim6}$ 呈 QRS 型，ST 段弓背向上抬高 0.3～0.5mV，T 波倒置。

66. 根据上述情况，目前该患者的可能诊断为
   A. 急性心包炎
   B. 急性前壁心肌梗死
   C. 高血压
   D. 完全性右束支传导阻滞
   E. 泵衰竭
   F. 心房颤动

67. 该患者的治疗包括
   A. 阿司匹林　　B. β 受体拮抗剂
   C. ACEI　　D. 呋塞米
   E. 毛花苷丙　　F. 低分子肝素
   G. 哌替啶

68. ［提示：第 5 天，患者突然意识丧失并抽搐，持续约 1 分钟神志转清，急查心电图：心率 70 次/分，Q－T 间期延长，U 波显著］此时，诊断应考虑
   A. 癫痫
   B. 心衰加重
   C. 室颤、室扑
   D. 尖端扭转型室性心动过速
   E. 低血钾症
   F. 房颤

69. 治疗应包括
   A. β 受体拮抗剂
   B. 利多卡因
   C. 补钾
   D. 硫酸镁静脉注射
   E. 阿托品
   F. 异丙肾上腺素

（70～73 题共用题干）

患儿，男，6 岁。因睡觉时发现腹部正中有跳动感遂来院就诊，无疼痛及其他不适症状。查体：HR 76 次/分，BP 175/90mmHg，腹部触及一约 5cm×7cm 大小的搏动性包块，与心搏一致，有轻压痛，可横向活动。

70. 根据上述症状、体征，该患者可能的诊断是
   A. 胃肿瘤　　B. 脾动脉瘤
   C. 肾肿瘤　　D. 肠套叠
   E. 肠扭转　　F. 腹主动脉瘤

71. ［提示：超声多普勒检查、磁共振（MRI）、CT 检查均提示腹主动脉瘤，患者同意施行腹主动脉人造血管旁路术］该手术可以选择的麻醉方法有
   A. 局麻加镇静
   B. 局部浸润麻醉
   C. 蛛网膜下腔阻滞麻醉
   D. 区域阻滞麻醉
   E. 全身麻醉复合硬膜外麻醉
   F. 单纯氯胺酮麻醉
   G. 静吸复合全身麻醉

72. ［提示：经过充分术前准备，该患者决定在全麻复合硬麻下行腹主动脉人造血管旁路术］该患者行全麻复合硬膜

外麻醉的操作管理要点是

A. 硬膜外穿刺置管应在肝素化前 2 小时完成

B. 术中因主动脉两端钳闭，因此无需担心血栓脱落造成栓塞

C. 术中应注意脊髓保护

D. 术中主动脉阻断后，应当行控制性降压

E. 如在肾动脉以上阻断主动脉，宜在体外循环下手术，以保护肾功能

F. 术中适度扩容以防主动脉开放后血压骤降

73. [提示：该患者血管旁路建立完毕，开放主动脉时血压骤降至 60/45mmHg] 预防和处理该反应的方法是

A. 缓慢松开主动脉阻断钳

B. 术中最好不做控制性降压，以免松钳时血压惯性下降

C. 主动脉开放前，掌握好时机预防性应用血管收缩药

D. 术前、术中合适的扩容

E. 麻醉过程中，禁忌使用 β 受体拮抗剂

F. 主动脉开放前，即可开始加速补液

（74～76 题共用题干）

患者，女，68 岁。反复腹胀 4 个月，消瘦，体重 43.5kg，服用泻药效果欠佳。1 个月前结肠镜检查未见明显异常。腹胀加重 1 周，伴有腹痛 10 小时，体温 39.2℃，腹部肠形明显。腹部摄片示横结肠扩展。收治入院行剖腹探查术。

74. 适合该患者的麻醉术前准备包括

A. 完善各项检查如心电图、动脉血气分析等

B. 纠正血容量不足

C. 进一步行结肠镜检查

D. 纠正电解质紊乱

E. 心脏彩超、心肌酶谱

F. 加强利尿

G. 心肌扩血管治疗

75. 关于全身麻醉诱导插管，正确的方法是

A. 琥珀胆碱快诱导气管插管

B. 气管环压迫

C. 清醒插管

D. 硬膜外麻醉才能防止误吸

E. 肌松剂可用维库溴铵

F. 丙泊酚用量需较正常大

G. 准备好负压吸引装置

76. 患者术后 2 小时，呼吸慢慢恢复，呼吸频率 28 次/分，潮气量 130ml，意识没有恢复。呼吸及意识较难恢复的原因是

A. 镇静药、镇痛药残余

B. 肌松剂残余

C. 电解质紊乱，低钠血症

D. 代谢慢

E. 酸中毒

F. CO_2过高

G. 血浆蛋白偏高

（77～80 题共用题干）

患者，女，67 岁，身高 157cm，体重 71kg。10 年前有胆囊切除史。因腹痛、发热、巩膜黄染 3 天，嗜睡、低血压 7 小时，行急性梗阻性化脓性胆管炎急诊手术。患者自诉无胸闷、气促等病史，无其他系统的疾病史。查体：T 39℃，BP 106/60mmHg、HR 125 次/分、RR 24 次/分，巩膜黄染，神志模糊，心肺听诊无明显异常发现，腹胀。胸 X 线片显示：两肺纹理增多。ECG 提示：窦性心动过速，ST－T 改变、电轴左偏。

77. 患者出现休克的类型可能包括

A. 心源性休克　　B. 感染性休克

C. 低血容量性休克　D. 失血性休克
E. 过敏性休克　F. 创伤性休克

78. 下列指标中，对判断休克的严重程度很重要的指标是
A. 动脉压　B. 心输出量
C. 总外周阻力　D. 中心静脉压
E. 休克指数　F. 尿量

79. 术毕，患者小便量不足 50ml。造成肾功能不全的因素主要是
A. 休克
B. 胆红素作用
C. 内毒素作用
D. 液体进入第三间隙
E. 不合理地使用 α 受体激动药
F. 肝肾综合征

80. 该患者出现急性肾功能不全的治疗措施主要有
A. 保持适当的心输出量
B. 尽快足量补充血容量
C. 使用高浓度缩血管药
D. 使用高渗溶液
E. 使用 5% ~10% 甘露醇
F. 围术期使用抗生素
G. 注意肝功能的保护
H. 监测尿量，必要时使用利尿药

（81 ~84 题共用题干）

患者，女，39 岁，65kg。喷施农药 3 小时后，突发腹痛而入院，腹痛性质为脐周痛，压痛明显，反跳痛明显，在当地医院诊断为农药中毒，给予阿托品 3mg 静脉推注后紧急转诊求治。入院后，测得血压 100/55mmHg、心率 120 次/分，神志淡漠，肢端冷，请妇产科会诊，诊断为宫外孕，而行急诊探查手术。

81. 关于宫外孕手术的麻醉前准备，下列叙述正确的是
A. 先治疗失血性休克，再行手术治疗
B. 抗休克治疗以血管活性药为主
C. 一边抗休克，一边尽快手术治疗
D. 先手术治疗，再治疗失血性休克
E. 抗休克治疗以补充血液为主
F. 抗休克治疗应以晶体液为主

82. 患者入室时血压 82/45mmHg，心率 130 次/分，常规监测血压、心率等，静脉给予氯胺酮 50mg 后，在局麻下立即开始手术。下列叙述错误的是
A. 宫外孕休克手术患者可以选择连续硬膜外麻醉
B. 宫外孕休克手术患者可选择全麻
C. 紧急情况下局麻也是本类手术的一种麻醉方法
D. 休克患者行全麻时单纯应用氯胺酮已然足够
E. 宫外孕休克患者术前禁用肌肉松弛药
F. 氯胺酮可以提升休克患者的血压，不会降低血压

83. 术中腹腔积血 2400ml，补液：平衡液 3000ml、红细胞悬液 5U、0.9% 盐水 250ml。术中血压平稳，维持在 110/65mmHg、心率 115 次/分，SpO_2 维持在 99%，术中间断给予氯胺酮维持麻醉。术毕前给予咪达唑仑 2mg 静注，术毕送恢复室，20 分钟后患者清醒。对该患者情况的判断和处理，正确的是
A. 单纯氯胺酮配合局麻是宫外孕休克患者的麻醉最好方法
B. 术中给予面罩吸氧可以维持 SpO_2，使 SpO_2 维持在 99% 表明微循环状态良好
C. 失血 2400ml 属中度失血性休克
D. 术中腹腔积血不能回收
E. 血压维持在正常水平说明抗休克

成功

F. 术前大剂量阿托品的应用不会对患者产生影响

84. 患者清醒后烦躁不安，给予咪达唑仑5mg后，患者情绪安定。10分钟后，患者又开始烦躁不安，给予咪达唑仑5mg，无效，给予冬眠半量后患者入睡。5小时后，清醒。7天后痊愈出院。下列叙述正确的是

A. 输血反应是引起患者烦躁不安的主要原因

B. 术前过量的阿托品及术后疼痛是引起患者术后烦躁的主要原因

C. 低血容量是引起患者术后烦躁的原因

D. 有机磷中毒是患者术后烦躁的主要原因

E. 阿片类药物有助于治疗术后烦躁

F. 咪达唑仑不是治疗术后烦躁的最好药物

（85～88题共用题干）

患者，男，77岁。因原发性肝癌拟行左半肝切除术。既往有高血压病史10余年，血压最高达180/100mmHg，平时口服缬沙坦使血压控制在140/80mmHg左右；有冠心病病史6年，3年前因急性心肌梗死在前降支植入支架2枚，术后规律行冠心病2级预防。术前常规检查无特殊。入室后行有创动脉测压示154/92mmHg。

85. 如该患者麻醉诱导后动脉血压降至92/58mmHg，可能的原因有

A. 发生急性心肌梗死

B. 术晨未停用缬沙坦

C. 血容量不足

D. 出现过敏性休克

E. 肝癌破裂出血

F. 麻醉过深

86. 如术中患者血压从124/76mmHg突然降至88/52mmHg，可能的原因有

A. 门静脉破裂出血

B. 术中阻断第一肝门

C. 下腔静脉撕裂导致气体栓塞

D. 术中损伤膈肌，胸膜破裂

E. 麻醉过深

F. 术者搬动肝脏

87. 如术中患者血压从124/76mmHg突然降至88/52mmHg，心率为110次/分，术野出现大量血液，应采取的处理措施为

A. 明确出血原因并彻底止血

B. 减浅麻醉

C. 扩容、输血

D. 给予糖皮质激素

E. 予以血管收缩药升压

F. 予以受体拮抗剂降低心率

88. 如患者大量失血后出现创面渗血。血压难以维持，皮肤瘀斑，无尿。那么该患者最可能出现了

A. 急性肾衰竭

B. 急性呼吸窘迫综合征

C. 急性心功能不全

D. 急性肝功能不全

E. 弥散性血管内凝血

F. 低血容量性休克

（89～92题共用题干）

患者，女，67岁。盆腔肿块伴大量腹水，诊断为卵巢癌。已进行过紫杉醇+卡铂方案的新辅助化疗4次。患者精神焦虑。既往有高血压、冠心病病史。拟接受初始肿瘤细胞减灭术。

89. 下列可增加患者出现术后慢性疼痛风险的因素是

A. 老年

B. 化疗

C. 精神焦虑

D. 女性

E. 高血压

F. 初始肿瘤细胞减灭术

G. 术后急性疼痛

90. 该患者术后镇痛策略可选用

A. 外周神经阻滞，配合阿片类药物PCIA

B. 外周神经阻滞，配合曲马多 PCIA

C. 硬膜外局麻药复合阿片类药物 PCEA

D. 以 NSAID 为主、阿片类药物为辅的 PCIA

E. 以 NSAID 为主、曲马多为辅的 PCIA

F. 对乙酰氨基酚和局麻药切口浸润

91. 防治术后慢性疼痛的关键时期是

A. 术后 2 周内　　B. 术后 1 个月内

C. 术后 2 个月内　　D. 术后 3 个月内

E. 术后半年内　　F. 术后 1 年内

92. 为降低该患者发生 CPSP，以下说法正确的有

A. 可寻求心理医师帮助，治疗和缓解术前焦虑

B. 针对术后出现的急性疼痛不必强求完善的镇痛管理，以免出现镇痛药物依赖和成瘾

C. 如无禁忌可选择全身麻醉复合区域麻醉镇痛技术

D. 避免向患者及家属提及 CPSP 的风险，以减少相应的恐慌

E. 用多模式镇痛来管理术后急性疼痛

F. 对患者疼痛的术后随访应至少持续到术后 1 个月

（93～96 题共用题干）

患者，男，46 岁。于午饭前劳累后突发表情淡漠、发呆不语，继之嗜睡，且站立和步态不稳。发作时血糖为 1.5mmol/L，立即给予 50% 葡萄糖溶液 60ml 静脉注射，很快神志清醒。腹部 B 超示胰头部增大。胰腺强化 CT 示胰头占位（疑为胰岛素瘤）。拟择期行胰岛素瘤切除术。

93. 关于胰岛素瘤的说法，下列正确的是

A. 多见于胰腺

B. 多为腺瘤

C. 可为家族性

D. 可与甲状旁腺瘤和垂体瘤并存

E. 肿瘤通常较小

F. 胰岛素瘤的胰岛素分泌受血糖抑制

94. 胰岛素瘤的诊断学特征有

A. 症状因摄取葡萄糖而改善

B. 空腹血糖 <2.8mmol/L

C. 常伴有高血压症状

D. 禁食或活动可诱发

E. 类固醇可预防症状发作

F. 不伴有精神异常

95. 全身麻醉后，术中麻醉处理需要注意的问题有

A. 门静脉压力 >25cmH_2O 时称门静脉高压症

B. 处理肝门时，如需阻断肝门，常温下不超过 20 分钟

C. 胰岛素瘤者术中应加强血糖监测，当血糖 <2.8mmol/L 时，需用葡萄糖治疗

D. 胆道疾病患者常呈交感紧张状态

E. 门静脉高压症者麻醉管理的关键在于避免肝脏缺血缺氧

F. 对肿瘤定位困难者需行开腹探查，以选用全身麻醉为宜

96. 关于胰岛素瘤切除术中的血糖管理，下列说法正确的有

A. 应监测血糖变化，以便于及时发现手术处理肿瘤时的低血糖症和肿瘤

切除后的高血糖
B. 全身麻醉应尽量选用对血糖影响小的药物，且在全身麻醉期间应注意鉴别低血糖昏迷
C. 术中应避免外源性葡萄糖引起的血糖波动，以免不能准确反映肿瘤切除与否
D. 通常认为，肿瘤切除后血糖升至术前2倍或切除后1小时内升至5.6mmol/L，即可认为完全切除
E. 术中应维持血糖>3.3mmol/L
F. 肿瘤切除后如出现高血糖，可使用小量胰岛素控制

（97～100题共用题干）

患者，女，31岁。孕31周，经产妇。于3年前诊断为特发性肺动脉高压。在孕6周时，医生建议终止妊娠，但是患者拒绝。后出现病情加重（休息或者轻微活动后气短）。目前出现了右心衰竭表现，NYHA Ⅲ级。近日间断有中等强度宫缩，多学科会诊建议尽快终止妊娠。术前应用呋塞米利尿，入院后给予依诺肝素40mg，2次/天。

97. 对该患者进行术前评估，需告知其死亡率为
A. <10%　　B. 10%～20%
C. 20%～30%　　D. 30%～60%
E. 60%～70%　　F. 70%～90%

98. 对术中肺动脉高压危象的预防重于治疗。对于重症肺动脉高压者，可在终止妊娠前进入重症监护科接受调整治疗，主要包括
A. 吸氧，降低肺循环阻力
B. 可应用利尿剂降低容量负荷
C. 建立桡动脉压监测和中心静脉压监测
D. 应用肺动脉高压靶向治疗药物
E. 可应用正性肌力药改善心功能
F. 必要时可使用辅助循环设备（ECMO等）

99. 对于麻醉管理，应特别注意的是
A. 避免缺氧、酸中毒和高碳酸血症
B. 保持足够的SVR
C. 避免主动脉－腔静脉受压
D. 维持血管内容量稳定和保证静脉回流通畅
E. 尽可能降低SVR
F. 术中常规使用缩宫素

100. 该患者术后管理需要注意的问题有
A. 分娩后循环血量较分娩前下降
B. 根据需要逐渐调整和停用血管活性药物
C. 积极监测液体平衡情况，避免容量负荷过重
D. 围术期的多模式镇痛可加速患者术后康复
E. 应用利尿剂
F. 对于出现循环衰竭者可考虑应用ECMO

全真模拟试卷（四）

一、单选题：每道试题由1个题干和5个备选答案组成，题干在前，选项在后。选项A、B、C、D、E中只有1个为正确答案，其余均为干扰选项。

1. 神经细胞动作电位的幅度接近于
   A. 钾平衡电位
   B. 钠平衡电位
   C. 静息电位绝对值与钠平衡电位之和
   D. 静息电位绝对值与局部电位之和
   E. 静息电位绝对值与钠平衡电位之差

2. 下列叙述正确的是
   A. 机械通气与自主呼吸无明显差别
   B. 机械通气一定会使肺泡通气量减少
   C. 延长吸气时间，可以减轻机械通气对静脉回流的不利影响
   D. 肺保护性通气对肺不张患者有益
   E. 进行过度通气，对脑组织有益而无害

3. 对于肝病患者，使用与白蛋白结合的麻醉药时剂量要
   A. 增加　　B. 先增加后减少
   C. 不变　　D. 先减少后增加
   E. 减少

4. 血/气分配系数决定
   A. 吸入药浓度
   B. 诱导速度
   C. 麻醉效能
   D. 药物在血中的溶解度
   E. 药物稳定性

5. 下列关于 MAC_{awake} 和MAC的叙述，正确的是
   A. MAC和 MAC_{awake} 值应该接近
   B. MAC值越大，表示需要更低浓度的麻醉药
   C. MAC值越小，表示需要更高浓度的麻醉药
   D. MAC_{awake}/MAC越小，表明苏醒越快
   E. MAC_{awake}/MAC越小，表明苏醒越慢

6. 事先已服用单胺氧化酶抑制药的急症手术患者在麻醉中应避免应用以下哪种药物
   A. 硫喷妥钠　　B. 吗啡
   C. 芬太尼　　D. 琥珀胆碱
   E. 哌替啶

7. 大剂量芬太尼静脉麻醉可导致
   A. 降低颅内压，控制惊厥
   B. 情绪激动和噩梦
   C. 肾上腺皮质激素释放减少
   D. 血压升高
   E. 延迟性呼吸抑制

8. 下列关于芬太尼的叙述，错误的是
   A. 在大剂量用药时可出现麻醉作用的封顶效应
   B. 有呼吸遗忘现象
   C. 可用纳洛酮拮抗
   D. 在麻醉性镇痛药中芬太尼的输注敏感半衰期变化最小
   E. 用药后可出现肌僵现象

9. 在受体学说中，拮抗剂主要是指
   A. 与受体亲和力弱，但缺乏内在活性
   B. 与受体亲和力弱，但有较强的内在活性
   C. 与受体亲和力强，内在活性强
   D. 与受体亲和力弱，内在活性弱

E. 与受体亲和力强，但缺乏内在活性

10. 下列哪种吸入麻醉药在麻醉过程中最易产生一氧化碳

A. 异氟烷　　B. 恩氟烷

C. 氟烷　　D. 七氟烷

E. 地氟烷

11. 哌替啶用于产妇时，宜在胎儿娩出前什么时间使用

A. 2 小时以内　　B. 2 小时以上

C. 4 小时以上　　D. 4 小时以内

E. 6 小时以内

12. 耐受性是指

A. 长期用药后中枢神经系统对其敏感性增加

B. 一旦停药产生难以忍受的不适感

C. 长期用药后中枢神经系统对其敏感性降低，需要增加剂量才能达到原来的药效

D. 药物作用于中枢神经系统所产生的迫使患者继续需求药物的一种状态

E. 机体对药物产生的适应性变化

13. 关于奎尼丁的药理作用叙述，错误的是

A. 阻滞钠通道，适度抑制 Na^+ 内流

B. 通过阻抑迷走神经而发挥间接作用

C. 低浓度时可减慢 4 相心舒期除极，高浓度可升高阈电位

D. 抑制心脏收缩性

E. 当心率慢时，奎尼丁主要阻滞钠通道

14. 全麻患者术后因极度烦躁快速拔除气管内导管后出现高调吸气声，该患者可能出现的情况是

A. 喉痉挛

B. 支气管内分泌物堵塞

C. 支气管痉挛

D. 舌根后坠

E. 肺水肿

15. 关于肝硬化患者用药的叙述，错误的是

A. 应用阿曲库铵无影响

B. 禁忌大剂量使用筒箭毒碱类药物

C. 使用琥珀胆碱治疗相关症状

D. 对酰胺类局麻药的分解作用延迟

E. 对酯类局麻药的分解作用无影响

16. 吗啡减慢心率的原因可能与下列哪项有关

A. 延髓迷走神经核兴奋和窦房结抑制

B. 扩张外周血管

C. 促进组胺释放

D. 抑制心血管运动中枢

E. 降低交感张力

17. 在下列所述的受体中，不是参与脊髓水平镇痛的阿片受体是

A. μ_1　　B. δ_1

C. κ　　D. μ_2

E. δ_2

18. 下列关于阿片受体对中枢神经系统药理作用的描述不包括的是

A. 镇痛　　B. 欣快感

C. 镇静　　D. 呼吸抑制

E. 止吐

19. 青光眼患者禁用

A. 硝酸酯类　　B. 复方丹参片

C. 钙通道阻滞剂　　D. α 受体拮抗剂

E. β 受体拮抗剂

20. 可使梗阻性肥厚型心肌病的心脏杂音减弱的药物是

A. 硝酸甘油　　B. 地高辛

C. 异丙肾上腺素　　D. 亚硝酸异戊酯

E. 普萘洛尔

21. 患者，男，54 岁。因慢性肾衰、尿毒

症行肾移植，其最理想的肌松药是
A. 泮库溴铵　B. 顺式阿曲库铵
C. 加拉碘铵　D. 维库溴铵
E. 哌库溴铵

22. 患者，男，45岁。因外伤致头部受伤昏迷半小时入院，受伤后不久左侧瞳孔即开始散大，对光反射消失，头颅CT示：左额部硬膜下血肿，脑中线移位，需急诊行开颅血肿清除术。下列哪种肌松药应禁用
A. 维库溴铵　B. 阿曲库铵
C. 琥珀胆碱　D. 顺式阿曲库铵
E. 罗库溴铵

23. 患者，男，64岁，体重75kg。有陈旧性心肌梗死。目前诊断为冠状动脉粥样硬化性心脏病（三支病变、劳力性心绞痛）。在体外循环下行冠状动脉旁路移植术，在持续静脉输注肾上腺素和硝酸甘油辅助下顺利脱离体外循环，心率96次/分，血压90/55mmHg，心电图示偶发室性期前收缩，ST段呈抬高趋势。在调整容量负荷的同时，最佳的药物选择是
A. 新斯的明　B. 阿替洛尔
C. 地尔硫䓬　D. 去甲肾上腺素
E. 多巴胺

24. 患者，男，58岁。患右上肺支气管扩张症，痰液每天>50ml，拟行右上肺切除。最恰当的诱导方法及气管导管类型是
A. 快速诱导，经鼻气管插管
B. 快速诱导，双腔气管插管
C. 快速诱导，单腔气管插管
D. 慢诱导，单腔气管插管
E. 慢诱导，双腔气管插管

25. 患者，女，49岁。患有巨大腹内肿瘤，搬动和摘除巨大肿瘤后最不易发生的是
A. 血压升高　B. 血压不变
C. 血压轻度下降　D. 血压中度下降
E. 休克

二、多选题：每道试题由1个题干和5个备选答案组成，题干在前，选项在后。选项A、B、C、D、E中至少有2个正确答案。

26. 左心室后负荷取决于
A. 肺动脉压
B. 主动脉的顺应性
C. 外周血管阻力
D. 血液黏度
E. 循环血容量

27. 下列选项中，可以使脑代谢下降的是
A. 依托咪酯　B. 硫喷妥钠
C. 异丙酚　D. 咪达唑仑
E. 氯胺酮

28. 肾功能不全患者麻醉慎用和禁用的药物是
A. 恩氟烷（安氟醚）
B. 琥珀胆碱
C. 阿曲库铵
D. 氨基糖苷类抗生素
E. 多巴胺

29. 气管导管拔除后的延迟性并发症有
A. 喉头水肿　B. 喉纤维化
C. 声带粘连　D. 气管狭窄
E. 喉溃疡

30. 关于人工气腹的肺功能改变，下列说法正确的是
A. 可引起膈肌上移
B. 可引起胸肺顺应性下降
C. 可引起功能残气量增加
D. 可引起通气/血流比率增加
E. 可引起通气量降低

31. 腹腔镜气腹导致的并发症包括
A. 皮下气肿
B. 气胸、心包积气
C. 气管导管进入支气管
D. 气栓
E. 纵隔气肿

32. 关于区域阻滞麻醉，下列叙述正确的是
A. 麻醉前应使患者对区域阻滞麻醉有充分的了解，以取得患者的合作
B. 麻醉前应仔细询问患者对局麻药有无不良反应，并根据需要选择合适的局麻药及其浓度与剂量
C. 用药者应熟悉所有局麻药的剂量、浓度、性质与不良反应，具有处理意外事件的能力，并准备好相应的抢救器具
D. 用药者应熟悉人体解剖，做到“胸中有数”
E. 局部脓肿或肿块切除手术可行区域阻滞麻醉

33. 耳鼻喉科手术麻醉的特点包括
A. 麻醉与手术共用同一气道
B. 可能出现气管插管困难
C. 中耳及鼻窦腔压力改变
D. 易发生心律失常
E. 出血多

34. 甲亢患者行甲状腺次全切除术后 8 小时发生惊厥，可能原因有
A. 酸中毒
B. 甲状旁腺被切除
C. 甲状腺切除过多
D. 甲状腺危象
E. 气管塌陷窒息

35. 下列关于甲状腺功能亢进患者的叙述，正确的有
A. 氧耗量增高
B. 疲乏无力是由于 ATP 和磷酸肌酸形成减少
C. 大便次数增多
D. 血糖增高
E. 血胆固醇降低

36. 骨折的专有体征包括
A. 功能障碍　B. 畸形
C. 肿胀　D. 反常活动
E. 疼痛与压痛

37. 下列哪些情况可能发生 DIC
A. 重度子痫前期　B. 胎盘早剥
C. 双胎妊娠　D. 死胎
E. 前置胎盘

38. 纵隔镜检的禁忌证主要包括
A. 上腔静脉梗阻综合征
B. 颈椎病
C. 气管严重受压移位
D. 主动脉瘤
E. 高血压病

39. 下列药物中，可用于表面麻醉的有
A. 利多卡因　B. 丁卡因
C. 罗哌卡因　D. 普鲁卡因
E. 布比卡因

40. 全麻期间血压升高的处理方法包括
A. 适当加深麻醉
B. 肌内注射阿托品
C. 静脉注射尼卡地平
D. 含服硝酸甘油
E. 加肌松药

41. 肝性脑病患者的临床表现包括
A. 意识模糊　B. 行为异常
C. 扑翼震颤　D. 简单计数错误
E. 定向力障碍

42. 下列情况中，必须完善术前心脏检查和治疗措施的有
A. 不稳定性冠状动脉综合征
B. 失代偿性心衰

C. 严重的心律失常
D. 严重的瓣膜病变
E. 疲乏

43. 第二期高血压的临床表现包括
A. 伴眼底出血和渗出
B. 肾衰
C. 左心衰竭
D. 左室扩大
E. 眼底动脉变细

44. 对于有症状的哮喘患者，术前准备应包括
A. 禁烟　B. 少量饮酒
C. 使用气管扩张药　D. 不必禁烟
E. 深呼吸锻炼

45. 肝功能障碍患者易发生低血糖，其机制可能是
A. 肝内糖原储备减少
B. 肝糖原分解障碍
C. 糖异生能力降低
D. 葡萄糖吸收障碍
E. 利用乳酸再合成糖原的能力降低

46. 严重创伤时，应减量使用的药物有
A. 硫喷妥钠　B. 氯胺酮
C. 异丙酚　D. 芬太尼
E. 七氟烷

47. 自体输血的临床意义有
A. 节约库存血
B. 减少血液细菌污染
C. 减少疾病传播
D. 减少血型不合或过敏反应
E. 降低血液黏滞度，改善微循环

48. 下列疾病中，属于急性呼吸衰竭病因的是
A. 重度肺结核　B. 肺间质纤维化
C. 硅肺　D. 严重感染
E. 输血输液反应

三、共用题干单选题：以叙述1个以单一患者或家庭为中心的临床情景，提出2～6个相互独立的问题，问题可随病情的发展逐步增加部分新信息，每个问题只有1个正确答案，以考查临床综合能力。答题过程是不可逆的，即进入下一问后不能再返回修改所有前面的答案。

（49～51题共用题干）

患者，男，60岁。有8年高血压病史，2个月前因阵发性心前区疼痛拟诊断为不稳定型心绞痛，于是给予药物治疗。1天前受凉感冒，1小时前突然出现憋喘、咳嗽、咳泡沫样痰。体检：血压175/100mmHg，两肺底闻及湿性啰音，心率130次/分，心音强弱不等，心律绝对不齐，双下肢无水肿，神清，端坐呼吸，烦躁不安。

49. 目前该患者最可能的诊断为
A. 急性心肌梗死
B. 心绞痛急性发作
C. 支气管哮喘
D. 肺栓塞
E. 急性左心衰竭

50. 在治疗的同时，该患者应首先做的检查是
A. 冠状动脉造影
B. 超声心动图检查
C. 电解质
D. 心肌酶谱
E. 心电图检查

51. 若控制该患者的上述症状，应当首选
A. 静脉注射吗啡
B. 静脉注射美托洛尔
C. 静脉注射毛花苷丙
D. 静脉注射地塞米松
E. 静脉注射氨茶碱

（52～55题共用题干）

患者，男，31岁。2小时前因车祸导致左胸腹部撞伤，送来急诊，自述头晕、心慌，体检：面色苍白、四肢微冷、额部渗汗、左上腹部见皮肤瘀斑、从左上腹部至中下腹部均有压痛，轻度反跳痛，肌紧张不明显，血压50/0mmHg，心率132次/分。

52. 此时最紧急的治疗措施为
   A. 即刻应用止血药物
   B. 迅速扩充血容量
   C. 急诊手术室剖腹探查
   D. 即刻应用升压药物
   E. 快速纠正酸中毒

53. 估计此时的出血量约占全身血容量的百分比是
   A. 10%　　B. 15%
   C. 20%　　D. 30%
   E. 40%以上

54. 为明确诊断，首先应做的检查是
   A. 胸腹部X线摄片
   B. 腹部B超
   C. 腹腔穿刺
   D. 胸腹部CT检查
   E. 急查血常规

55. 为纠正休克，估计该患者的输血及补液总量为
   A. 2500ml　　B. 3000ml
   C. 4000ml　　D. 4500ml
   E. 5000ml以上

（56～58题共用题干）

患者，男，58岁。胆肠吻合术术后6天发生吻合口瘘，表现为胸闷、呼吸深快。查体：颜面潮红，心率为110次/分，血压为90/60mmHg，腱反射减弱。血气分析结果示：pH 7.27，$PaCO_2$ 28mmHg，BE^- 15mmol/L。

56. 该患者的酸碱紊乱最可能是
   A. 代谢性酸中毒合并呼吸性碱中毒
   B. 呼吸性碱中毒
   C. 代谢性酸中毒
   D. 代谢性酸中毒伴代偿性低二氧化碳血症
   E. 代谢性酸中毒合并呼吸性酸中毒

57. 应采取的治疗措施为
   A. 辅助呼吸，加速二氧化碳排出
   B. 补充碳酸氢钠，快速纠正碱中毒
   C. 快速补充晶体液，纠正休克
   D. 大量补充高渗盐水，纠正休克
   E. 降低通气量，使 $PaCO_2$ 升至40mmHg左右

58. 如代谢性酸中毒纠正后，患者发生心律失常，T波低平。此时应首先考虑
   A. 呼吸性酸中毒　　B. 低钾血症
   C. 高钾血症　　D. 呼吸性碱中毒
   E. 高渗性脱水

（59～61题共用题干）

患者，男，51岁。主诉1年来腰背疼痛，半年来双下肢麻木无力，逐渐加重，大便正常，小便不畅。查体：双下肢肌力增高，下肢肌力四级，巴宾斯基征阳性，脐部以下感觉减退。

59. 下列可明确诊断的辅助检查为
   A. 腰椎MRI　　B. 颈椎CT
   C. 胸椎MRI　　D. 脑脊液检查
   E. 颅脑CT

60. 该患者考虑诊断为
   A. 脊髓外硬膜外神经纤维瘤
   B. 硬膜外转移性肿瘤
   C. 脊柱结核
   D. 脊髓出血
   E. 脊髓内占位病变

61. 该患者体检可能还会发现
   A. 脊髓防御反射
   B. 桡骨膜反射亢进

C. 腱反射亢进
D. 霍夫曼征阳性
E. 肱三头肌反射减弱

(62～65 题共用题干)

患者，男，58 岁，70kg。诊断为胃癌，于静吸复合全身麻醉下行胃癌根治术，维库溴铵维持肌松。患者术前一般情况良好，自述无慢性心肺疾患史。偶尔血压可达 145/90mmHg，但无明显不适，未进行药物治疗。手术进行中，患者血压升高（由 120/70mmHg 增至 155/95mmHg），心率增快（由 68 次/分增加至 95 次/分）。

62. 根据患者的临床表现，首先应考虑为
A. 肌松作用不充分，需追加肌松药
B. 镇静程度不足，需追加安定类药物
C. 镇痛不充分，需要追加阿片类镇痛药
D. 容量偏多，需利尿减轻心脏负荷
E. 高血压状态，需使用降压药物

63. 芬太尼 0.1mg 静脉注射后，血压和心率回落，但 BIS 值波动在 60～65，肌松作用监测 TOF 值为 0，应考虑为
A. 增加镇静催眠药如丙泊酚的输注速度
B. 继续追加芬太尼
C. 追加肌松剂
D. 静脉注射降压药
E. 降低氧流量

64. 在手术进行到胃肠吻合近完成阶段（2 小时左右），血压再次升至 155/90mmHg，心率未见增快，BIS 值在 45 左右，TOF 监测未见肌松不全，芬太尼用量已达 0.5mg，最近一次的追加时间为 10 分钟前。此时应给予的处理是
A. 追加肌松药，加深肌松强度
B. 复合其他镇痛药如非甾体抗炎药
C. 继续增加丙泊酚的输注速度
D. 静脉注射降压药物，如乌拉地尔等
E. 静脉注射阿托品，阻断腹腔自主神经反射

65. 手术结束，停用麻醉药物，BIS 值逐渐升高至 80，在指令下可睁眼，但抬臂无力。TOF 刺激 T4/T1 为 0.5，此时应考虑
A. 静脉注射催醒药物
B. 静脉注射纳洛酮
C. 静脉注射阿托品及新斯的明拮抗肌松作用
D. 吸痰刺激患者清醒
E. 利尿，加速麻醉药物排泄

四、案例分析题：每道案例分析题至少 3～12 问。每问的备选答案至少 6 个，最多 12 个，正确答案及错误答案的个数不定。考生每选对一个正确答案给 1 个得分点，选错一个扣 1 个得分点，直至扣至本问得分为 0，即不含得负分。案例分析题的答题过程是不可逆的，即进入下一问后不能再返回修改所有前面的答案。

(66～70 题共用题干)

患者，男，57 岁。因慢性肝炎、肝硬化、门脉高压症拟行脾切除 + 分流术。实验室检查：Hb 82g/L，血小板 85×10^9/L，肝功能 ALT 65U/L，TB 120mmol/L，凝血酶原时间（PT）18 秒，总蛋白 52g/L，白蛋白 25g。B 超示：少量腹水。

66. 关于门脉高压症手术麻醉的叙述，错误的是
A. 麻醉前放腹水，1 次放水量不可超过 1000ml
B. 缺乏维生素 K 相关凝血因子者麻醉前给予维生素 K
C. 应当选择麻醉药的最小有效剂量

D. 维持有效循环血量
E. 可以选用氟烷完善镇痛
F. 门脉高压症患者心功能正常时，宜使血细胞比容保持在30%

67. 该患者适宜的麻醉方法是
A. 蛛网膜下腔阻滞
B. 硬脊膜外隙阻滞
C. 静吸复合全身麻醉
D. 静脉复合全身麻醉
E. 硬膜外麻醉
F. 局麻辅助麻醉性镇痛药

68. 该患者术中出血较多，宜补充
A. 库存全血　B. 琥珀明胶
C. 悬浮红细胞　D. 平衡盐溶液
E. 新鲜全血　F. 电解质溶液

69. ［提示：该患者采用静脉复合全身麻醉，术前用药东莨菪碱及咪达唑仑，术中以丙泊酚、芬太尼、阿曲库铵维持麻醉，术毕60分钟仍不苏醒］导致该患者苏醒延迟的因素可能有
A. 阿曲库铵代谢障碍
B. 镇静药物丙泊酚发生蓄积作用
C. 术前镇静药物代谢障碍
D. 水中毒
E. 芬太尼代谢迟缓
F. 酸中毒

70. 术中输入大量乳酸林格溶液可以引起
A. 全身水肿　B. 左心衰竭
C. 间质性肺水肿　D. 右心衰竭
E. 周围性水肿　F. 乳酸酸中毒

（71～74题共用题干）

患者，女，88岁，身高159cm，体重40kg。既往有高血压病30年，糖尿病10年，腔隙性脑梗死10年。3天前在家中不慎跌倒，以左股骨颈骨折收入院，拟行左髋关节置换术。心电图检查提示房颤。生化检查提示血红蛋白85g/L。

71. 该患者术前访视需要注意哪些情况
A. 需注意既往病史、体格检查以及实验室检查结果
B. 术前活动耐受量差与术后并发症风险增加有关
C. 需注意患者的呼吸功能评估，此类患者全身麻醉插管后易出现机械通气相关肺损伤或急性呼吸窘迫综合征
D. 术前血气分析有助于评估患者的肺功能状态
E. 老年患者通常骨质增生严重，无需评估腰椎间隙情况
F. 择期手术最好安排在患者骨折1周后

72. 患者拟在髂筋膜阻滞复合蛛网膜下腔阻滞下，进行左髋关节置换术，下列说法正确的有
A. 入室后，在严密的监护条件下可用少量的镇静剂（如咪达唑仑1～2mg）
B. 可在超声引导下行右侧髂筋膜阻滞，注入0.5%罗哌卡因30ml
C. 可在右侧卧位下行蛛网膜下腔阻滞，在穿刺成功后缓慢注入重比重罗哌卡因20mg
D. 完成蛛网膜下腔阻滞后，应尽快于平卧位进行导尿，尽快摆手术体位以加快周转
E. 由于右美托咪定的呼吸抑制作用小，可应用于术中维持镇静
F. 患者体质较弱，术后不能给予非甾体镇痛药

73. 该患者在术后第2天出现明显记忆力减退，情绪激动，易激惹。下列有关术后谵妄的风险因素，不正确的有

A. 高龄为其独立的危险因素
B. 过度肥胖容易诱发中枢神经系统缺氧，为术后谵妄的另一项危险因素
C. 术前精神及心理障碍可能与术后谵妄有关
D. 睡眠紊乱
E. 麻醉方式
F. 贫血

74. 外周炎症可通过不同的机制引起中枢神经炎症，进而损伤学习与记忆能力。其机制可能有
A. 炎症细胞、促炎因子或者损伤血 - 脑屏障完整性或直接入脑
B. 炎症因子可以通过转运蛋白跨膜入脑
C. 与血 - 脑屏障内皮细胞上的相应受体结合
D. 腹腔注射白细胞介素 - 1（IL - 1）难以作用于血 - 脑屏障内皮细胞上的相应受体
E. 这些神经或体液机制最终活化星形胶质细胞，并且产生一系列促炎因子、细胞因子、补体、氧自由基等
F. 腹腔内交感神经的初级神经元在受到免疫有关刺激后，可将信息传入中枢

（75 ~ 78 题共用题干）

患者，女，62 岁。自诉近期出现头痛、全身抽搐等症状。颅脑 MRI 示：矢状窦附近有一巨大脑膜瘤。拟于仰卧位下行双侧额部颅骨切开肿瘤切除术。手术开始后，患者呼气末二氧化碳分压开始下降并出现低血压。

75. 患者入院 5 小时后突然再次全身抽搐，需要尽快做的处理有
A. 解开患者衣领、衣扣、腰带
B. 立即让患者仰卧，垫上薄枕
C. 将患者头偏向一侧，使口腔分泌物自行流出
D. 吸氧
E. 将缠有纱布的压舌板垫在上、下牙齿之间
F. 约束患者抖动的肢体，避免意外受伤
G. 给予镇静剂

76. 该患者 $P_{ET}CO_2$ 持续下降并出现低血压，应考虑诊断为
A. 静脉空气栓塞
B. 二氧化碳排出综合征
C. 特发性肺动脉高压
D. 呼吸性碱中毒
E. 严重低血容量
F. 全身麻醉术中低血压

77. 目前的治疗方法包括
A. 压迫颈静脉
B. 应用利尿剂
C. 呼气末正压通气
D. 头低于心脏水平
E. 快速补液
F. 手术关闭窦口
G. 静脉应用血管活性药物
H. 应用糖皮质激素

78. 如患者出现急性颅内高压，以下方法可用于监测颅内压的有
A. 放置硬膜外腔导管
B. 脑部超声多普勒
C. 脑部诱发电位
D. 硬膜下螺栓
E. 脑室穿刺置管
F. 腰部蛛网膜下腔置管

（79 ~ 82 题共用题干）

患者，男，55 岁，身高 170cm，体重 70kg。因低热、咳嗽 2 个月，发现右肺占位 1 个月入院。诊断为右上肺癌。在全身

麻醉下行右上肺叶切除术。在 PACU 中已清醒，拔管，在等待送回病房的过程中突然意识不清，休克，呼之不醒。

79. 当前需要进行的紧急处置是
    A. 重新建立监护，控制呼吸，提供必要的呼吸循环支持
    B. 边抢救边呼叫支援
    C. 建立有创动脉测压，血气分析
    D. 快速鉴别诊断、床边心脏超声检查、床边胸片检查
    E. 转运到 CT 室或磁共振室，进行脑部扫描查看有无脑梗死
    F. 查看胸腔引流瓶是否通畅，有无大出血
    G. 掀开被单查体并听诊心音、呼吸音
    H. 电除颤

80. 下列是哪几项可导致围术期出现不明原因的休克、心搏骤停
    A. 心肌梗死
    B. 心包压塞
    C. 张力性气胸
    D. 药物中毒或过敏反应
    E. 肺栓塞
    F. 低血容量
    G. 低氧血症
    H. 脑梗死

81. 掀开被单后发现患者头颈及上胸皮肤发绀、颈静脉怒张、血压为 57/39mmHg，心率为 106 次/分，听诊心音遥远，该患者最可能发生了
    A. 低氧血症　　B. 肺栓塞
    C. 心肌梗死　　D. 心包压塞
    E. 过敏　　F. 心力衰竭

82. 床旁超声心动过图显示心包腔内无回声及中等回声，左室后壁后方 10mm，心尖及右室前方分别为 8mm 和 10mm，提示心包内大量积液和血块。进一步的处理措施是
    A. 紧急建立体外循环
    B. 直接床旁心包穿刺引流
    C. 扩容并使用强心和升压药维持血压
    D. 紧急开胸探查，打开心包并清除心包内积血
    E. 联系心内科会诊，实施心包穿刺
    F. 继续观察

（83 ~ 86 题共用题干）

患者，女，54 岁。主诉反复胸闷气促 8 年，加重 2 个月。既往有高血压病史。心电图示：心房颤动，左心室肥大。超声心动图显示：二尖瓣后叶脱垂伴有重度反流，室间隔基底段增厚，双房增大，左心室射血分数 63%，肺动脉收缩压 33mmHg。胸部 CT 检查无异常。拟在胸腔镜下行左胸第 4 肋间切口微创二尖瓣成形术。

83. 选择单肺通气时，相比于支气管堵塞导管，双腔气管导管的优点有
    A. 不易移位
    B. 便于清理气道内分泌物
    C. 可在不妨碍肺隔离的情况下进行膨肺
    D. 可对非通气侧肺实施持续气道正压通气
    E. 插管容易
    F. 手术结束需更换单腔气管导管

84. 支气管堵塞导管的优点包括
    A. 不易移位
    B. 便于清理气道内分泌物
    C. 适用于困难气道
    D. 适用于小儿
    E. 手术结束后无需更换气管导管
    F. 可选择性堵塞肺叶支气管

85. 术中肺保护性通气策略包括
    A. 双肺通气期间潮气量设定为 6 ~ 8ml/kg

B. 设定 PEEP 时注意观察驱动压，驱动压尽量小

C. 不能使用 PEEP

D. 采用肺复张手法

E. 单肺通气时，保持潮气量为 4 ~ 6ml/kg

F. 维持呼吸频率 8 ~ 10 次/分

86. 术后镇痛推荐

A. 多模式镇痛

B. 无禁忌证者应配合使用 NSAID 类药物

C. 可选用竖脊肌平面阻滞、前锯肌平面阻滞

D. 局部麻醉技术可选用椎旁神经阻滞、肋间神经阻滞

E. 减少阿片类药物用量

F. 尽早恢复口服药物治疗

(87 ~ 90 题共用题干)

患者，男，55 岁。因间断性全程无痛性肉眼血尿 1 年入院。化验显示肝肾功能正常，血红蛋白 105g/L。B 超检查显示：肝、胆、胰、脾、双肾无异常，膀胱左侧壁可见直径为 2cm 的实性占位。诊断为膀胱肿瘤（膀胱癌）。在椎管内麻醉下行 TURBT 术，术中发生闭孔神经反射，立即改为全身麻醉，并处理并发症。在术后第 3 天出现排尿困难，B 超见双肾积水，化验血尿素氮 8.0mmol/L，血肌酐 160μmol/L。

87. 目前，临床常用的预防 TURBT 术中闭孔神经反射的方法包括

A. 全身麻醉联合闭孔神经肌肉阻滞

B. 低功率电切或凝切法

C. 蛛网膜下腔阻滞联合硬膜外阻滞

D. 椎管内麻醉合闭孔神经阻滞

E. 全身麻醉深度肌肉松弛

F. 全身麻醉充分镇痛

88. 在膀胱肿瘤电切手术中，需要关注膀胱神经解剖，其中膀胱运动功能支配主要来自

A. 副交感神经纤维

B. 下腹下神经丛

C. 腹下神经丛

D. 交感神经纤维

E. 坐骨神经

F. 闭孔神经分支

89. 防止术中挥发性麻醉药物对肾功能影响的方法包括

A. 术中控制静脉输液速度

B. 维持正常血压

C. 术前补液扩容

D. 降低吸入麻醉药浓度，减少麻醉深度

E. 采用静吸复合麻醉

F. 全身麻醉复合椎管内麻醉

90. 急性肾损伤的危险因素包括

A. 肾脏缺血　　B. 外科大手术

C. 肾毒性药物　　D. 全身感染

E. 挤压伤　　F. 肾移植

G. 其他脏器功能障碍

(91 ~ 95 题共用题干)

患者，男，15 岁，身高 160cm，体重 48kg。因颈背部畸形、活动受限入院。既往发育与同龄人相比无落后，无其他系统疾病史。术前行肌肉活检，病理结果显示为中央轴空病。拟行颈椎后凸畸形矫正术。

91. 该患者术前评估除血尿常规、血生化检查外，其他重点检查还包括

A. 基因检测

B. 肌肉收缩试验

C. 24h 动态心电图

D. 24h 动态血压检查

E. 肺功能检查

F. 肌酸激酶水平

92. 下列关于该患者的术前准备措施，正确的有
A. 关闭或移除挥发罐
B. 更新回路、储存袋和钠石灰
C. 药物碳过滤器应放置在机器进气和出气端
D. 对新投入使用的麻醉机，应以10L/min的氧气冲洗60~90分钟
E. 进行丹曲林钠预防
F. 无需积极保温

93. 下列选项中，有助于快速发现恶性高热症状或体征的是
A. 心动过速
B. 肌肉僵直
C. 呼气末CO_2水平升高
D. 酸中毒
E. 氧饱和度下降
F. 体温升高>40℃

94. 对该患者行全身麻醉机械通气时，术中突发心率增快，体温急剧升高，呼气末CO_2升高至100mmHg，在启动恶性高热紧急流程后应用丹曲林钠。以下有关丹曲林钠的说法，正确的有
A. 生理盐水溶解
B. 与常温相比，溶液预加温可加快丹曲林钠溶解
C. 可用昂丹司琼预防胃肠道反应
D. 尽量应用大口径静脉通路
E. 丹曲林钠内含氢氧化钠以利于溶解
F. 丹曲林钠的pH为7.5
G. 丹曲林钠的最大剂量可高达30mg/kg

95. 对该患者积极对症处理，但因缺乏丹曲林钠而症状缓解不明显，患者晚期的表现有
A. 心律失常
B. 体温骤升
C. 凝血异常，术野渗血增加
D. 角弓反张
E. 血浆肌酸激酶升高
F. 血红蛋白尿
G. 心搏骤停

（96~100题共用题干）

患者，男，50岁。因腹胀5小时于7：50入院。自诉入院前5小时无明显诱因出现腹胀，逐渐加重，伴有轻度憋喘、出汗、恶心，无呕吐、胸痛、胸闷、腹痛、腹泻等症状。既往有高血压病史10余年，血压最高为170/110mmHg，未规律服药。无烟酒不良嗜好。查体：体温为35.5℃，脉搏为56次/分，呼吸为20次/分，血压为110/60mmHg；神志清但精神差，全身湿冷，面色苍白；双肺呼吸音清，无干湿啰音，心律齐，无杂音；腹软，无压痛，肝脾肋下未触及；四肢肌力、肌张力正常，双侧病理征阴性。

96. 该患者可考虑为
A. 腹胀原因待查　B. 高血压病
C. 冠心病　D. 肠梗阻
E. 胰腺炎　F. 过敏反应

97. 该患者收住入院后，心电图：$V_{1\sim6}$导联T波倒置。全腹CT：全腹未见明显异常，心包有少量积液。外周血常规：白细胞计数10.9×10^9/L，其中中性粒细胞0.77。血淀粉酶35U/L，血钠136mmol/L，血钾3.8mmol/L，肌红蛋白61.46g/L，肌钙蛋白T 7.96pg/L，CK－MB 4.07U/L，D－二聚体3360μg/L。由于上述辅助检查无法解释患者的腹胀表现，结合患者精神差、面色苍白、全身湿冷等表现，再次询问患者病史，患者述有一过性双下肢无力史，大约10分钟后缓解。结合患者的高血压病史、心包积液、D－二聚

体检查结果以及全腹CT检查结果，发现患者主动脉呈现扁圆形，隐约可见分离的内膜和中膜。下一步应进行的治疗是

A. 考虑主动脉夹层
B. 进行胸部磁共振检查
C. 对症处理，进行强心治疗
D. 请消化内科医师会诊
E. 行心脏彩超检查
F. 建议转院

98. 关于主动脉夹层患者的凝血状态，下列叙述正确的是

A. 主动脉夹层患者术前处于高凝状态
B. 体外循环期间凝血因子、血小板和纤维蛋白原的数量和功能均有减低
C. 术前的血小板数量增加
D. 术前主动脉夹层范围越大，血小板激活程度越高
E. 体外循环结束后，输血治疗可以帮助恢复血小板功能和凝血因子水平
F. 体外循环后纤维蛋白原的浓度和功能仍处于较低水平

99. 关于术中的血液保护措施，正确的是

A. 体外循环前，利用自体血小板分离技术将部分血小板从患者全血中分离出来，制成自体富血小板血浆，然后与鱼精蛋白中和后再回输给患者
B. 术中应用抗纤溶药物
C. 血栓弹力图指导围术期血小板输注
D. 术中可广泛使用自体血液回收技术
E. 体外循环期间使用基因重组活化凝血因子Ⅶa（rFⅦa）
F. 体外循环停止后给予纤维蛋白原输注

100. 对该患者可进行的监测包括

A. 经食管超声心动图（TEE）
B. 体温（同时监测外周和中心温度）
C. 中心静脉压和有创动脉血压（上、下肢）
D. 局部脑氧饱和度（$rScO_2$）
E. 脑电双频谱指数（BIS）
F. 体感诱发电位和运动诱发电位

全真模拟试卷（五）

一、单选题：每道试题由 1 个题干和 5 个备选答案组成，题干在前，选项在后。选项 A、B、C、D、E 中只有 1 个为正确答案，其余均为干扰选项。

1. 判断组织兴奋性高低最常用的指标是
A. 刺激频率　B. 刺激强度
C. 动作电位　D. 阈强度
E. 阈电位

2. 肾素释放的原因是
A. 血清钾浓度降低
B. 血容量增多
C. 动脉血压升高
D. 交感神经兴奋
E. 血清 Na^+ 浓度升高

3. 下丘脑的主要功能是
A. 皮质下重要的运动中枢
B. 皮质下较高级的副交感中枢
C. 调节内脏活动的较高级中枢
D. 皮质下较高级的交感中枢
E. 内脏、内分泌和躯体运动的整合

4. 多觉型伤害性感受器的传入纤维属于
A. A_β 类　B. A_δ 类
C. A_α 类　D. C 类
E. A_γ 类

5. 肌肉运动时使肌肉血流量增加的主要原因是
A. 动脉血压升高
B. 肌肉收缩时，局部代谢产物增多
C. 相邻不活动的肌肉血管收缩
D. 毛细血管主动舒张
E. 交感缩血管纤维紧张性活动减弱

6. 关于吗啡的药理作用，下列叙述错误的是
A. 无论在何种状态下，吗啡均可以使颅内压降低
B. 吗啡可以使延髓迷走神经核兴奋，窦房结受抑制，心率减慢
C. 吗啡可以增加胆道平滑肌张力，使肝胰壶腹括约肌收缩，导致胆道内压力增加
D. 对血管平滑肌的直接作用和释放组胺的间接作用，可引起外周血管扩张而致血压下降
E. 吗啡可以增加输尿管平滑肌张力，并使膀胱括约肌处于收缩状态，从而引起尿潴留

7. 下列哪种情况为使用洋地黄的禁忌证
A. 扩张型心肌病
B. 梗阻性肥厚型心肌病
C. 缺血性心肌病
D. 急性心肌炎
E. 风湿性心脏病

8. 下列关于氟烷麻醉引起血压下降原因的叙述，正确的是
A. 兴奋交感神经中枢
B. 有神经节阻滞作用，收缩血管
C. 抑制压力感受器的敏感性
D. 直接扩张血管平滑肌
E. 对心肌有明显抑制作用，对心输出量影响甚大

9. 关于局麻药中毒引起惊厥的叙述，正确的是
A. 是轻微毒性反应的突出表现

B. 是额面部强直－阵挛性惊厥
C. 抑制大脑抑制性通路
D. 表现为短暂的和自限的
E. 可应用大剂量硫喷妥钠治疗

10. 经鼻气管插管前于鼻腔内滴入3%麻黄碱的主要目的是
A. 预防感染
B. 润滑鼻腔
C. 收缩鼻黏膜血管
D. 预防诱导时低血压
E. 局部麻醉

11. 关于苏醒延迟的治疗，说法错误的是
A. 对于发生低体温者，适当升高体温，保持体温不低于34℃
B. 对于存在脑水肿者，应给予甘露醇或呋塞米脱水治疗
C. 维持水电解质、酸碱平衡在正常生理范围内
D. 对出现低氧者，应努力改善缺氧
E. 对因静脉麻醉药或其他原因所致的中枢神经严重抑制者，应用大剂量中枢神经兴奋剂催醒

12. 关于宫外孕破裂、失血性休克患者的麻醉处理，下列叙述错误的是
A. 纠正代谢性酸中毒
B. 维持肾功能
C. 宜选用对循环抑制较轻的药物
D. 给予β受体拮抗剂
E. 维持有效循环血量

13. 腹腔镜下，胆囊手术最适宜的麻醉方法是
A. 气管内插管全身麻醉
B. 连续硬膜外阻滞麻醉
C. 肋间神经阻滞麻醉
D. 局部麻醉辅以镇静清醒麻醉
E. 蛛网膜下腔阻滞麻醉

14. 吸烟可对手术患者产生不良反应，下列说法错误的是
A. 吸烟可促使黏膜分泌并导致清除能力减弱
B. 吸烟可导致免疫反应改变
C. 吸烟可延缓伤口愈合
D. 吸烟不增加支气管痉挛发生率
E. 即使术前停止吸烟不到24小时对患者也可能有益

15. 自主呼吸时，潮气量增加见于以下哪种情况
A. CO_2气腹
B. 酸中毒
C. 呼吸肌无力
D. 支气管痉挛
E. 胸段硬膜外阻滞

16. 关于麻醉中低温对机体的影响，下列叙述错误的是
A. 氧耗下降
B. 抑制酶的活性和细菌活力
C. 延长出血时间
D. 心脏做功减少
E. 麻醉药物作用延长

17. 成人出PACU时，需要根据患者肌力、呼吸、循环、指脉搏氧饱和度、神志情况这五项进行评估，最高分为10分，说明患者术后恢复良好。通常PACU评分标准达多少分时可转入普通病房。
A. 10分
B. 9分
C. 8分
D. 7分
E. 6分

18. 从临床角度看，吸入麻醉药最重要的物理特性为
A. 分配系数
B. 分子量
C. 比重
D. 含氟量
E. 沸点

19. 在下列所述的静脉麻醉药中，具有支

气管平滑肌松弛作用的是

A. 依托咪酯　　B. 氯胺酮

C. 咪达唑仑　　D. 苯巴比妥钠

E. 异丙酚

20. 下列关于阿片类药物的叙述，不正确的是

A. 反复多次应用此类药物易产生耐受性及成瘾性

B. 作用机制与激动阿片受体有关

C. 镇痛作用强大

D. 镇痛的同时可产生意识丧失

E. 又称麻醉性镇痛药

21. 患者，女，48 岁。拟于全身麻醉下行右侧甲状腺次全切除术。术前进行气道评估，以下各项检查中最不必要的是

A. 张口度　　B. 头颈活动度

C. 甲颏距离　　D. 胸部 X 线片

E. 甲状腺 B 超

22. 患者，男，58 岁。舌尖有一 0. 5cm × 0. 5cm 大小的肿物，拟行手术切除并送活检。此时最佳的麻醉方式为

A. 经口插管全身麻醉

B. 区域阻滞麻醉

C. 局部浸润麻醉

D. 不插管全身麻醉

E. 经鼻插管全身麻醉

23. 患儿，男，6 岁。因眼球穿透伤急诊行手术治疗，拟行全身麻醉，下列避免使用的诱导药物为

A. 丙泊酚　　B. 琥珀胆碱

C. 咪达唑仑　　D. 罗库溴铵

E. 芬太尼

24. 患儿，女，6 个月。因肠套叠在全身麻醉下行剖腹探查术 + 手法复位术，术后患儿哭闹不止，可先采用哪种评分方法对其进行疼痛评估

A. 改良面部表情评分法

B. VRS 评分

C. NRS 评分

D. CRIES 评分

E. VAS 评分

25. 患者，男，74 岁。全麻下行食管癌切除术。气管拔管后，患者嗜睡，唤之能醒，吸氧，SpO_2 为 98%，吞咽、咳嗽反射均恢复，肌力正常，于是送回病房，鼻导管给氧。10 分钟后，患者呼吸停止，请麻醉科医师行气管插管。该患者最有可能的原因是

A. 脑梗死　　B. CO_2 蓄积

C. 气胸　　D. 电解质紊乱

E. 心肌梗死

二、多选题：每道试题由 1 个题干和 5 个备选答案组成，题干在前，选项在后。选项 A、B、C、D、E 中至少有 2 个正确答案。

26. 下列关于妊娠期间母体的生理变化对麻醉的影响，叙述错误的是

A. 气管插管不受影响

B. 对硬膜外导管的置入无影响

C. 椎管内麻醉时，局麻药的用量要增加

D. 出现反流、误吸的危险性增高

E. 在麻醉手术期间抑制胸式呼吸

27. 下列关于肝血流量的叙述，错误的有

A. 肝血流量与肝血流阻力成正比

B. 肝血流量与肝灌注压成反比

C. 在收缩压 ≥ 10. 6kPa （80mmHg）时，通过自身调节机制可使肝血流量维持不变

D. 硬膜外腔高位阻滞可以增加肝血流量

E. 正压通气可以增加肝血流量

28. 曲马多的镇痛作用机制主要有
   A. 主要激动 κ 受体发挥作用
   B. 主要激动 δ 受体发挥作用
   C. 有较弱的 μ 受体激动作用
   D. 具有抑制去甲肾上腺素和 5 – 羟色胺再摄取作用
   E. 可以增加神经元外 5 – 羟色胺的浓度

29. 关于麻醉中发生喉痉挛的处理，下列正确的是
   A. 对于轻度喉痉挛，消除刺激，比如停止气道吸引、拔出口咽通气道等可自行缓解
   B. 对于轻到中度的喉痉挛，面罩持续正压通气可能“冲开”痉挛
   C. 小剂量琥珀胆碱可松弛喉肌
   D. 对于重度喉痉挛，可行气管插管进行人工通气
   E. 为了赢得抢救时间，直接行环甲膜穿刺通气

30. 非甾体抗炎药的主要不良反应包括
   A. 消化道溃疡　　B. 出血倾向
   C. 肾功能损害　　D. 呼吸抑制
   E. 血栓形成

31. 常用的疼痛评估方法包括
   A. NRS　　B. VDS
   C. VAS　　D. FES
   E. VRS

32. 脓毒症患者的一般表现包括
   A. 心动过速
   B. 发热
   C. 原发感染灶的症状和体征
   D. 呼吸急促
   E. 脓毒症进展后出现的休克及进行性多器官功能不全表现

33. 心脏停搏的类型包括
   A. 心室颤动
   B. 室性心动过速
   C. 高度房室传导阻滞
   D. 心室停搏
   E. 电 – 机械分离

34. 阵发性室上性心动过速的临床特点包括
   A. 心律规则
   B. 心率 >150 次/分
   C. 突发突止
   D. 第一心音强弱不等
   E. 大部分由折返机制引起

35. 复苏中使用大量肾上腺素的目的有
   A. 使心室颤动由细颤转为粗颤
   B. 增高平均动脉压
   C. 增强心肌收缩力
   D. 增加冠脉血流量
   E. 诱发心脏跳动

36. 按休克发生的起始环节分类，可分为
   A. 低血容量性休克
   B. 心源性休克
   C. 外阻塞性休克
   D. 分布性休克
   E. 过敏性休克

37. 下列属于急性左心衰血流动力学紊乱特点的是
   A. 心输出量下降
   B. 血压下降以及外周组织器官灌注不足
   C. 左心室舒张末压和肺毛细血管楔压升高
   D. 脏器功能障碍和末梢循环障碍
   E. 右心室充盈压升高，使体循环静脉压升高

38. 下列属于急性呼吸窘迫综合征（ARDS）诊断标准的有

A. 明确诱因下1周内出现的急性或进行性呼吸困难
B. 胸部X线片/CT显示双肺浸润影，不能完全用胸腔积液、肺叶/全肺不张和结节影解释
C. 呼吸衰竭不能完全用心力衰竭和液体负荷过重解释。若无临床危险因素，需采用客观检查（如超声心动图）来评估心源性肺水肿
D. 两肺底湿啰音
E. 根据 PaO_2 与 FiO_2 的比值≤300确立诊断

39. 围术期心肌缺血的防治和心肌保护措施有
A. 维持Hb在80g/L，部分高风险者可维持在100g/L以上
B. 应用硝酸酯类药物预防冠脉痉挛
C. β受体拮抗剂是减慢心率和控制血压的首选药物
D. 使用利尿剂防止容量超负荷
E. 可选用他汀类降脂药稳定斑块

40. 急性缺氧时，机体的主要代偿方式包括
A. 呼吸频率加快
B. 潮气量增加
C. 心率加快
D. 组织用氧能力增强
E. 血液中红细胞增加

41. 有创血流动力学监测血容量的常用临床指标包括
A. 肺动脉楔压
B. 中心静脉压
C. 有创动脉血压
D. 心脏每搏量变异
E. 心室舒张末期容量

42. 成分输血的优点包括
A. 一血多用，节省血源
B. 能达到输全血同样的作用
C. 可减少或者避免输血反应
D. 可减少或者避免血源性疾病传播
E. 缺什么，补什么，科学合理

43. 失血早期，血管出现代偿性收缩的主要原因有
A. 儿茶酚胺的作用
B. 局部代谢产物
C. 饱胃
D. 主动脉弓和颈动脉窦压力感受器的反射作用
E. 创伤

44. 低温可导致下列哪些改变
A. 氧离曲线右移　B. 氧离曲线左移
C. 溶解氧增加　D. PaO_2增加
E. 溶解氧减少

45. 心源性休克的临床表现包括
A. 皮肤湿冷　B. 皮肤苍白
C. 皮肤花斑或发绀　D. 尿少
E. 血压降低

46. 发生喉痉挛时，下列处理措施不正确的是
A. 继续面罩通气，必要时气管插管
B. 氧化亚氮吸入麻醉
C. 静脉注射氯琥珀胆碱
D. 加深麻醉
E. 患者清醒，咽喉反射恢复后拔管

47. 常用的低浓度及中等浓度给氧装置包括
A. 鼻导管
B. 简易面罩
C. 气管切开术面罩
D. 空气稀释面罩
E. 机械通气合并氧疗

48. 术中液体治疗的最终目标为
A. 避免输液不足引起的隐匿性低血容量

B. 避免组织低灌注
C. 避免输液不足引起的心功能不全
D. 避免导致凝血功能障碍
E. 避免外周组织水肿

三、共用题干单选题：以叙述1个以单一患者或家庭为中心的临床情景，提出2~6个相互独立的问题，问题可随病情的发展逐步增加部分新信息，每个问题只有1个正确答案，以考查临床综合能力。答题过程是不可逆的，即进入下一问后不能再返回修改所有前面的答案。

（49~52题共用题干）

患者，女，34岁。$G_3P_0^{+2}$，孕36周，因阴道出血量大急诊入院，既往有精神病病史。查体：心率120次/分，血压88/62mmHg，血红蛋白72g/L，血小板123×10^9/L，PT、APTT均正常，纤维蛋白原357mg/dL，胎心101次/分，面色苍白。在妊娠过程中，该患者孕30周后曾有反复阴道出血，在院外保守治疗。入院后诊断为中央型前置胎盘大出血，胎儿宫内窘迫需要行急诊剖宫产。

49. 关于前置胎盘对母体的影响，下列叙述错误的是
A. 失血　　B. 难产
C. 感染　　D. 羊水栓塞
E. 植入性胎盘

50. 该患者应选择哪种麻醉方式
A. 局部麻醉　　B. 全身麻醉
C. 蛛网膜下腔阻滞　　D. 硬膜外阻滞
E. 静脉麻醉

51. 选择全身麻醉时，下列哪种药物不适宜
A. 硫喷妥钠　　B. 肌松药
C. 氯胺酮　　D. 氧化亚氮
E. 七氟烷

52. 关于剖宫产术中大出血处理的叙述，下列错误的是
A. 血浆游离钙降低
B. 大量输入库存血，凝血因子降解，血小板丢失
C. 剖宫产术中大出血可引起凝血物质的大量丢失和消耗
D. 纤溶活性增加，有诱发弥散性血管内凝血的倾向
E. 妊娠后期产妇血纤维蛋白原及其他凝血因子增多，血液呈高凝状态

（53~56题共用题干）

患者，女，45岁。3个月前因胆石症在当地医院行胆总管十二指肠吻合，于1天前突然出现右上腹痛、寒战、高热，呕血约1000ml，入院后立即输血。当在输血10ml时，突然出现心前区压迫感，腰背部酸痛并出现血红蛋白尿，血压为70/50mmHg。

53. 该患者最可能发生了
A. 变态反应　　B. 循环超负荷
C. 发热反应　　D. 溶血反应
E. 细菌污染反应

54. 对该患者目前应采取的最佳治疗措施为
A. 抗休克、碱化尿液
B. 碱化尿液
C. 抗休克
D. 抗休克、碱化尿液、利尿
E. 利尿

55. 如经上述治疗后，患者血压升至120/75mmHg，应进一步采取的治疗措施是
A. 碱化尿液
B. 利尿
C. 抗休克
D. 抗休克、碱化尿液
E. 抗休克、碱化尿液、利尿

56. 如患者出现无尿，血清钾 7.0mmol/L，应采取的措施为
A. 给予葡萄糖加胰岛素
B. 给予葡萄糖酸钙
C. 给予 5% 碳酸氢钠
D. 用阳离子交换树脂
E. 血液透析

（57 ~ 61 题共用题干）

患者，男，25 岁。因右胸腋中线第 4、5 肋间刀刺伤 1 小时入院。伤口长为 5cm，活动性出血，鲜血外溢，患者呼吸急促、神志淡漠、面色苍白，血压为 63/30mmHg，麻醉后血压为 0。

57. 该患者应诊断为
A. 胸部刀伤　　B. 肺刺伤
C. 血气胸　　D. 失血性休克
E. 以上均包括

58. 其处理措施首先为
A. 抗休克的同时，立即手术
B. 抗休克
C. 胸腔闭式引流
D. 拍胸片
E. 缝合伤口

59. 麻醉应首选
A. 硬膜外阻滞　　B. 针麻
C. 局麻　　D. 肋间神经阻滞
E. 气管插管全麻

60. 其麻醉诱导不宜
A. 诱导药减量　　B. 慢诱导
C. 快诱导　　D. 压迫伤口
E. 快速输血

61. 发现麻醉后血压为 0 时，下列处理措施错误的是
A. 放弃麻醉
B. 快速输血输液
C. 静脉注射多巴胺或去氧肾上腺素
D. 持续机械通气，保证供氧
E. 头部使用冰帽，降低脑代谢

（62 ~ 65 题共用题干）

患儿，女。诊断为动脉导管未闭，拟在全麻下行导管结扎术。入手术室后婴儿哭闹不止，监测体温为 34.5℃。

62. 首先应采用的方法是
A. 使用镇静剂　　B. 立即保温
C. 开始诱导　　D. 面罩给养
E. 继续其他操作

63. 体温下降的非主要生理因素为
A. 低氧血症
B. 体温调节中枢发育不完善
C. 代谢率较高
D. 体表脂肪绝缘性差
E. 体表面积与体容积比大

64. 麻醉用药应首先考虑
A. 大量减少用药量　　B. 常规用药
C. 增加用药量　　D. 适量减少
E. 停止用药

65. 此时如按常规诱导麻醉最容易引起
A. 低血糖　　B. 低血压
C. 低血氧　　D. 心率减慢
E. 心律失常

四、案例分析题：每道案例分析题至少 3 ~ 12 问。每问的备选答案至少 6 个，最多 12 个，正确答案及错误答案的个数不定。考生每选对一个正确答案给 1 个得分点，选错一个扣 1 个得分点，直至扣至本问得分为 0，即不含得负分。案例分析题的答题过程是不可逆的，即进入下一问后不能再返回修改所有前面的答案。

（66 ~ 69 题共用题干）

患者，女，37 岁。主诉：头晕 3 年，加重 1 周。现病史：患者 3 年前无诱因出

现头晕，无头痛和肢体瘫痪，测血压 160/90mmHg，间断服用心痛定降压，血压控制不详（不常测血压）。近月改为口服氢氯噻嗪 1 片，依那普利 10mg/d，寿比山 2.5mg/d，3 次/日。仍有头晕，同时自觉乏力，为求进一步治疗遂来院救诊。无胸痛，无发热，无活动时气短，无呕吐及腹泻。既往史：阴性。家族史：阴性。查体：T 36℃，P 76 次/分，R 18 次/分，BP 190/140mmHg，神清，自主体位，双肺呼吸音清，心界不大，心率 76 次/分，律不齐，偶可闻及早搏，无杂音。腹部查体无异常。心电图：窦性节律，偶发室早。血常规、尿常规、肝功能、血糖、血脂正常。

66. 根据患者目前的情况，可能的诊断为
   A. 高血压心脏病
   B. 原发性急进型高血压
   C. 继发性高血压
   D. 高血压脑病
   E. 高血压危象
   F. 肾性高血压

67. [提示：患者入院后出现偏瘫，CT、MRI 证实为脑出血，拟行急诊钻孔引流] 术中作用时间短暂，通过微泵易于调控的降压药物是
   A. 硝普钠　　B. 地尔硫䓬
   C. 硝酸甘油　　D. 尼群地平
   E. 美托洛尔　　F. 压宁定

68. [提示：钾 2.9mmol/L，钠 146mmol/L，氯 104mmol/L，肌酐 88μmol/L。双肾及肾上腺彩超未见异常] 出现低钾的原因首先应考虑
   A. 皮质醇增多症
   B. 原发性醛固酮增多症
   C. 长期服用利尿剂
   D. 继发于慢性肾炎的高血压
   E. 嗜铬细胞瘤
   F. 由慢性肾衰所致

69. 如患者低钾的原因是长期服用利尿剂，此时应给予的处理是
   A. 增加镁的摄入
   B. 减少蛋白质的摄入
   C. 增加钠的摄入
   D. 给予口服、静脉或肌肉注射补钾剂
   E. 增加水的摄入
   F. 调整利尿药的剂量或种类

（70～73 题共用题干）

患儿，男，5 岁，体重为 15kg。因复发性喉乳头状瘤，喉狭窄，Ⅱ度呼吸困难急诊入院。患者既往曾行 20 余次喉乳头状瘤切除术，声门及声门下瘢痕狭窄。拟急诊行支撑喉镜下喉乳头状瘤切除术。

70. 除常规检查外，术前评估还应包括
   A. 频闪喉镜检查
   B. 颈部 CT 检查
   C. 肺功能检查
   D. 既往手术视频资料
   E. 夜间睡眠状态
   F. 术前心理状态评估

71. 颈部 CT 示声门下瘢痕狭窄，最窄部位的气管内直径仅为 5mm。应选用气管导管的型号和类型为
   A. ID4.0 可弯加强型气管导管
   B. ID3.5 硬质气管导管
   C. ID3.5 可弯加强型气管导管
   D. ID4.0 硬质气管导管
   E. ID4.5 可弯加强型气管导管
   F. ID4.5 硬质气管导管

72. 术中采用气道激光行气管内肿瘤切除时，下列麻醉方法可行的是
   A. 清醒镇静下手术
   B. 全凭静脉麻醉，手术时呼吸暂停
   C. 全吸入麻醉，保留自主呼吸
   D. 使用带套囊的气管导管，激光操作

时拔管

E. 全凭静脉麻醉，喷射通气

F. 吸入40%氧和空气混合气体

73. 对患儿行气道内肿瘤切除时，若出现持续性低氧血症，应采取的急救措施为

A. 无论患儿的血氧情况如何，都先充分吸痰再插管

B. 气管内插管，加压膨肺

C. 吸入高流量纯氧

D. 面罩加压给氧

E. 气管镜检查，查看是否有肿瘤掉入主支气管

F. 听诊双肺呼吸音是否正常对称

（74～78题共用题干）

患者，女，51岁。因急性阑尾炎急诊入院。患者伴有甲状腺功能减退5年，口服甲状腺素片治疗。查体：神志清，表情淡漠，肢端肥大，无黏液性水肿等情况。拟行阑尾切除术。

74. 该患者术前应完善的检查有

A. 胸部X线片

B. 肝功能、肾功能检查

C. 心电图检查

D. 血常规

E. 电解质

F. 肺功能检查

G. 甲状腺功能检查

75. 患者的术前准备包括

A. 停用甲状腺素片 B. 纠正低血糖

C. 抗感染治疗 D. 补充血容量

E. 胃管插管 F. 保暖

76. 该患者拟行阑尾切除术，下列有关麻醉管理的叙述，正确的是

A. 如采用全身麻醉，可进行快诱导

B. 宜采用气管插管全身麻醉

C. 宜采用椎管内麻醉

D. 麻醉维持用药适当减量

E. 除了常规监测项目外，还需要监测血糖、血气、中心静脉压

F. 麻醉深度要过浅

77. 术后患者食欲差，少量进食后恶心、呕吐明显，考虑胃肠道功能未恢复，给予补液、对症治疗后症状进一步加重，术后第3天患者出现极度疲倦、乏力、嗜睡，并有下肢水肿、四肢肌肉松弛，血压：70/50mmHg，心率：49次/分，心音减低，脉搏细弱。该患者最可能发生了

A. 感染性休克

B. 低血容量性休克

C. 低血糖昏迷

D. 术后认知功能障碍

E. 黏液性水肿昏迷

F. 心源性休克

78. 对患者进行血电解质检查：钾3.5mmol/L，钠128mmol/L，氯85mmol/L。甲状腺功能五项检查：FT_3 0.55pmol/L，FT_4 2.92pmol/L，T_3 0.4nmol/L，T_4 7.40nmol/L，TSH 12.0mIU/ml。该患者宜采取的治疗措施为

A. 氢化可的松静脉滴注

B. 左甲状腺素静脉滴注

C. 含有葡萄糖的氯化钠静脉滴注

D. 保温

E. 必要时行机械通气

F. 加大抗生素用量

（79～82题共用题干）

患者，女，26岁，孕1产0。因孕38周，胎儿脐膨出入院。患者在孕6个月时，彩超提示胎儿先天性脐膨出。孕9个月时，复查彩超提示胎儿脐部有一直径约50mm的包块向外突出，包块内可见肠管回声。

拟行胎盘支持下产时胎儿手术。

79. 该患者在进行全身麻醉后，术中管理需要注意哪些问题
   A. 在胎盘支持下的胎儿手术不必在胎头暴露后，胎儿手术开始前行气管插管
   B. 子宫切开时，需要3倍MAC（最低肺泡有效浓度）来维持较深的子宫松弛
   C. 静脉注射硝酸甘油也可用于长时间的子宫松弛
   D. 使用高浓度的挥发性麻醉剂，通常需要血管收缩剂来维持子宫胎盘血流
   E. 吸入性麻醉药对子宫平滑肌的松弛作用呈剂量依赖性，停用后子宫收缩力很快恢复
   F. 手术结束娩出胎儿后，母体必须立即停止宫缩抑制剂并改为强效宫缩剂

80. 宫外产时治疗（EXIT）与剖宫产在麻醉管理上的区别是
   A. EXIT至少需要两名麻醉医师，一名负责母亲的麻醉管理，一名负责胎儿的麻醉管理
   B. 剖宫产中尽可能不降低子宫收缩力，EXIT尽可能降低子宫收缩力
   C. 剖宫产麻醉平面尽量低，EXIT尽量采取深麻醉
   D. 剖宫产首选椎管内麻醉，EXIT首选全身麻醉
   E. EXIT需向宫腔持续灌注温暖的液体
   F. EXIT需在即将手术前精确评估胎儿体重

81. 行EXIT期间有关胎儿麻醉的叙述，不正确的有
   A. 在胎儿手术中，胎儿监护的目的主要是避免脐带受压引起胎儿窒息，以及预防胎儿缺氧、低温
   B. 胎儿的主要给药方式为静脉注射（外周静脉或脐静脉）和肌内注射
   C. 常为胎儿注射阿片类药物和肌松剂以弥补来自母体胎盘的麻醉药物的不足
   D. 单纯胎盘途径给药即可满足胎儿手术的麻醉
   E. 胎儿注射镇静镇痛药物后，应密切监测胎心率和血氧的变化，直到药物完全代谢
   F. 胎儿缺乏伤害性感受，对疼痛刺激的应激反应弱，无须补充胎儿麻醉

82. 在胎儿手术过程中，如胎心率为95次/分，下列说法及处理措施正确的是
   A. 心动过缓通常表明胎儿缺氧
   B. 必要时可以直接向胎儿给予抢救药物
   C. 提高母体吸入氧浓度
   D. 松弛子宫，增加子宫血流
   E. 给予麻黄碱或去氧肾上腺素提升母体血压
   F. 胎儿血容量小，不必输血

（83～86题共用题干）

患儿，男，足月顺产第1胎，体重3.0kg。因生后无肛门5小时入院。查体：高位肛门直肠闭锁，体温35.8℃，腹胀明显，无尿便，手足发绀、皮温低。经抢救台复温后手足发绀缓解。急诊腹部X线检查定位直肠盲端距离肛穴4.7cm，逆行尿道造影示无尿道瘘，拟于全身麻醉下行剖腹探查术。

83. 该患者术前访视应注意评估的内容有
   A. 脱水程度
   B. 意识状态
   C. 术前有无贫血、电解质紊乱

D. 有无反流误吸的风险
E. 术前进行血气分析以评估患者的缺氧状态
F. 应激是否引发高血糖

84. 关于该患儿的麻醉用药，说法错误的是
A. 可选用阿曲库铵
B. 可选用依托咪酯，以减轻对血流动力学的影响
C. 避免吸入 N_2O，以免引起肠腔扩张
D. 可选用异氟烷吸入诱导
E. 可选用琥珀胆碱诱导插管
F. 术后不能肌松拮抗

85. 该患儿全身麻醉后，下列关于术中维持需要注意的问题，不正确的是
A. 注意监测体温及保温
B. 桡动脉穿刺测压，实时监测即时血压，便于随时监测血红蛋白、电解质和血气分析
C. 密切监测患儿的呼吸情况
D. 监测尿量变化
E. 如患儿血红蛋白 <90g/L，无需输血治疗
F. 维持尿量 >2ml/（kg·h）

86. 手术顺利完成后，该患儿须具备的拔管指征是
A. 有自主的肢体活动
B. 患儿已清醒
C. 麻醉药作用已基本消退，无肌松药、麻醉性镇痛药的残余作用
D. 循环功能稳定
E. 体温正常
F. 咳嗽、吞咽反射已恢复正常

（87～90 题共用题干）

患者，男，76 岁。身高 170cm，体重 100kg。既往有高血压病史 20 余年，慢性阻塞性肺疾病（COPD）20 余年，吸烟史 30 余年（已戒烟 5 年）。因右肺上叶占位，拟在全身麻醉下行胸腔镜右肺上叶切除术。

87. 关于该患者术后疼痛特点的描述，下列正确的是
A. 为中至重度疼痛
B. 肋间神经损伤可加重切口疼痛
C. 伤口缝合方式与术后疼痛无关
D. 咳嗽会加重疼痛
E. 引流管刺激可导致右肩部疼痛
F. 疼痛持续 48～72 小时

88. 关于该患者实施术后镇痛治疗必要性的描述，下列正确的是
A. 患者术前伴有 COPD，术后易出现肺部并发症
B. 患者肥胖，术后易出现肺部并发症
C. 疼痛导致患者不敢咳嗽
D. 疼痛导致患者不敢深呼吸
E. 患者可发生低氧血症
F. 有效的术后镇痛可避免术后再次气管插管

89. 关于该患者术后镇痛方案的描述，下列正确的是
A. 采用多模式镇痛
B. 术毕给予氟比洛芬酯注射液 100mg 静脉滴注
C. 肋间神经阻滞
D. 椎旁间隙阻滞
E. 缝合切口时应避开肋间神经
F. 给予静脉镇痛泵

90. 患者术后采用的镇痛方法是单次椎旁间隙阻滞镇痛 + 单次 NSAID 类药物 + PCA 镇痛泵（羟考酮 0.5mg/ml，PCA 2ml，锁定时间为 8 分钟）。第 1 天护士在镇痛随访时发现患者 Ramsay 评分为Ⅳ级，呼吸频率为 6 次/分，下列处理方法正确的是
A. 通知麻醉医师

B. 停用镇痛泵
C. 监测生命体征
D. 吸氧
E. 纳洛酮0.4mg静脉推注
F. 体格检查，进行中枢性疾病的鉴别诊断

（91～95题共用题干）

患者，女，81岁，身高161cm，体重52kg。既往有冠心病病史12年，糖尿病病史16年。因突发腹痛、腹胀、呕吐伴停止排气排便17小时入院，诊断为腹痛，急性肠梗阻，肠系膜血管栓塞，疑肠坏死。拟急诊行剖腹探查备肠切除。入室后血压为72/39mmHg，心率为118次/分。

91. 患者拟行快速顺序诱导插管，在插管时体位宜采用
A. 平卧位　　B. 头低位
C. 头高位　　D. 左侧卧位
E. 右侧卧位　　F. 头高斜坡位

92. 患者行快速顺序诱导插管，下列关于Sillick手法，不正确的是
A. 在环状软骨处施加压力以闭合食管下段，从而能防止胃内容物反流到咽部
B. 如面罩通气困难时，可松开环状软骨加压
C. 当意识消失后环状软骨处施加压力30N（牛顿）
D. 如患者出现活动性呕吐，需持续加压，防止误吸
E. 饱胃者，气管插管完成直到套囊充气且用听诊和二氧化碳监测仪确定插管位置正确后才可停止环状软骨压迫
F. 为避免患者不适，患者意识消失后才开始环状软骨压迫

93. 关于该患者的麻醉管理措施，正确的有
A. 有创动脉压监测
B. 中心静脉压监测
C. 血气分析
D. 诱导前经胸超声心动图检查
E. 术前已胃肠减压，诱导前无须再行胃管吸引
F. 适量输血补液

94. 如手术结束时 SpO_2 为90%，血压为137/85mmHg，心率为82次/分，则可能的原因是
A. 肌肉松弛药的残余作用导致通气不足
B. 腹胀影响膈肌运动，导致低通气量
C. 误吸
D. 伤口疼痛导致通气不足
E. 静脉麻醉药代谢不全导致通气不足
F. 吸入麻醉药的残余作用

95. 如手术结束时 SpO_2 为90%的原因是误吸，可采取的处理包括
A. 根据血气分析结果调节吸氧浓度和通气量，保持 PaO_2 和 $PaCO_2$ 在正常范围内
B. 保持通气良好
C. 保留患者的气管导管
D. 必要时使用PEEP
E. 常规使用抗生素预防感染
F. 胸部X线检查

（96～100题共用题干）

患者，女，45岁。因阵发性心悸、头痛、出汗入院。查体：神清合作，心率为90次/分，血压为160/90mmHg，呼吸为16次/分，双肺及心脏听诊无异常。辅助检查：肾上腺增强CT显示右侧肾上腺区占位；尿去甲肾上腺素719.95μg/24h，尿肾上腺素84.88μg/24h，尿多巴胺467.36μg/24h；血常规、凝血功能和生化

检查无异常。诊断为右肾上腺肿物、嗜铬细胞瘤。拟全麻下行腹腔镜下右侧肾上腺肿物切除术。

96. 二氧化碳气腹对机体血流动力学的影响为
    A. 肝血流量降低
    B. 中心静脉压升高
    C. 心输出量增加
    D. 心脏舒张障碍
    E. 肾血流量降低
    F. 平均动脉压降低
    G. 血浆肾素血管紧张素分泌增加

97. 该患者围术期管理的基本原则是
    A. 用肾上腺素受体拮抗剂做术前准备
    B. 加强围术期血流动力学监测
    C. 术前给予苯巴比妥和阿托品
    D. 麻醉诱导力求平稳
    E. 术中限制液体输注，避免出现左心衰竭和肺水肿
    F. 积极补充血容量
    G. 防止发生缺氧和二氧化碳蓄积
    H. 维持正常的血糖水平

98. 对于该患者的麻醉诱导和维持，应尽量避免应用
    A. 芬太尼
    B. 吗啡
    C. 丙泊酚
    D. 七氟烷
    E. 地氟烷
    F. 阿曲库铵
    G. 维库溴铵
    H. 氟哌利多

99. 在术中探查肿瘤时，患者血压突然升到240/140mmHg，心率达到130次/分，$P_{ET}CO_2$38mmHg，此时恰当的处理是
    A. 增加潮气量和呼吸频率
    B. 静脉注射酚妥拉明
    C. 静脉注射毛花苷丙
    D. 静脉注射艾司洛尔
    E. 立即停止手术操作
    F. 血气分析

100. 肿瘤切除用时2小时，切下来后，患者血压突然降到50/24mmHg，心率降到46次/分。此时恰当的处理是
    A. 补充糖皮质激素
    B. 泵注去甲肾上腺素
    C. 快速补液
    D. 积极补充红细胞及血浆
    E. 静脉注射阿托品
    F. 进行血气分析
    G. 减浅麻醉

全真模拟试卷（六）

一、单选题：每道试题由 1 个题干和 5 个备选答案组成，题干在前，选项在后。选项 A、B、C、D、E 中只有 1 个为正确答案，其余均为干扰选项。

1. 决定心排出量的两个主要因素是
   A. 心率和每搏量
   B. 呼吸方式和心率
   C. 回心血量和每搏量
   D. 周围组织需氧量和回心血量
   E. 血容量和外周血管阻力

2. 关于气道闭合，下列叙述错误的是
   A. 气道闭合主要发生在肺下部
   B. 老年人在肺容量较高时较早发生气道闭合
   C. 任何相对减少功能余气量（FRC）或相对增加闭合容量的措施均易引起肺不张
   D. 当闭合气量小于潮气量时，平静呼吸过程中气道即闭合
   E. 当肺容量减少至 FRC 时，0.5 ~ 0.9mm 小气道趋于闭合

3. 神经细胞静息电位形成的机制是
   A. 钾离子的平衡电位
   B. 钙离子的平衡电位
   C. 钠离子的平衡电位
   D. 氯离子的平衡电位
   E. 镁、钾、钠离子的平衡电位

4. 关于 P_{50} 的叙述，错误的是
   A. 氧解离曲线右移时 P_{50} 增大
   B. 多次输入库存血时 P_{50} 降低
   C. pH 升高时 P_{50} 降低
   D. 温度增高使 P_{50} 降低
   E. P_{50} 增大时氧与血红蛋白的结合力减弱

5. 关于冠脉循环的解剖生理特点，下列叙述错误的是
   A. 毛细血管丰富，与心肌纤维数的比例为 1∶1
   B. 各冠状动脉之间有吻合支存在
   C. 心室腔内存在腔血管
   D. 心肌血流分布均匀
   E. 当心肌活动加强、冠脉达到最大舒张状态时，冠脉血流量可增加至 300 ~ 400ml/（100g · min）

6. 解救苯巴比妥中毒时，能够促使苯巴比妥快速排泄的是
   A. 碱化尿液，解离度减小，增加肾小管再吸收
   B. 酸化尿液，解离度增加，减少肾小管再吸收
   C. 酸化尿液，解离度增加，增加肾小管再吸收
   D. 碱化尿液，解离度减小，减少肾小管再吸收
   E. 碱化尿液，解离度增加，减少肾小管再吸收

7. 关于肌松药作用的叙述，正确的是
   A. 有镇静作用，无镇痛作用
   B. 有镇静作用，有镇痛作用
   C. 无镇静作用，无镇痛作用
   D. 无镇静作用，有镇痛作用
   E. 镇静作用弱

8. 关于芬太尼与阿芬太尼的叙述，下列错误的是
   A. 芬太尼的脂溶性高

B. 芬太尼及其衍生物几乎无组胺释放作用
C. 阿芬太尼比芬太尼作用时间长
D. 单次静脉注射芬太尼时作用持续时间短暂
E. 芬太尼及其衍生物在胃壁、肺组织分布多

9. 普鲁卡因在体内的消除方式是
A. 被假性胆碱酯酶水解
B. 重新分布于脂肪
C. 在肝氧化分解
D. 以原形从肾排出
E. 被单胺氧化酶代谢

10. 关于局麻药的变态反应，下列叙述正确的是
A. 真正的变态反应是罕见的
B. 皮内试验的假阳性反应较少
C. 同类型的局麻药并不出现交叉性变态反应
D. 对于疑有变态反应的患者，可以不用局麻药
E. 酰胺类局麻药引起的变态反应远比酯类多见

11. 麻醉恢复期与麻醉有关的通气不足的最安全处理方法是
A. 纳洛酮拮抗　B. 继续机械通气
C. 氟马西尼拮抗　D. 新斯的明拮抗
E. 早期充分镇痛

12. 行椎管内麻醉时，术前用阿托品的目的是
A. 预防呕吐
B. 减少胃肠道腺体分泌
C. 减弱迷走神经反射
D. 减轻内脏牵涉痛
E. 镇静

13. 关于静脉全身麻醉，下列叙述错误的是
A. 患者依从性好
B. 最大的优点就是无手术室污染且可控性好
C. 多数静脉全麻药经过一次臂脑循环时间即可发挥麻醉效应
D. 静脉全身麻醉主要采用复合给药的方法
E. 单一药物无法达到理想的麻醉状态

14. 对二尖瓣关闭不全的患者行麻醉处理时，错误的处理措施是
A. 应用具有血管扩张作用的麻醉药
B. 避免酸中毒
C. 保持较慢心率
D. 避免应用氧化亚氮
E. 利用硝普钠降低后负荷

15. 在下列所给的手术麻醉药物中，抑制子宫收缩作用最强的是
A. 七氟烷　B. 羟丁酸钠
C. 氧化亚氮　D. 氯胺酮
E. 异氟烷

16. 合并支气管哮喘的成年患者进行全麻醉诱导时，首选的全麻药为
A. 咪达唑仑　B. 氯胺酮
C. 异氟烷　D. 硫喷妥钠
E. 依托咪酯

17. 围术期液体治疗的最终目的是
A. 补充丢失或转移的细胞外液
B. 保证组织灌注和代谢对氧的需求
C. 供应机体不显性失水
D. 纠正电解质和酸碱失衡
E. 保证患者尿量达到0.5～1.0ml/(kg·h)

18. 在血气分析中，血氧分压（PO_2）是指
A. 血液中与血红蛋白结合氧所产生的张力

B. 肺泡气中氧产生的张力
C. 血液中与白蛋白结合氧所产生的张力
D. 血液中物理溶解氧所产生的张力
E. 血中氧的压力与肺泡氧压力之间的差值

19. 成人麻醉面罩中的无效腔容量约为
A. 30ml　B. 50ml
C. 200ml　D. 500ml
E. 1000ml

20. 下列关于局麻药的叙述，不正确的是
A. 局麻药的作用是暂时的
B. 可使动作电位降低，传导减慢
C. 只能抑制感觉神经纤维
D. 阻滞细胞膜钠离子通道
E. 敏感性与神经纤维的直径成反比

21. 患者，男，25 岁，体重为 100kg。因 30 分钟前在火灾中吸入烟雾而被消防队员推入急诊室，腹部、胸部和大腿Ⅲ度烧伤。对该患者行快速气管插管时最佳的肌松药是
A. 罗库溴铵
B. 先给予 1mg 维库溴铵，2~4 分钟后给予 9mg 维库溴铵
C. 静脉注射 2mg 维库溴铵后给予琥珀胆碱
D. 琥珀胆碱
E. 地西泮

22. 足月孕产妇，28 岁，体重为 66kg，采用硬膜外阻滞行分娩镇痛术，硬膜外注入 0.125% 罗哌卡因 15ml，内含芬太尼 0.05mg，分娩镇痛佳，顺产一女婴，Apgar 评分为 10 分。产后患者出现尿潴留，可能与其有关的是
A. 芬太尼　B. 硬膜外阻滞
C. 罗哌卡因　D. 药物过敏
E. 顺产

23. 患者，女，53 岁。既往身体健康。于全身麻醉下行脑膜瘤切除术，评估肌松剂无残余后在深麻醉下拔除气管导管后，出现嗜睡，动脉血二氧化碳分压持续 > 60mmHg，下列处理最恰当的是
A. 鼻导管吸氧
B. 储氧面罩吸氧
C. 置入口咽通气道
D. 置入喉罩行机械通气
E. 气管切开行机械通气

24. 患儿，男，3 岁。体重为 15kg，诊断为扁桃体肿大，在全麻下行扁桃体摘除术。术后苏醒期对该患儿的处理不妥的是
A. 气道保护性反射完成恢复才可拔除气管导管
B. 拔管前充分吸引咽部血液和分泌物
C. 拔管前应充分给氧
D. 拔管后应取平卧头低位
E. 拔管后注意观察有无术后出血

25. 患者，男，71 岁。反复咳嗽、咳痰 20 余年，每年秋冬季发作超过 3 个月，因感冒后急性复发入院，予以氧疗。下列吸氧浓度不妥的是
A. 24%　B. 27%
C. 30%　D. 33%
E. 45%

二、多选题：每道试题由 1 个题干和 5 个备选答案组成，题干在前，选项在后。选项 A、B、C、D、E 中至少有 2 个正确答案。

26. 药物经胎盘转运至胎儿的主要影响因素包括
A. 弥散速度与胎盘膜两侧的物质浓度差呈反比
B. 分子量小通过量多

C. 脂溶性高的药物通过量多
D. 与胎盘的血流量、交换面积呈反比
E. 电离度强的药物难通过胎盘

27. 关于血液凝固的叙述，正确的是
A. 参与血液凝固的十二个因子都是由肝脏合成的
B. 血小板因子Ⅲ是血液凝固不可缺少的
C. Ⅱ、Ⅶ、Ⅸ、Ⅹ因子是维生素 K 依赖因子
D. Ⅻ因子是血液凝固的始动因子
E. 参与血液凝固的十二个因子都是蛋白质

28. 关于地高辛，下列叙述正确的是
A. 口服吸收率差异大
B. 有负性频率作用
C. 有正性肌力作用
D. 有阻 Ca^{2+} 内流作用
E. 安全范围小

29. 关于吗啡与哌替啶的药理作用，下列叙述正确的是
A. 吗啡的镇痛作用较哌替啶强
B. 两药均可提高平滑肌及括约肌张力
C. 两药都可激动中枢阿片受体
D. 分娩止痛可用哌替啶，而不能用吗啡
E. 吗啡的成瘾性比哌替啶强

30. 高压氧治疗的常见并发症包括
A. 氧中毒　　B. 气压伤
C. 气胸　　D. 癫痫
E. 减压病

31. 全身麻醉后中枢性呼吸抑制的常见原因有
A. 吸入麻醉药的残余作用
B. 颅内病变
C. 神经肌肉疾病
D. 电解质紊乱
E. 低体温

32. 呼吸衰竭的治疗原则包括
A. 合理氧疗和增加通气量，纠正二氧化碳潴留，必要时行机械通气
B. 建立通畅气道
C. 病因治疗
D. 纠正酸碱平衡失调和电解质紊乱
E. 抗感染治疗

33. 下列哪些病症可导致心力衰竭
A. 冠心病　　B. 病毒性心肌炎
C. 严重脓毒症　　D. 胰腺炎
E. 胸部外伤

34. 目前抗休克治疗中缩血管药物的使用原则是
A. 用于休克进展期血压降低不明显者
B. 血压过低经补液仍不能纠正时，暂时使用
C. 用于低阻力型心源性休克
D. 用于低动力型感染性休克
E. 用于过敏性休克和神经源性休克

35. 关于二度Ⅰ型房室传导阻滞，下列说法正确的是
A. P－R 间期 >0.20 秒
B. P－R 间期进行性延长，直到一个 P 波受阻不能下传
C. 相邻 R－R 间期进行性缩短，直到一个 P 波不能下传心室
D. 包含受阻 P 波在内的 R－R 间期 < 正常窦性 P－P 间期的两倍
E. 心房冲动传导突然阻滞，P－R 间期恒定不变

36. 射频消融（RFCA）的适应证有
A. 心房颤动
B. 心房扑动
C. 室上性心动过速

D. 功能性室性期前收缩
E. 特发性室速

37. 气管内插管的优点包括
A. 长时间维持气道开放
B. 便于清理呼吸道内分泌物
C. 可进行高浓度的氧供及潮气量可调节的通气
D. 提供可备选的药物输入途径
E. 避免误吸

38. 患者出现以下一种或者同时具备几种临床表现时可作为血培养的重要指征
A. 发热（≥38℃）或低温（≤36℃），寒战
B. 白细胞增多（$>10.0\times10^9/L$，尤其有“核左移”时），粒细胞减少（$<1.0\times10^9/L$）
C. 血小板减少，皮肤、黏膜出血
D. 昏迷
E. 多器官衰竭

39. 评估疼痛急性期最常用的指标有
A. 红细胞沉降率　　B. C－反应蛋白
C. 血常规　　D. 葡萄糖
E. 血清蛋白

40. 椎管内术后镇痛可用的药物有
A. 吗啡　　B. 芬太尼
C. 局麻药　　D. 地西泮
E. 水杨酸钠

41. 骨转移性疼痛的治疗方法有
A. 双膦酸盐类药物
B. 放射治疗
C. 非甾体抗炎药
D. 阿片类止痛药
E. 固定术

42. 在对产妇实施可行走硬膜外无痛分娩期间，产妇出现了临床镇痛的早期并发症，其症状包括
A. 胎儿缺血、缺氧
B. 硬脊膜穿破后头痛
C. 恶心、呕吐
D. 局麻药过敏反应
E. 硬膜外血肿

43. 胸主动脉夹层动脉瘤动脉内膜撕裂部位通常位于
A. 升主动脉近心端
B. 降主动脉远端
C. 升主动脉远端
D. 无名动脉远端
E. 降主动脉胸段左锁骨下动脉开口处下方

44. 急腹症患者的特点包括
A. 一些急腹症易继发感染，引起休克
B. 往往与饮食相关
C. 发病急、病情重
D. 详细病史、既往史多不完全了解
E. 麻醉前准备时间短

45. 关于 CO_2 气栓治疗，下列措施正确的有
A. 停止充气　　B. 气腹放气
C. 吸入氧化亚氮　　D. 右侧卧位
E. 头高位

46. 容易并发动脉损伤的四肢骨折包括
A. 肱骨髁上骨折　　B. 股骨上段骨折
C. 胫骨上段骨折　　D. 肱骨中段骨折
E. 桡骨中段骨折

47. 在下列因素中，属于口腔、颌面和整形手术麻醉特点的是
A. 常需经鼻插管
B. 张口困难
C. 面颊部缺损
D. 术中多需完善的麻醉和良好的肌肉松弛
E. 麻醉多需远距离操作

48. 妇科腹腔镜手术可用于
A. 良性卵巢囊肿
B. 子宫内膜异位症
C. 异位妊娠
D. 卵巢恶性肿瘤
E. 子宫内膜癌

三、共用题干单选题：以叙述1个以单一患者或家庭为中心的临床情景，提出2~6个相互独立的问题，问题可随病情的发展逐步增加部分新信息，每个问题只有1个正确答案，以考查临床综合能力。答题过程是不可逆的，即进入下一问后不能再返回修改所有前面的答案。

（49~50题共用题干）

患者，女，27岁，孕足月。无特殊既往史和孕产史。

49. 拟行分娩镇痛，最适合的局部麻醉药是
A. 利多卡因　　B. 丁卡因
C. 布比卡因　　D. 罗哌卡因
E. 普鲁卡因

50. 应用该局部麻醉药时，不宜采用的浓度为
A. 0.08%　　B. 0.1%
C. 0.15%　　D. 0.2%
E. 0.3%

（51~54题共用题干）

患者，女，46岁。诊断为左股骨骨折，拟在硬膜外阻滞下行股骨内固定术。术中出血较多，血压下降至80/60mmHg，脉搏为126次/分，除加快输液外，输同型血400ml。在输血过程中，该患者血压继续下降，脉搏增快至160次/分，并且颈面部出现大片潮红。

51. 该患者首先考虑的可能原因是
A. 非溶血性输血反应
B. 急性溶血反应
C. 变态反应
D. 污染血反应
E. 输血导致的免疫抑制

52. 对于该患者，应当采取的措施是
A. 改输洗涤红细胞
B. 应用强心药
C. 加快输血
D. 应用升压药
E. 滴注碳酸氢钠

53. 该患者术中出现心动过缓的原因最可能是
A. 缺氧　　B. 局麻药中毒
C. 胆-心反射　　D. 麻醉平面过高
E. 镇静过度

54. 该患者静脉注射阿托品0.5mg后，心率仍继续下降，此时的措施是
A. 静脉注射麻黄碱10mg
B. 行气管插管全身麻醉
C. 提高吸入氧浓度
D. 静脉注射阿托品0.25mg
E. 静脉注射麻黄碱30mg

（55~56题共用题干）

患者，男，66岁。患高血压、冠心病病史10年。因肺癌行纵隔镜检查，术中患者突然出现烦躁、呼吸困难、大汗。

55. 该患者适用于哪种麻醉
A. 非气管插管静脉复合麻醉
B. 局麻+镇痛强化
C. 局麻
D. 非气管插管亚全麻+局麻
E. 气管插管全麻

56. 术中突然出现上述症状的原因最可能是
A. 患者紧张、疼痛
B. 喉返神经损伤
C. 气胸

D. 纵隔大出血

E. 肿瘤脱离或破裂

（57～61 题共用题干）

患者，男，73 岁，65kg。诊断为前列腺增生，拟择期在硬膜外麻醉下行经尿道前列腺切除术（TURP）。患者有长期服用硝苯地平缓释片控制高血压的经历

57. 关于患者的术前准备，下列不妥的是

A. 血常规检查

B. 凝血功能检查

C. 血气分析

D. 术前一天停用硝苯地平缓释片

E. 禁食 6～8 小时

58. 硬膜外麻醉常选择的穿刺间隙是

A. T_{12}～L_1，向尾侧置管

B. $L_{1～2}$，向头侧置管

C. $L_{2～3}$，向尾侧置管

D. $L_{4～5}$，向尾侧置管

E. L_5～S_1，向头侧置管

59. 麻醉阻滞平面不应高于

A. T_4　　B. T_6

C. T_9　　D. T_{12}

E. L_1

60. 手术历时 120 分钟，分别输注胶体液、乳酸林格液、冲洗液 500ml、500ml、2000ml。术毕患者由截石位摆为平卧位时开始出现神志不清、烦躁不安，监护仪不能监测血压和血氧饱和度，其心率为 125 次/分，应考虑为

A. 脑血管意外　　B. TURP 综合征

C. 心肌梗死　　D. 出血

E. 膀胱穿孔

61. 行快速确诊时需要进行以下哪项检查

A. 电解质检查　　B. 心脏彩超

C. ECG　　D. 血常规检查

E. CT

（62～65 题共用题干）

患者，男，49 岁，75kg。患有慢性乙型肝炎 20 余年，因肝硬化门脉高压，拟行肝移植手术。患者目前有明显腹水，食管静脉曲张和尿少。凝血功能差，血小板减少。ALT 78IU/L，AST 72IU/L，TP 55g/L，ALB 24g/L，TBIL 34.1μmol/L，Hb 90g/L，PLT 4.5×10^9/L，PT 18s，APTT 54。3 小时前患者进食一杯牛奶。

62. 该患者选用哪种麻醉方式较为合适

A. 全凭静脉麻醉

B. 静吸复合麻醉

C. 全凭静脉麻醉 + 硬膜外麻醉

D. 静吸复合麻醉 + 硬膜外麻醉

E. 硬膜外阻滞麻醉

63. 患者可能表现出

A. 高动力循环状态和体循环阻力降低

B. 低动力循环状态和体循环阻力升高

C. 低动力循环状态和体循环阻力降低

D. 高动力循环状态和体循环阻力升高

E. 正常体循环阻力

64. 关于麻醉诱导需要注意的问题，错误的是

A. 按空腹处理

B. 选择药物及用量时，应考虑到低蛋白及血容量减少

C. 最好行桡动脉穿刺置管，在连续动脉压监测下进行麻醉诱导

D. 如无困难气道，采用快速顺序诱导

E. 可表面麻醉清醒插管

65. 该患者应避免使用的药物是

A. 咪达唑仑　　B. 舒芬太尼

C. 异氟烷　　D. 七氟烷

E. 氟烷

四、案例分析题：每道案例分析题至少 3～12 问。每问的备选答案至少 6 个，最多 12 个，正确答案及错误答案的个

数不定。考生每选对一个正确答案给1个得分点，选错一个扣1个得分点，直至扣至本问得分为0，即不含得负分。案例分析题的答题过程是不可逆的，即进入下一问后不能再返回修改所有前面的答案。

（66～68题共用题干）

患者，男，75岁。因颈、右肩臂、手指麻痛3年，加重伴下肢无力2个月，以混合型颈椎病收住院，影像学检查发现颈椎管狭窄、椎间盘突出、相应神经根与脊髓受压明显。拟行颈椎前路椎间盘切除与脊柱融合内固定术。

66. 对该患者进行术前访视会诊，应当着重注意

A. 颈椎活动度与气管插管条件

B. 了解患者家族史和遗传病病史

C. 循环系统，尤其是有无高血压病、心肌缺血、脑供血障碍、心律失常与心功能不全等

D. 了解患者的呼吸功能，特别是有无近期急性呼吸道感染

E. 了解有无前列腺增生或膀胱结石

F. 了解患者有无肩周炎或腰腿痛病史

67. [提示：患者颈椎后伸极度受限；患高血压病22年，不规律服用降压药，血压控制不稳定，收缩压最高可达210mmHg，入院时血压195/115mmHg，房颤，心室率122次/分，心脏超声示左房内有可疑血栓，伴中度二尖瓣关闭不全，EF值53%；心功能Ⅲ级；有慢性支气管炎病史20年，近日患感冒，咳嗽、咳痰、气喘严重，呼吸功能的检测结果示重度阻塞性通气功能障碍；6个月前患脑梗，现已基本恢复；空腹血糖13.4mmol/L] 对于该患者，下列叙述正确的是

A. 暂缓手术，待血压控制至160/110mmHg、心室率100次/分以下时再考虑手术

B. 暂缓手术，积极治疗急性呼吸道感染，在病情稳定后再考虑手术

C. 该患者的ASA分级为Ⅱ级

D. 做血栓风险测定和分析，了解患者再次发生脑梗的风险，并采取针对性预防措施

E. 次日在快速诱导下气管插管全身麻醉下完成手术

F. 待血糖稳定在6.7mmol/L以下时再考虑手术

68. [提示：经过一段时间调整，患者血压保持在150/90mmHg左右；心室率控制在90次/分左右；EF值65%；心功能Ⅱ级；无咳嗽、咳痰现象2周，血气分析结果基本正常；屏气试验的时间为30s；颈部动脉多普勒提示动脉壁硬化改变，但无明显粥样斑块形成；空腹血糖7.84mmol/L左右] 下列叙述错误的是

A. 患者综合情况已经显著改善，可接受手术和麻醉

B. 手术当日停用降压药和降糖药

C. 使用阿曲库铵、瑞芬太尼、异丙酚或七氟醚等，以利患者术后迅速苏醒，尽早复查有无医源性神经损伤

D. 采用咪唑安定、异丙酚、芬太尼与罗库溴铵快速诱导，常规经口明视下气管插管

E. 术中应尽量减小血压和心率的波动，如循环稳定，可以不使用抗心律失常药物

F. 术中注意手术操作，有时可牵拉或压迫气管下段造成气道梗阻，术后拔管时应警惕血肿压迫气管导致气道梗阻

（69～72 题共用题干）

患者，男，28 岁，身高 175cm，体重 136kg。拟于全身麻醉下行腹腔镜胃减容术。

69. 对该患者进行术前评估和麻醉准备时，不正确的是
   A. 肥胖者的用药量需以理想体重或瘦体重为依据
   B. 肥胖者多存在困难气道，应准备困难气道车，包括环甲膜切开装置
   C. 不能按照实际体重进行给药，计算体重指数，计算体脂率
   D. 为避免反流误吸，术前可给予 H^+ 泵抑制剂
   E. 常规使用止涎剂阿托品或盐酸戊乙奎醚
   F. 对于紧张焦虑者，术前可适当给予安定镇静类药物

70. 关于该患者术中的肌肉松弛管理，以下说法正确的有
   A. 采用深度肌肉松弛的方法，降低腹内压，可以避免门静脉压过高
   B. 肌肉松弛药应达到腹部肌群充分麻痹（TOF＝0，PTC＜8）
   C. 可采用肌肉松弛监测，了解肌肉松弛程度
   D. 深度肌肉松弛对于该患者有益，可明显减少术后腹壁及肩部疼痛的发生率
   E. 使用大剂量、长效肌肉松弛药有利于保证深度肌肉松弛
   F. 对于腹腔镜手术者，手术结束后常规使用新斯的明拮抗

71. 患者在手术结束后带管回 PACU，由于患者明显体动、挣扎，充分吸痰后拔出气管内导管，因出现明显的舌后坠，放置口咽通气道缓解，考虑此时可能存在肌肉松弛药的残留，给予新斯的明进行拮抗。关于非去极化肌肉松弛药残留作用的拮抗，以下说法错误的有
   A. 非去极化肌肉松弛药的拮抗一般使用胆碱酯酶抑制剂
   B. 胆碱酯酶抑制剂的副作用为肠蠕动增强，分泌物增多，心率减慢、支气管痉挛等毒蕈碱样作用，应同时使用抗胆碱药物
   C. 为防止肥胖者术后肌肉松弛残留、呼吸抑制，缺氧，在手术结束时应立刻给予拮抗
   D. 拮抗肌肉松弛作用时新斯的明的剂量为 0.04～0.07mg/kg，起效时间为 2 分钟，作用持续时间为 2 小时
   E. 新斯的明的拮抗作用有封顶效应，不能无限增加剂量，否则可出现胆碱能危象
   F. 给予胆碱酯酶抑制剂拮抗肌肉松弛，防止残余肌肉松弛作用，可不必再行肌肉松弛监测
   G. 对于禁用胆碱酯酶抑制剂者，可选用甾类肌肉松弛药及环糊精

72. 对该患者施行术后镇痛的说法，正确的有
   A. 腹横筋膜阻滞或腹直肌鞘阻滞通常可取得理想镇痛效果，并缩短康复时间
   B. 必要时可采用静脉阿片类药物行 PCIA
   C. 不建议使用肌内注射镇痛药物
   D. 硬膜外镇痛可取得理想镇痛效果
   E. 推荐联合应用对呼吸抑制小的药物（如右美托咪定、对乙酰氨基酚）
   F. 阿片类药物使用时应按照全体重计算

（73～77题共用题干）

患者，男，28岁。因颅内动脉瘤拟行动脉瘤切除术。

73. 真性动脉瘤与假性动脉瘤的分类依据为

A. 病理与组织结构　B. 并发症
C. 表现　D. 病因
E. 发生部位　F. 发病年龄

74. 关于该患者的麻醉处理，不正确的是

A. 控制性降压
B. 避免术中呛咳
C. 预防动脉瘤破裂
D. 避免血管痉挛引起脑缺血
E. 使用过度通气
F. 维持动脉血二氧化碳分压在正常范围

75. 关于动脉瘤破裂的预防措施，下列说法不正确的是

A. 动脉瘤切除前应快速输注甘露醇
B. 避免过度通气
C. 避免插管时血压升高
D. 避免诱导时颅内压骤升
E. 避免诱导插管及术中呛咳或挣扎
F. 避免术中血压波动，宜维持在日常血压范围内

76. 术中控制性降压需要30分钟，平均动脉压最低不宜

A. <45mmHg　B. <50mmHg
C. <60mmHg　D. <75mmHg
E. <80mmHg　F. <85mmHg

77. 为防止因控制性降压可能造成的脑血管痉挛或梗死，在瘤切除后应采取的措施不包括

A. 过度通气
B. 将收缩压调至110mmHg以上
C. 血压过高（反射性脑血管痉挛）时给予乌拉地尔
D. 给予中分子羟乙基淀粉溶液、琥珀酰明胶补充血容量
E. 给予尼莫地平
F. 维持$P_{ET}CO_2$在正常范围

（78～81题共用题干）

患者，女，35岁。既往有哮喘史，主诉咳嗽、咳白黏痰，呼吸困难在活动后加重，拟行双全肺灌洗术。

78. 若对该患者进行术前评估，那么需要了解的信息有

A. 既往史、体格检查及实验室检查结果
B. 活动耐量
C. 气道评估有无困难插管
D. 术前有无可以继续优化的治疗（如抗炎、雾化吸入扩张支气管等）
E. 动脉血气分析及肺功能
F. 超声心动图检查有无瓣膜疾病

79. 进行全肺灌洗术时，除基本生命体征监护外，还可进行监测的内容有

A. 连续监测有创动脉压
B. 经食管超声心动图
C. 肺动脉导管
D. 体温监测
E. 床旁B超
F. 血气分析

80. 若术中出现低氧血症，有效的处理方法有

A. ECMO辅助
B. 吸引期肺动脉阻塞
C. 灌注期呼气末加PEEP
D. 吸引期呼气末加PEEP
E. 使用高氧灌洗液
F. 心肺转流术（CPB）辅助

81. 当灌洗结束后，发现吸出的液体明显少于灌入量，此时的处理方法为

A. 纤支镜检查各支气管并加强吸引

B. 予以利尿剂脱水
C. 床旁胸片复查
D. 继续呼吸机支持，延长拔管时间
E. 保温毯保温，防止低体温
F. 根据泄漏情况及时停止灌洗或增加吸引排水

（82～85 题共用题干）

患者，女，55 岁。反复活动后胸闷不适 10 年，诊断为扩张型心肌病，装有双腔起搏功能的植入型心律转复除颤器（ICD）3 年。新诊断出纵隔肿瘤，拟行纵隔肿瘤切除术。

82. 术前需要对 ICD 进行的评估包括
A. 辨别电极导线数量与类型
B. 明确患者的自主心率和节律，是否依赖起搏器
C. 明确发生器植入的适应证和植入时间
D. 明确发生器最后一次测试时间与电池状态，是否需要更换电池
E. 明确发生器是否需要程控重置
F. 必要时咨询专科医师

83. 该患者术前程控关闭了 ICD 的抗快速心律失常功能，术中需要准备的设备与药物有
A. 多功能监护仪
B. 抗心律失常药及升压药
C. 肾上腺素和阿托品等
D. 体外除颤仪
E. 临时起搏装置
F. 呼吸机

84. 若使用体外除颤电极，需要注意的是
A. 电极位置尽可能远离脉冲发生器和导线系统（至少 15cm）
B. 不能放弃标准化的复苏抢救
C. 极贴常选取的位置为前－后位
D. 如电极贴放位置不能远离脉冲发生器，就不应使用体外除颤电极
E. 电极要与发生器垂直
F. 根据手术部位，电极板也可选用尖－前位、尖－后位

85. 该患者手术结束后，需要做的处理有
A. 确保设备正常工作
B. 密切监护，持续监测心率和心律
C. 程控重置恢复设备的原先设置
D. 在确定设备正常工作前，另备起搏装置和体外除颤器
E. 尽早将患者送回病房
F. 无需特殊处理

（86～89 题共用题干）

患者，女，55 岁。因结肠癌肝转移拟行肝部分切除术。影像学检查：肝占位，腹腔积液，门静脉高压。入院常规检查未发现异常。

86. 对该患者行手术麻醉管理，需要重点关注的是
A. 大量失血
B. 围术期心肌缺血
C. 术后肝衰竭
D. 术后急性肾功能损伤
E. 术后脑梗死
F. 术后凝血异常

87. 在肿瘤分离过程中，为了减少术区失血可以采取哪些麻醉措施
A. 反 Trendelenburg 体位
B. 纠正凝血异常
C. 限制液体输入
D. 硬膜外阻滞
E. 使用去甲肾上腺素
F. 使用硝酸甘油

88. 患者术中突发窦性心律增快，118 次/分，血压降至 60/30mmHg，吸引器内新增血性液体 2000ml。应首选的处理措施为

A. 给予糖皮质激素
B. 减浅麻醉
C. 扩容、输血
D. 暂停手术
E. 予以血管收缩药升压
F. 予以受体拮抗剂降低心率

89. 手术过程中，患者口咽温度最低下降到34.7℃，可能造成的不良影响有
A. 凝血障碍
B. 低血压
C. 心室颤动
D. 低心输出量
E. 失血量增加
F. 血小板计数降低

（90～93题共用题干）

患者，男，84岁。既往有高血压、脑梗死病史。因前列腺增生拟于蛛网膜下腔阻滞下行经尿道前列腺切除术（TURP）。手术40分钟左右时，患者主诉胸闷、恶心、头晕，心率为45次/分，血压为98/60mmHg。

90. 对该患者术前访视需要注意的事项有
A. 术前认知功能状态
B. 详细询问高血压及脑梗死病史
C. 外科尿路梗阻情况
D. 需注重常规的既往病史、体格检查以及实验室检查结果
E. 患者前列腺大小，预计手术时间
F. 凝血功能以及腰椎疾病外伤史

91. 该患者行蛛网膜下腔阻滞的最佳平面为
A. T_{12}　　B. T_{10}
C. T_4　　D. T_9
E. T_8　　F. T_6

92. 手术40分钟左右时，患者主诉胸闷、恶心、头晕，心率为45次/分，血压为98/60mmHg。患者可能出现了
A. TURP综合征　　B. 膀胱穿孔
C. 出血　　D. 心力衰竭
E. 肺栓塞　　F. 脓毒症

93. 如患者发生了TURP综合征，应给予的处理是
A. 暂停手术
B. 必要时行中心静脉压、有创动脉监测及血气分析
C. 给予呋塞米
D. 立即给予浓氯化钠泵注
E. 使用血管活性药物维持循环稳定
F. 给予高渗溶液

（94～97题共用题干）

患者，女，57岁。因臀部疼痛2年余，近2个月加重入院。既往有糖尿病10余年，口服二甲双胍。自诉近2个月疼痛剧烈，夜间入睡困难，大便困难。骨盆MRI示骶骨占位；穿刺活检示骶骨脊索瘤。拟于全身麻醉下行骶骨肿瘤后路切除内固定术，术前行腹主动脉球囊置入。

94. 该患者术前应重点评估的项目有
A. 下肢动静脉血管彩超
B. 糖化血红蛋白
C. 镇痛药物应用情况
D. 心肺功能
E. 生化检测
F. 血常规

95. 该患者术中需要进行的监测有
A. 体温
B. 有创血流动力学监测
C. 双频谱指数
D. FloTrac 监测
E. 尿量
F. 脊髓功能监测
G. 血气分析
H. 血栓弹力图

96. 术中应注意脊髓保护，下列影响脊髓

氧供的因素是

A. 平均动脉压　　B. 脊髓腔压力
C. 尿量　　D. 血红蛋白浓度
E. 体位　　F. 体温

97. 阻断的球囊开放后若出现血压下降，应采取哪些措施

A. 补充液体流量
B. 静脉注射氯化钙
C. 静脉注射多巴胺
D. 静脉注射去氧肾上腺素
E. 静脉注射碳酸氢钠
F. 补充氯化钾

（98～100 题共用题干）

患者，女，47 岁，身高 158cm，体重 110kg（BMI 43.5kg/m^2）。既往有高血压、2 型糖尿病以及梗阻性睡眠呼吸暂停病史。患者自诉白天嗜睡，夜间有严重的打鼾，近 2 年内不能长时间平卧睡觉。平时不能长时间走路，无法上楼梯。患者血压为 180/96mmHg，呼吸频率 22 次/分，脉率 80 次/分，拟行择期腹腔镜胆囊切除术。术前 2 周，患者在家接受了带有双向正压通气的氧疗，症状有所改善。

98. 诱导过程中，需要根据患者总体重计算的麻醉药物是

A. 右旋美托咪定　　B. 罗库溴铵
C. 咪达唑仑　　D. 顺式阿曲库铵
E. 芬太尼　　F. 氯胺酮

99. 如患者伴有肝功能异常，在手术过程中最适宜应用的吸入麻醉药为

A. 异氟烷　　B. 氟烷
C. 地氟烷　　D. 七氟烷
E. 恩氟烷　　F. 氧化亚氮

100. 对该患者而言，术后常见的并发症不包括

A. 血流动力学不稳定
B. 通气障碍
C. 术后恶心、呕吐
D. 术后动脉血栓形成
E. 呼吸抑制
F. 术后谵妄

高级卫生专业技术资格考试用书

麻醉学全真模拟试卷与解析

（副主任医师/主任医师）

答案解析

主　编　王铁东

副主编　冯娅妮　孙晓峰　王秋石　薛　杭

编　委　于　波　王　晶　王　露　王兴阳　田　伟　付瑞昕　白　丹　白文超　李雨播　刘　春　杨翠苹　时艳杰　吴昊天　初　阳　张　焕　岳　丽　曹鑫蔚　董　俏　蒋殿宇　葛　鑫　齐天琦

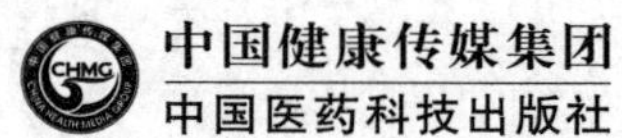

中国健康传媒集团
中国医药科技出版社

目录

全真模拟试卷（一）答案解析

一、单选题

1. E 动作电位一经出现，其幅度就达到一定的数值，不因刺激的增强而随之增大，动作电位的这一特性称为“全或无”性质。具有全或无特征的电信号是锋电位，锋电位是动作电位的组成部分，主要指快速去极化和快速复极化而形成的尖锋样部分。动作电位或锋电位的产生是细胞产生兴奋的标志。而终板电位、感受器电位和突触后电位属于非“全或无”式的局部电位。

2. B 选项A，结合率高的药物不易被肾脏滤过，分布范围小，半衰期长，排泄慢。选项B，一些药物与血浆蛋白结合后，可能会暂时失去活性，因为只有仅未结合的游离型药物才能穿过细胞膜进入细胞内并发挥作用。选项C，药物与血浆蛋白结合后，药效可能会减弱，因为仅有游离药物分子才能与相关受体结合并发挥作用。选项D，药物与血浆蛋白结合后，导致游离的药物浓度相对地减少，因此会造成两端的浓度差，此时有利于药物扩散进入血液，吸收也更快。选项E，药物与血浆蛋白结合是可逆的，一旦达到平衡状态，可以释放回游离形态。

3. C 气道阻力指的是呼吸时空气通过气道所遇到的阻力，受气流速度、气流形式和管径大小的影响。由于流体阻力与管道半径的4次方成反比，因而当呼吸管道口径稍有变化时，气道阻力将有明显的变化。当呼吸道收缩或狭窄时，会使得气流受到更大的阻力，导致气道阻力升高。其他选项对气道阻力也有影响，但呼吸道口径是影响气道阻力大小的最重要因素。

4. C 不同的全麻药对躯体运动和肌肉松弛程度的影响存在差异。不同局麻药种类和给药途径对躯体运动的影响各异。肌松药物主要作用于神经肌肉接头后膜，阻断神经冲动的传导，导致肌肉无力和松弛。去极化肌松药物是通过竞争性结合和抑制胆碱酯酶来产生作用，而非被胆碱酯酶水解。

5. B 肺泡通气量降低可能导致吸入的麻醉药物不易排出体外，从而影响苏醒时间。肾素－血管紧张素系统（RAS）或肾素－血管紧张素－醛固酮系统（RAAS）是人体内重要的体液调节系统。RAS既存在于循环系统中，也存在于血管壁、心脏、中枢、肾脏和肾上腺等组织中，共同参与对靶器官的调节。在正常情况下，它对心血管系统的正常发育，心血管功能稳态、电解质和体液平衡的维持，以及血压的调节均有重要作用，而不是苏醒延迟的原因。肝功能减退可能会导致药物代谢和消除速率降低，进而影响苏醒。老年患者身体功能下降，对麻醉镇痛药敏感性增加，因此需要更长时间才能完全苏醒。通气功能障碍可能会导致二氧化碳蓄积，导致老年患者全麻后苏醒延迟。

6. A 局麻药作用与阻滞细胞膜Na^+通道有关，局麻药穿透神经细胞膜，在细胞膜内侧其结构中两个带正电核的氨基通过静电引力与细胞膜分子中带负电核的磷酸基连成横桥，阻滞了Na^+通道的闸门，使神经细胞膜不能除极化而产生局麻作用。

7. C　MAC_{95}指使95%人（或动物）在受到伤害性刺激不发生体动时的肺泡气中吸入麻醉药的浓度，相当于1.3MAC。

8. C　巴比妥类药物的不良反应主要有：①后遗作用；②耐受性；③依赖性：比苯二氮䓬类易产生，戒断症状较重；④抑制呼吸中枢：中毒量可致昏迷、呼吸衰竭而死亡；⑤肝药酶诱导作用：肝脏药物代谢酶活性增高，加速巴比妥类药物代谢，是产生耐受性、依赖性的原因；⑥变态反应。锥体外系症状是氯丙嗪常见的不良反应。

9. D　氯胺酮主要通过拮抗N－甲基－D－天门冬氨酸（NMDA）受体，减少神经传递和兴奋性，在脑部产生麻醉作用。选项A、B、C、E均为静脉全身麻醉相关药物的作用。

10. A　吗啡通过兴奋中脑盖前核的阿片受体，兴奋动眼神经缩瞳核，引起瞳孔缩小。长期使用阿片类药物的患者可能发生耐受，但若增加剂量仍可表现为瞳孔缩小。吗啡作用于丘脑内侧可能会影响渴觉、食欲等功能，但不会直接引起瞳孔缩小；吗啡作用于延髓孤束核的阿片受体虽然能够抑制呼吸，但是也与瞳孔大小无关；吗啡作用于蓝斑核和边缘系统虽然与情绪调节、疼痛感知等有关，但是与瞳孔缩小无关；吗啡作用于脑室及导水管周围灰质也不会直接影响瞳孔大小。

11. A　瑞芬太尼注射后起效迅速，药效消失快，是阿片类药物中作用时间最短的药物，也是目前抑制插管时升压反应最有效的阿片类药物。

12. E　氯丙嗪是一种典型的抗精神病药，其主要作用机制是与多巴胺D_2受体结合，从而抑制多巴胺的神经递质作用。氯丙嗪虽可引起其他不良反应如心律失常、视网膜病变、体重增加等，但阻断多巴胺受体，引起锥体外系反应，为其特有的不良反应。

13. E　目前认为局部麻醉前应用巴比妥类仅能起到镇静效果，对急性中毒并无保护作用。苯二氮䓬类如咪达唑仑对惊厥具有较好的预防作用。有研究表明，咪达唑仑可以拮抗局部麻醉药的毒性反应，行局部麻醉前给予小量的此类药物可以有效防止急性中毒时发生惊厥。

14. B　地西泮是一种苯二氮䓬类镇静药，主要具有镇静催眠、抗焦虑、抗惊厥等作用。它通过增强中枢神经系统中的GABA作用而发挥药效，而不是阻滞神经肌肉传导。此外，地西泮还具有顺行性遗忘作用和肌肉松弛作用。相对于其他苯二氮䓬类药物，地西泮毒性较低，安全范围较大，并且中毒时较易处理。局部浸润麻醉拟使用较大量局麻药前，宜常规选用巴比妥类或苯二氮䓬类药预防局麻药中毒反应。

15. D　因为麻醉用药尤其是麻醉性镇痛药可在产生镇静和镇痛作用同时，发生呼吸抑制及心率减慢或血压降低，特别在年老体弱患者及患儿中，因此应引起重视。老年人的用药应该注意减量或者调整，用量不应与青壮年相同。小儿的用药需要按照体重、年龄等因素进行个体化计算，阿托品的用量比成人小。并非所有手术患者都需要使用术前药物，具体情况需要根据手术类型、患者病情和医生判断来确定。术前用药后患者需要保持安静，并且需要密切观察用药后的反应。阿托品和东莨菪碱都是抗胆碱能药物，主要作用是防止手术中出现心率过缓和低血压等问题。虽然两者的镇静作用有所不同，但并不是阿托品比东莨菪碱强。

16. B　肺活量与预计值比值（FVC%）是反映肺容量的指标，而第1秒呼吸率

（FEV 1.0%）则主要反映患者的呼气能力。如果 FVC% 正常，FEV 1.0% 低于正常，则说明患者的呼出气流速度减缓，呼气受限，即为阻塞性通气功能障碍。阻塞性通气功能障碍多见于支气管哮喘、慢性阻塞性肺疾病等。如果是限制性通气功能障碍，则 FVC% 也应该低于正常水平。混合性通气功能障碍则同时存在阻塞性和限制性通气功能障碍。吸气性呼吸困难和部分膈神经麻痹都不会导致 FEV 1.0% 降低。

17. B 在气管和食管前后并列位于胸骨切迹区域时，即使插管位置不正确，该区域听诊仍会有呼吸音存在，因此无法依靠这种方法来判断气管插管位置是否正确。需要结合其他检查方法和临床表现进行综合判断。正确的判断方法包括剑突位置听诊有无气过水声、胸骨切迹压迫触诊导管气囊能感觉到压力波动和上腹部听诊是否听到胃肠道音等。正确的插管位置应该在气管内，气流顺畅，因此应该听到双侧肺野的对称呼吸音；如果插管到食管中，则无法听到肺部呼吸音。洗耳球和 CO_2 监测器也是帮助诊断插管位置的常用工具。

18. B 苯妥英钠是洋地黄中毒引起各种快速型心律失常最安全和最有效的首选药物，作用迅速，对室性期间收缩和快速心律失常有效，也可用于伴传导阻滞的室上性和室性心律失常。

19. C 硫喷妥钠是一种用于诱导麻醉的静脉麻醉药物，其分子量小、亲脂性强、跨膜能力强，因此易于透过胎盘进入胎儿体内。在孕妇麻醉时应特别注意硫喷妥钠的使用，尽量控制用药剂量和时间，以避免对胎儿产生不良影响。

20. E 重症肌无力是抗体介导的自身免疫反应，胸腺切除可能有效。术前进行仔细评估，术前特殊用药包括激素、胆碱酯酶抑制剂、免疫抑制剂、血浆置换等。对非去极化肌松药诱导期表现为拮抗效应，常需要较大剂量的琥珀胆碱才能满足插管需求。重复使用去极化肌松药维持又会出现“二相阻滞”，致使阻滞程度和时间明显延长。重症肌无力患者对非去极化肌松药敏感，很小剂量就可以导致肌肉松弛，诱导剂量为正常剂量的1/4～1/3。

21. B 硫酸镁注射给药抑制中枢和外周神经系统，引起骨骼肌松弛和血压下降。在这种情况下，应立即给予紧急处理，因此需要静脉注射药物来升高血压。选项 B，氯化钙可以通过增加心肌收缩力、增加心率和缩血管等方式升高血压。中毒时，缓慢注射氯化钙可以迅速消除 Mg^{2+} 的作用，主要机制可能是 Mg^{2+} 和 Ca^{2+} 间相互拮抗。选项 E，去甲肾上腺素虽可收缩血管，升高血压，但不是针对性的。选项 A，麻黄碱激动 α、β 受体，高血压者禁用。选项 D，多巴胺激动 α、β 受体，用于各种类型休克，伴有肾功能不全、心排出量降低的患者尤为适宜。选项 C，碳酸锂为抗躁狂药物，怀孕者不宜应用。

22. A 在胆囊切除和胆总管引流术等腹部手术中，由于手术干预和局麻药的使用等原因，容易刺激迷走神经，导致心率下降和血压下降。选项 C，氟哌利多作为一种抗精神病药物，有一定的镇静和抑制心肌作用，但其对心率和血压的影响较小。选项 B，阻滞平面过高通常不会导致心率和血压的急剧变化。选项 D，电解质紊乱也可能影响心率和血压，但在这种情况下，血清电解质水平尚未知道，并且它们通常不会在短时间内发生明显改变。选项 E，低血容量也可以导致血压降低和心率下降，但在本例中没有证据表明患者存在低血容量的问题。因此，最可能的原因是迷走神经反射。

23. A 由于患者存在高血糖和尿糖的

情况，吗啡等阿片类药物由于兴奋交感神经中枢，可促使肾上腺素释放，引起肝糖原分解增加，导致血糖进一步升高，还可能使胰岛素分泌减少，最终导致糖尿病酮症酸中毒等严重的代谢性并发症。

24. C 该患者有主动脉瓣区粗糙的收缩期杂音，超声心动图显示该患者存在主动脉瓣狭窄和左室射血分数为 0.55 的问题，心电图检查结果正常。在这种情况下，使用抗生素、化痰药物，定期做超声心动图和胸部 X 线检查都是恰当的。而血管紧张素转换酶抑制剂（ACEI）不适合用于主动脉瓣狭窄的治疗，因为 ACEI 会导致血管扩张，降低外周阻力，从而使得主动脉瓣狭窄的情况更加严重。

25. C 该患者可能为肌松药物残余作用，不应给予纳洛酮，纳洛酮为阿片药物拮抗药。

二、多选题

26. ABCD 右心房和胸腔内大静脉的血压称为中心静脉压。中心静脉压取决于心脏静脉压的高低、射血能力和静脉回心血量之间的相互关系。导致中心静脉压升高的因素有心脏射血能力减弱、静脉回流速度加快、循环血容量增加、全身静脉收缩或因微动脉舒张而使外周静脉压升高等。

27. BD 所有老年人糖耐量均降低，可能与胰岛素抵抗或胰岛素功能不全，也可能与老龄所致肌肉等无脂肪组织减少致可储存糖类的场所减少有关。甲状腺激素是由甲状腺分泌的，虽然老年人的甲状腺功能可能会发生一些变化，但大多数情况下甲状腺激素水平仍然能够保持正常。糖皮质激素是由肾上腺分泌的激素，虽然老年人可能会有一些肾上腺功能的变化，但大多数情况下糖皮质激素的分泌仍然能够维持正常水平。除了促性腺功能方面外，腺垂体靶腺轴在老龄过程中的改变还有：①腺体萎缩和纤维化；②血浆激素水平可维持正常；③激素的分泌速率及其代谢降解速率均降低；④组织对激素的敏感性发生改变；⑤下丘脑和垂体对负反馈调节的敏感性降低。老龄使神经垂体的重量增加，对渗透性刺激的反应性升高，释放 ADH 较高。

28. ABDE 气管由气管软骨、平滑肌和结缔组织构成。其中气管软骨在气管前壁上排列，保证了气管的开放状态；而气管后壁则由平滑肌和结缔组织构成，可以帮助气管的扩张和收缩。气管软骨一般由 16 ~ 20 个气管软骨环组成，临床上常在第 3 ~ 5 气管软骨环处进行气管切开术。气管软骨呈“C”字形，此结构有利于食物通过食管时不会阻塞气道。气管上接环状软骨，下入胸腔分为左、右支气管。

29. ABCDE 吸入性麻醉药经肺泡吸收入血而到达脑组织。影响吸入性麻醉药吸收和分布的主要因素有药物的脂溶性、肺通气量、吸入气体内药物浓度、血/气分配系数、脑/血分配系数等。药物脂溶性越高、肺通气量越大、吸入气体内药物浓度越高、血/气分配系数越高时，药物的吸收速率就越快。通常以最小肺泡浓度（MAC）来反映吸入性麻醉药的作用强度。MAC 数值越小，表示该药麻醉作用越强。血/气分配系数是血中药物浓度与吸入气体中药物浓度达平衡时的比值。该系数大，诱导缓慢，苏醒期较长。脑/血分配系数可反映吸入性麻醉药与脑组织的亲和力，该系数是指脑中药物浓度与血中药物浓度达到平衡时的比值。该系数越大时，药物越易进入脑组织，麻醉作用也越强。

30. BCD 哌替啶为阿片受体激动剂，是目前最常用的人工合成强效镇痛药。其药理作用与吗啡相似。哌替啶的阿托品样作用包括瞳孔扩大、抑制涎液分泌、心率加快等。

31. AC 洋地黄毒苷和毒毛花苷K为强心苷类药物，具有正性肌力作用和负性频率作用。奎尼丁有明显的阻断受体和抗胆碱作用，此外还阻滞Ca^{2+}内流，抑制心肌收缩，使外周血管舒张，血压下降而反射性兴奋交感神经。普鲁卡因胺属于ⅠA抗心律失常药。对心肌收缩力的抑制作用较弱。此外有间接抗胆碱作用，小量即可使房室传导加速，用量偏大则直接抑制房室传导。本品有直接扩血管作用，但不阻断α受体。其活性代谢物N-乙酰普鲁卡因胺的半衰期长，具有一定临床意义，因半衰期长及红斑狼疮样综合征发生少，也可用于治疗心律失常。

32. ABDE 吗啡的主要作用是镇痛，既可抑制疼痛的感受，也可以抑制对疼痛的反应。吗啡有显著的呼吸抑制作用，大剂量时可以导致呼吸停止，有时可使心率减慢。治疗剂量的吗啡对血容量正常者的心血管系统一般无明显影响，对心肌收缩力无抑制作用。大剂量吗啡（1mg/kg）对正常人的血流动力学无明显影响，对于有瓣膜病变的心脏病患者，因外周血管阻力降低，后负荷减小，心脏指数可增加，但由于外周血管扩张，可致血压下降。吗啡禁用于下列情况：①上呼吸道梗阻；②支气管哮喘；③严重肝功能障碍；④伴颅内高压的颅内占位性病变；⑤诊断未明确的急腹症；⑥待产妇和哺乳期妇女；⑦甲状腺功能减退、皮质功能不全；⑧前列腺肥大、排尿困难；⑨1岁以内婴儿。

33. ABCD 维拉帕米与普萘洛尔的临床应用：（1）维拉帕米的临床应用：①治疗室上性心律失常，包括房颤、房扑、阵发性室上性心动过速，但预激综合征除外，推荐使用静脉注射10mg，症状控制后可改用口服片剂维持；②治疗高血压；③可用于各种心绞痛，用量与治疗高血压时相同。治疗高血压和心绞痛时可选用缓释片。维拉帕米禁用于病窦综合征及二、三度房室传导阻滞、心力衰竭、心源性休克者。（2）普萘洛尔适用于治疗与交感神经兴奋有关的各种心律失常：①室上性心律失常，包括房颤、房扑、阵发性室上性心动过速及并发于WPW综合征的复发性室上性心动过速，通常与强心苷合用以控制心室率，两者有协同作用；②室性心律失常：对症状性室性期前收缩疗效显著。③普萘洛尔还可以用于治疗高血压和劳力型心绞痛等。严重心力衰竭、心源性休克、严重心动过缓、房室传导阻滞、病窦综合征、明显电解质紊乱及严重阻塞性肺疾病和明显低血压患者禁用普萘洛尔。

34. BCDE 多器官功能障碍综合征（MODS）是指由于各种原因引起的多个器官系统功能受损，导致严重的生理和代谢紊乱的一种疾病。选项A，在病情许可的情况下应尽快恢复肠内营养，有助于改善肠黏膜屏障，减少肠道菌群易位，避免肠源性感染的发生，有助于预防MODS的发生。选项B，积极控制感染是预防和治疗MODS的重要措施之一，因为感染是MODS最常见的诱因之一。选项C，积极的液体复苏可以改善器官灌注和微循环，从而减少MODS的发生率。选项D，保护性通气策略和正确使用呼吸机是防治ALI和ARDS的有效方法，也有助于预防MODS的发生。选项E，CRRT（持续性肾脏替代治疗）可以除去血液中的毒素和废物，并纠正酸碱平衡和液体平衡，从而可能有助于改善MODS的预后。

35. ABDE 舌后坠是指睡眠时舌头向后坠落堵塞呼吸道，导致上呼吸道梗阻的疾病。选项A，舌体过大、身材矮胖、短颈和咽后壁淋巴组织增生的患者易发生舌后坠。选项 B，当发生舌后坠时，会导致氧饱和度（SpO_2）下降。选项 C，舌后坠导致呼吸道完全性梗阻时，患者鼾声消失，虽可见呼吸动作但无气体交换，SpO_2呈进行性下降。选项 D，不完全梗阻时舌头并未完全阻塞呼吸道，患者随呼吸发出强弱不等的鼾声。选项 E，舌后坠是最常见的上呼吸道梗阻，也是睡眠呼吸暂停综合征的一个重要原因。

36. ABD 桡动脉是较为常见的一种测压部位，插管方便，操作简单，无需特殊体位。肱动脉也是比较常用的测压部位，适用于需要连续监测动脉压的患者，但需要注意肱动脉不宜过分活动。足背动脉通常在手臂不能使用或出现并发症时才考虑使用，但与其他部位相比，足背动脉容易受到外界干扰。临床几乎不选用颈内动脉和锁骨下动脉用于有创血压监测。

37. ACDE 麻醉苏醒期是指患者从全身麻醉状态中恢复过来，这个过程中由于麻醉药物的作用仍在持续，患者可能会出现呼吸抑制的表现。常见的呼吸抑制表现包括：①呼吸频率慢：由于呼吸中枢受到麻醉药物的抑制作用或肌肉松弛剂的影响而导致呼吸频率减慢，严重时甚至可出现呼吸停止的情况。②潮气量减低：患者可能出现呼吸浅表、潮气量减少等症状，这与肌肉松弛剂的作用有关，导致患者的呼吸肌收缩力下降，呼吸深度减少。③PaO_2降低：由于患者的通气功能受到抑制，同时肺泡和血液之间的氧分压差也减小，因此PaO_2可能下降。④$PaCO_2$升高：呼吸抑制时，二氧化碳在体内堆积，导致$PaCO_2$升高。

38. ABDE 心脏手术、产科手术、硬膜外阻滞复合全麻和应用肌松药的患者麻醉较浅，容易发生术中知晓，而静吸复合麻醉的深度相对稳定。

39. ABCDE 理想的吸入麻醉药需具有强大的麻醉效能，可以快速诱导患者进入麻醉状态。这种药物应该具有迅速平稳的诱导和苏醒过程，同时不会引起明显的恶心、呕吐等反应。理想的吸入麻醉药应具有广泛的安全范围，在临床使用中无毒性或极低的毒性。吸入麻醉药对心血管和呼吸系统的抑制应该小，以确保患者在手术期间维持稳定的生命体征。这种药物应该具有良好的镇痛、肌松和镇静作用，以便实现无痛手术。

40. CD 选项 A 错误，吸入低浓度恩氟烷不会导致脑电活动增强，而是会增强对视、听刺激的诱发反应。选项 B 错误，临床应用的资料与动物实验都没有证明恩氟烷会引起持久的中枢神经系统功能改变。选项 C 正确，高浓度恩氟烷吸入时，可能出现面及四肢肌肉强直性阵挛性抽搐。选项 D 正确，惊厥性棘波是恩氟烷深麻醉的脑电波特征，$PaCO_2$低于正常时棘波更多。当$PaCO_2$升高时，棘波的阈值也随之升高。选项 E 错误，癫痫患者或阻塞性脑血管疾病的患者慎重应用恩氟烷，尤其应避免高浓度吸入和低碳酸血症状态。

41. CE 异氟烷对中枢神经系统的抑制与浓度相关。1.5MAC 时出现暴发性抑制，2MAC 时出现等电位波。深麻醉时、$PaCO_2$低或施加听刺激等不产生恩氟烷样的抽搐。0.6～1.1MAC 异氟烷麻醉时，不增加脑血流量；1.6MAC 时，脑血流量倍增，但增加幅度仍不如氟烷麻醉，故颅内压升高亦少。对于开颅患者，异氟烷在低$PaCO_2$条件下可防止颅内压升高，而氟烷及恩氟烷则不易达到此目的。

42. BCDE 麻醉药物可能会加重肠道扩张和蠕动减弱，因此在存在肠梗阻的情况下使用氧化亚氮可能会导致肠道气胀、疼痛等不良反应。氧化亚氮可以增加血管内气体的容积，从而使血液中的气体泡沫增多，容易引起空气栓塞。氧化亚氮有可能会增加气胸形成的风险，因为这种麻醉药物可以影响气体在组织中的溶解度，导致气体释放，诱发气胸等并发症。低温体外循环是一种心脏手术常用的技术，但在使用氧化亚氮进行麻醉时需要谨慎，因为氧化亚氮可以导致肺部分流和通气/血流比例失调，进而影响心肺功能。分娩镇痛通常不是氧化亚氮的禁忌证。

43. ABCDE 吗啡的主要作用是镇痛，作用于脊髓、延髓、中脑和丘脑等痛觉传导区阿片受体而提高痛阈，对伤害性刺激不再感到疼痛。但可引起眩晕、恶心、呕吐；吗啡由于对迷走神经的兴奋作用和对平滑肌的直接作用，增加胃肠道平滑肌和括约肌的张力，减弱消化道的推进性蠕动，从而可引起便秘；可增加胆道平滑肌张力，使 Oddi 括约肌收缩，导致胆道内压力增加；还可增加输尿管平滑肌张力，并使膀胱括约肌处于收缩状态，从而引起尿潴留。

44. ABCD 成人气管插管的并发症包括牙齿及口腔软组织损伤，高血压和心律失常，喉、支气管痉挛，气管插管通常不会造成成人声门下水肿。

45. ABCDE 颈椎手术后，由于手术创伤或局部肿胀等原因，可能会导致气道水肿，进而影响患者的呼吸功能。手术后血肿是一种常见的气道梗阻原因，可能会对患者的呼吸功能产生严重影响。在椎间融合手术过程中，植入物可能会移位，影响周围软组织及器官的正常功能，从而导致气道梗阻的发生。固定于过屈位（后路手术）可能会直接影响气道的开放性，导致气道梗阻。颈椎手术后可能会导致脑脊液漏，进而引起颈部疼痛、头痛等不适症状，同时也有可能导致气道梗阻的发生。

46. ACDE 对酯类局部麻醉药过敏者宜选用酰胺类局部麻醉药。酯类局部麻醉药普鲁卡因较易引起过敏反应，酰胺类局部麻醉药（如利多卡因、布比卡因、罗哌卡因、左旋布比卡因）极少引起过敏反应。丁卡因属于长效酯类局部麻醉药，其表面麻醉的主要不良反应是浓度过高或用量过量可引起中毒反应。

47. BCDE 术前甲状旁腺素和血清降钙素的紊乱，可导致高血钙症，引起心律失常及水电解质紊乱。甲状旁腺的损伤，可导致甲状旁腺功能减退，术后可出现低钙血症，导致抽搐、肢体麻木和痉挛，麻醉后苏醒过程中易出现呼吸抑制甚至窒息。

48. ABCDE 脑脊液是存在于头颅内的一种无色透明液体，总量约 140ml，可以缓冲外力，减少震荡，保护脑和脊髓。另外它还具有很重要的功能就是给脑和脊髓运送营养，并带走产生的废物。颅内压的调节主要通过脑脊液量的增减来调节。

三、共用题干单选题

49. D 患儿在接受全身麻醉后出现了心动过速、体温升高、肌肉强直等症状，这可能是恶性高热（MH）的表现。临床上恶性高热（MH）多因吸入强效全身麻醉药并用琥珀胆碱而诱发，出现以肌肉强直、挛缩为特征的骨骼肌高代谢状态，呼出 CO_2 和体温骤然升高、心动过速，并出现肌红蛋白尿等症状。

50. E 恶性高热的急救：①立即终止吸入麻醉药，并用高流量氧气进行过度通气；②尽早静脉注射丹曲洛林；③立即开始降温（包括物理降温、静脉输注冷盐水、胃内冰盐水灌洗、体外循环降温等措施）；④尽早建立有创动脉压及中心静脉压监测；⑤监测动脉血气，纠正酸中毒及高血钾；⑥治疗心律失常，并应用肾上腺皮质激素。

51. C 该患者为中年男性，表现为活动后气促、双下肢水肿，体检发现心尖部2/6级收缩期杂音、颈静脉怒张和肝颈征呈阳性等症状和体征，无高血压和糖尿病病史，根据病史和临床表现，最有可能的诊断是扩张型心肌病。扩张型心肌病是一种较为常见的心肌病，其特点是心脏扩大、壁厚度变薄，并伴有一系列心功能不全的症状，如气促、水肿等。此外，本例患者还出现了心尖部杂音，可能是由于二尖瓣反流引起的。其他选项中，限制型心肌病（选项A）和肥厚型心肌病（选项B）通常会伴随不同的心电图和超声心动图改变，而冠心病（选项D）和肺心病（选项E）则不符合该患者的临床表现。

52. C 扩张型心肌病的超声心动图主要表现为：①主要是房室腔内径的增大，以左心室、左心房球样增大为主；②四个瓣膜开放幅度均减低，开放时间缩短，以二尖瓣为主，瓣口减小，形成一个大心脏、小瓣口特征性改变；③室间隔与左室后壁厚度正常，晚期可以稍增厚，但是与明显扩大的左心室相比还是变薄，室壁运动减弱。少数病例在心腔内可见附壁血栓，在M型超声心动图上表现为心室内径增大，主动脉波幅减低，瓣口开放幅度减小，二尖瓣开放幅度也减小，形成类似钻石样的改变，室间隔及室壁活动幅度均减低。没有形成明显的阶段性，室壁运动异常。

53. C 根据抗心律失常治疗指南，该患者有心房颤动和频发室早，抗心律失常治疗首选胺碘酮。

54. E 嗜铬细胞瘤是一种分泌儿茶酚胺的肿瘤，可以导致体内儿茶酚胺水平升高，进而引起高血压等。该患者在嗜铬细胞瘤手术切除过程中突然出现血压上升可能是由于手术过程中游离的肿瘤细胞释放大量儿茶酚胺所致。其他选项中，麻醉过深（选项A）和输液速度慢（选项B）不太可能成为突发性血压上升的原因；通气过度（选项C）和缺少O_2，CO_2蓄积（选项D）可导致呼吸抑制和代谢性酸中毒等症状，但不是本例患者出现血压上升的原因。

55. B 该患者嗜铬细胞瘤切除后，儿茶酚胺水平急剧下降，使得原来被高儿茶酚胺水平所抑制的胰岛素分泌随之增加。此时如果不及时调整用药和饮食，血糖就可能过低，出现低血糖症状。因此，选项B“胰岛素分泌增加”最有可能是导致本例患者术后出现低血糖的原因。

56. A 根据患者的情况，应在手术前适当调整或停止抗癫痫药物的使用以及进行预防性治疗，以减少手术过程中出现癫痫发作的风险。通常建议患者将抗癫痫药物继续使用至术前一天晚上，并在手术当天暂停使用，以减少药物对麻醉和手术的影响。

57. B 癫痫发作是一种严重的神经系统疾病，可能因为多种原因引起。在麻醉前出现癫痫发作会增加手术风险，因此需要及时处理。对于这种情况，应当暂停手术并及时处理癫痫发作，观察患者病情变化，等待患者病情稳定后再进行手术，同时应加强抗癫痫治疗，避免术中癫痫发作影响手术效果和患者安全。

58. B 该患者有癫痫病史，因此禁忌使用能够引起抽搐的麻醉药物。氯胺酮是一种诱导剂，其抗癫痫作用不如丙泊酚等麻醉药，同时也容易引起癫痫样抽搐，因此不适宜在该患者身上使用。

59. D 肌松药以去极化肌松药为首选，因不存在与抗癫痫药之间的协同作用。如使用非去极化肌松药，剂量宜加大。研究表明抗惊厥药物可以明显缩短维库溴铵神经肌肉阻滞作用的时效，而且服用抗惊厥药物时间延长，对非去极化肌松药影响就越大。

60. E 二尖瓣狭窄可引起左房压增加，左房扩大，肺静脉压增加，肺血流淤滞，导致右心排血受阻，肺动脉压力增加，右室压增加，从而导致右房扩大。由于左室容量负荷减少，左室收缩功能减低，左室容积变小，因此应增加心室的前负荷而非后负荷。

61. C 心房颤动是十分常见的一种心律失常，心电图表现为窦性节律消失（无P波）而代之以形态、振幅、间期完全不一的房颤波（f波），其频率为350～600次/分。R－R间期绝对不规则，QRS波形态和时间大多正常。临床上表现为心脏听诊第一心音强弱不一、心律极不规则和脉短绌。心房颤动时，心率通常较快，可以超过100次/分，但也可能非常缓慢，在65次/分或以下。

62. A 二尖瓣置换术患者，主动脉开放前，一般在TEE辅助下排出左室内的可能气体。如不能有效排出，在主动脉开放后，左室内气体可随心脏射血进入冠状动脉，立即出现ST段异常升高，血流动力学不稳定。

63. C 对于冠状动脉内进入气体，目前最有效的处理措施是经冠状静脉窦逆行灌注排出冠脉内气体，心电图可恢复至正常，血流动力学常可恢复稳定。

64. B 在该患者的麻醉处理中，由于要进行高难度手术，在麻醉诱导、维持和恢复过程中需要加强呼吸和循环功能支持，避免过度通气。首选气管内全麻可以确保患者处于无意识状态，同时便于在手术期间控制呼吸道和呼吸功能。在插管时，应注意将患者头部保持在自然位置，并逐渐插入气管导管，直到声门进入视野，插管深度以达到预设目标为宜。

65. D 琥珀胆碱对于脊柱外伤患者而言，易引起高钾血症，应禁用。

四、案例分析题

66. ABCDE 根据患者临床症状，考虑急性心肌梗死、室性期前收缩的可能性大，血清钾、钠、氯、钙（选项A）和血气分析（选项B）是必要的检查项目；12导联心电图（选项C）能够显示心脏在不同方向上的电活动，对于诊断心肌缺血和心肌梗死有很高的敏感性和特异性。心肌酶谱检查（选项D）主要包括肌酸激酶（CK）、肌酸激酶同工酶（CK－MB）和心肌肌钙蛋白（cTnI或cTnT）等指标，这些指标在心肌细胞受损后会释放到血液中，可用于诊断心肌梗死，并且可以评估心肌损害的程度，肌钙蛋白（选项E）对于诊断也有帮助。胸片（选项F）对急性心肌梗死的诊断并没有太大的帮助。

67. A 本例患者因急性胸痛伴有恶心、呕吐等症状前来就诊，初步怀疑为急性冠脉综合征。根据心电图$V_{1\sim6}$导联ST段抬高及临床症状，诊断为急性心肌梗死的可能性很大。

68. ABCDE 急性心肌梗死应给予吸氧，吗啡镇静镇痛，并让其卧床休息，持续进行心电监测，并口服阿司匹林以防治冠脉血栓形成。

69. ABE 该患者考虑因急性心肌梗死导致急性左心衰，因此应优先考虑给予利尿剂。选项A，呋塞米为一种强效利尿剂，可迅速排出体内过多的液体和钠离子，缓解肺水肿和左心负荷。对于急性冠脉综合征伴有肺水肿或左心衰竭的患者，呋塞米是一种比较常用的治疗方法。选项B，硝酸甘油可以扩张冠状动脉和外周血管，降低心脏的前后负荷，减少心肌氧耗，从而改善急性冠脉综合征患者的症状。选项C，毛花苷丙能够增强心肌收缩力，改善心肌供血和代谢，对于急性冠脉综合征的治疗具有一定的作用。但在本例中，利尿剂可能更为紧急需要。选项 D，多巴酚丁胺是一种β受体激动剂，可提高心率和心排出量，并扩张支气管和外周血管。但在本例中，其利尿效果较弱，优先考虑使用利尿剂。选项 E，本例患者出现了呼吸困难和低氧血症等，可能主要由左心衰竭引起，伴有严重低氧血症者，应行机械通气。

70. ACDE 单纯持续室性心动过速可给予胺碘酮或利多卡因处理，若影响循环稳定应同步电复律，若室性心动过速转为室颤、室扑，应立即给予非同步直流电复律。

71. BC 由于患者有骨折导致的剧烈疼痛，需要及时减轻疼痛来缓解患者的不适和焦虑情绪，并方便进一步检查和治疗。在未确定病因之前，应尽量避免搜寻和转移动作，以免加重患者的疼痛和骨折。此外，在未建立静脉通路等情况下，不能肌内注射镇痛药。哌替啶是一种强效的镇痛药物，可用于缓解急性疼痛。骨折疼痛剧烈，患者常不可忍受，无法配合进一步检查，因此可适量使用镇痛药物，一些非甾体类消炎止痛药可以协同哌替啶使用。但应当注意，哌替啶具有一定的呼吸抑制作用，因此在使用过程中需要严密监测，以避免出现呼吸抑制和其他不良反应。连续硬膜外麻醉是一种较为复杂的镇痛技术，需要有特定的设备和经验丰富的医生才能进行，对患者有一定的风险。因患者现尚不明确是否有脊柱外伤，因此不可行硬膜外麻醉。老年患者应慎用苯二氮䓬类药物，防止出现谵妄等症状。咪唑安定是一种镇静药物，不能缓解患者的疼痛。在不知道患者是否过敏史和全身情况时，随意使用咪唑安定可能会导致不良反应，甚至危及生命。

72. CDE 由于华法林代谢时间较长，因此停药时间至少 1 周，并且需要监测凝血功能。华法林对凝血功能影响较大，出凝血时间延长，不可选择硬膜外麻醉，易出现硬膜外血肿。

73. ABE 患者 INR 值达到正常，可行硬膜外麻醉。“骨水泥”反应为血压下降，应采取升压措施。围术期应预防血栓形成，常规应用肝素即可，使用大剂量肝素抗凝会增加出血的风险，应该根据患者的具体情况进行判断和决策。

74. C 在择期手术前，甲亢患者应积极接受抗甲状腺毒症治疗，并进行 6 ~ 8 周的药物治疗，以使甲状腺功能恢复正常，T_3、T_4值正常。在临床症状减轻的情况下才进行手术，表现为患者情绪稳定、睡眠质量好、体重增加、心悸、震颤、多汗等症状缓解，心率/律和脉压恢复正常或减小，心率为 90 次/分左右，血压为 < 140/90mmHg，基础代谢率 < +20%。

75. ABCDF 由于患者可能存在颈部肿物，选择上肢静脉进行开放静脉较为安全。患者有高血压病史，进行有创动脉压监测有助于监测血压的变化。患者曾行腭咽成形术，可能导致气管内插管困难，需要注意选择合适的插管方法和技巧。预充氧法有助于提高患者的氧合状态，在麻醉诱导过程中进行。患者有睡眠呼吸暂停综合征病史，并且正在使用无创呼吸机治疗，在这种情况下，应该尽量避免使用肌松剂，因为肌松剂会抑制呼吸肌的功能，进一步增加呼吸困难和气道压力过高的风险。因患者有睡眠呼吸暂停综合征病史，可能存在气管软化和拔管后气道梗阻的风险，需要密切观察和及时处理。

76. ABCDEF 拔管前需要评估患者的意识状态、血流动力学稳定、神经肌肉功能等多个方面，确保患者能够独立呼吸维持氧合和二氧化碳排出，同时保证心血管系统、神经系统处于安全状态。

77. F 该患者伴有睡眠呼吸暂停综合征，而且体型肥胖，术后伤口也会加重呼吸道梗阻情况，需要继续应用无创呼吸机持续正压给氧 24～72 小时。

78. B 甲状腺危象往往是由甲状腺激素水平急剧变化引起，尤其常在甲状腺手术后发生。其典型症状包括发热、心动过速或室上性心律失常、中枢神经系统症状以及胃肠道症状。

79. ABCEF 对于患有瘢痕子宫的孕妇，在实施分娩镇痛之前，应该仔细评估其适应证并排除任何椎管内麻醉禁忌证。重点关注孕妇前次剖宫产手术方式、超声检查结果和瘢痕厚度，瘢痕厚度应达到 0.2～0.4cm 以上。如果上次剖宫产的指征不再存在且没有出现新的剖宫产指征，那么需要密切观察孕妇腹部形态和子宫下段是否有压痛。如果发现先兆子宫破裂或胎儿宫内窘迫，应当立即停止试产。

80. BCDE 一旦确诊或者高度疑似子宫破裂，应立刻启动即刻剖宫产流程。在手术前尽量缩短准备时间，进行简要病史询问和快速体格检查。口服枸橼酸合剂 30ml，全身麻醉是首选麻醉方式，为减少胎儿和孕妇接触全身麻醉药物的时间，需确认产科医生已经做好准备后开始进行全身麻醉诱导。

81. ABDE 产妇在分娩期间启动即刻剖宫产的主要原因包括：产妇心搏骤停、肺栓塞、子痫、大出血、严重的不良医疗事件、严重的胎心过缓、脐带脱垂和子宫破裂。

82. ABCDE 全身麻醉快速诱导是一种常用于剖宫产等紧急情况下的麻醉方式。对于产妇而言，需要保证在安全有效的前提下尽快完成手术，因此麻醉诱导时应该使用起效迅速、作用时间短暂、不影响胎儿的药物。具体来说，首先要给产妇吸入 100% 氧气，以保证氧气供应充足；其次，在进行气管插管前需要通过按压环状软骨等操作预防误吸，确认气管导管在位后才可通知产科医师开始手术；然后可选择静脉注射硫喷妥钠、丙泊酚、琥珀胆碱或罗库溴铵等快速起效的药物，以及瑞芬太尼等镇痛药物，配合快速诱导。

83. ABCDF 孕妇在仰卧位时，由于压迫下腔静脉和髂静脉，会导致血液回流受阻，从而引起心输出量减少、血压下降等情况。因此，在实施全身麻醉时，应采取左侧半侧卧位等体位，以避免仰卧位低血压综合征的发生。全身麻醉会抑制呼吸中枢和肌肉张力，可能引起通气不畅、肺功能受损等问题，从而导致氧供不足和氧饱和度下降。为此，需要密切监测患者的氧饱和度，调整呼吸机参数或辅助通气等措施，保证患者的氧供需求。由于孕妇喉部黏膜水肿或喉软骨松弛等因素可能引起潜在的困难气道，需要在全身麻醉前仔细评估孕妇的气道情况，并准备好相应的气道管理设备和药物。孕妇在喉部失去感觉和控制能力后，有可能误吸胃内容物或其他异物，导致肺部感染或机械性损伤。因此，在实施全身麻醉时，要采取措施预防误吸风险的发生，如预充分禁食、抬高头部等。孕妇的最小肺泡浓度较非妊娠时期降低。全身麻醉药物中一些肌松药会影响神经肌肉接头，从而引起肌肉松弛。在孕妇全身麻醉中使用这类药物时，需密切监测肌松程度和呼吸功能，避免拟胆碱酯酶减少引起的肌松过度。

84. DE 胎儿娩出后，一般无需追加非去极化肌松药物，除非产科医师认为存在暴露或关腹困难。在手术期间应维持适当的麻醉深度，并确保二氧化碳分压维持在 35～45mmHg。在拔管时，需要确保足够的氧供和通气，若患者肌力不足，可给予新斯的明和格隆溴铵等药物。此外，需要注意在拔管后气道保护性反射还未完全恢复，气道阻塞和误吸的风险仍然存在。

85. CDEF 在行纤维支气管镜检查麻醉前，需要使用面罩吸纯氧或加压辅助呼吸，以提高氧浓度和通气量，解决患儿术前缺氧问题。同时建议保留自主呼吸，除非患儿已有呼吸功能不全。可使用七氟烷或静脉注射丙泊酚和利多卡因诱导麻醉，麻醉深度足够时置入喉镜，然后在咽喉部、气管和支气管处喷利多卡因。完善的表面麻醉不但可以消除反射，使手术操作时患者更易于平稳，还可以减少麻醉药物应用量，有利于患儿尽快清醒。面罩吸氧至利多卡因起效后进行支气管镜检查。操作时通过支气管镜的侧孔吸入氧气（5L/min），保留自主呼吸。在术前充分吸氧的情况下，患儿可耐受3～4分钟的检查。对于单纯表面麻醉，患儿往往不能配合，需要助手固定患儿位置，纤维支气管镜操作时风险非常高。

86. BCDEF 在进行术前评估时，需要着重了解气道梗阻的位置和程度，以及气体交换情况。如果是气道异物，胸部X线片有助于确定其位置以及一些继发性的病变，例如肺膨胀不全、肺气肿和肺炎等。在手术前要求患者禁食6小时，禁水2小时。如果无法确定气道是否通畅，则不应给予大剂量的镇静药。可以静脉注射阿托品来减少呼吸道分泌并减轻迷走神经紧张性。为防止手术过程中出现严重的气道并发症，应准备好气管插管和气管切开工具。

87. ABCDE 对于轻至中度喉、气管支气管炎患者的治疗，可以辅助供氧和冷却雾化吸入。但对于严重呼吸窘迫伴有发绀者，建议采用雾化吸入氧气和消旋肾上腺素的方法来缓解气道阻塞。另外，同时给予糖皮质激素，包括静脉注射地塞米松或吸入布地奈德，可有效降低黏膜水肿，缓解喉喘鸣的症状。可在纤维支气管镜下吸出气道内分泌物、痂皮和假膜，也可在镜下直接钳取痂皮和假膜。同时应加强给氧，或置于高压氧的环境中。为了使气道内黏稠分泌物稀释，便于咳出或吸出，可经气管套管内滴入1%碘化钾溶液、0.05%糜蛋白酶、小苏打溶液或者生理盐水。此外，可加强蒸汽吸入，也可用糜蛋白酶做吸入治疗。5%～20%乙酰半胱氨酸1～3ml＋异丙肾上腺素1mg雾化吸入，可以迅速溶解黏稠痰液。

88. ABD 对于上呼吸道梗阻、下呼吸道分泌物潴留和气道异物等情况，可选择气管切开。在气管切开后，置入一次性塑料套管，方便接呼吸机，同时套囊可使气管与导管间隙封闭，有效防止鲜血和分泌物吸入肺部。通常术后5～7天可考虑拔管。为了防止患儿躁动，可选择面罩吸入高浓度的氧气时吸入高浓度的七氟烷行气管切开。如果需要插管，则应选择比正常小的气管导管，以减少损伤和水肿的发生。对于需要带管的患者，经鼻气管插管可以更好地固定和护理，以避免患儿咬管。

89. ABCDEF 烧伤患者的术前评估与其他患者既存有共性又具有特殊性。评估烧伤面积和程度对循环和呼吸系统有影响，决定液体复苏方案；评估有无吸入性损伤，对液体复苏方案、预后和呼吸系统有影响。肝肾功能情况可影响药物的代谢和清除。其他合并症如冠心病、高血压、糖尿病、哮喘等也会影响预后、药物选择以及呼吸和循环系统。因此，与外科医师进行充分沟通，了解手术计划的细节至关重要，这有助于估计失血量、计划血管通路、建立有创监测以及准备适当的血液制品。

90. ACD 临床上，确定患者发生感染性休克的标准为：患者已存在脓毒血症，即使有充分的容量复苏仍需要缩血管药物维持 MAP≥65mmHg，并且血清乳酸水平升高。

91. B 去甲肾上腺素（NE）同时作用于α和β受体，其中α受体的兴奋作用较强，可引起血管收缩，改善内毒素所致的外周血管扩张，增加全身和内脏器官灌注；β受体的兴奋作用则可增强心肌收缩力，增加心输出量。多巴胺仅用于心率较慢或心动过缓者，与 NE 相比可能增加心律失常的发生率。肾上腺素不是首选药物，因为其在感染性休克患者中可能会导致心肌损害。多巴酚丁胺可提高心输出量，在心源性休克中更常用，但升压作用不够明显。当感染性休克患者出现低心输出量时，也可以应用多巴酚丁胺。

92. ABCDF 在感染性休克的治疗中，液体复苏是非常重要的步骤。在复苏过程中，需要注意监测指标，开始阶段根据血流动力学评估输液情况。MAP 目标为 65mmHg。对于怀疑或已经诊断为感染性休克的患者，在 1 小时内需立即启动抗感染治疗。液体复苏首选晶体液，建议使用平衡盐水或生理盐水，但有研究提示最新的醋酸林格液更加安全有效。如果需要大量使用晶体液，可以考虑在晶体液后输注白蛋白，但不建议使用羟乙基淀粉。在达到稳定状态（通常为 1 天左右）后，应根据需要最少量输液，并在数天至数周后，采取负平衡输液，以移除之前累积的多余液体。

93. ACE 臀部肌筋膜疼痛综合征是由臀肌筋膜急慢性损伤引起的臀腿痛病症，临床主要表现为肌肉疼痛、痛性结节、肌肉僵硬和痉挛。常有受凉或劳累史。髂胫束综合征（跑步膝）是指髂胫束与股骨外上髁的过度摩擦导致韧带或滑囊慢性炎症，引起膝关节外侧疼痛；股外侧皮神经炎表现为大腿前面和外侧面皮肤疼痛、麻木；臀上皮神经卡压综合征主要症状是臀部和下腰部疼痛并向同侧臀部大腿后侧放射，通常无下肢运动功能障碍，直腿抬高试验呈阴性，痛不过膝；股骨头缺血坏死表现为髋部疼痛，活动时可向腰臀部、大腿内侧放射，休息时一般无痛；髋关节滑膜炎多为髋痛、跛行，小儿多见，常有上呼吸道感染或过敏反应病史。

94. ABCD HLA－B27 检查可以排除强直性脊柱炎；风湿类检验可用于排除风湿类疾病；骨盆 X 线和髋关节 CT 对于股骨头无菌坏死具有重要的诊断意义。

95. CDEF 臀上皮神经是由 T_{12}、L_1～L_3脊神经后支的外侧支组成，是臀部皮肤的感觉神经。该神经在越过髂嵴进入臀部时，需要通过骶棘肌和腰背筋膜形成的隧道，这种管道对臀上皮神经起到保护作用，但若构成这种管道的骨或纤维组织损伤、炎症或增生后即可造成管道的变形、缩窄，进而压迫臀上皮神经并引起相应症状。主要表现为臀部和下腰部疼痛，并向臀部以下大腿后侧放射，无下肢运动功能障碍，直腿抬高试验呈阴性，通常疼痛不过膝。治疗措施包括休息，减少下腰部活动，应用非甾体类抗炎药，迁延病例可采用局部注射类固醇激素、麻醉药及 B 族维生素，也可行针刀松解术或神经切断术等。

96. ABE 股骨头缺血坏死是由股骨头的血液供应损害导致，主要表现为髋部间歇性或持续性钝痛，活动时可向腰臀部、大腿内侧放射，休息时通常没有疼痛。有统计报道该病创伤后的发病率为 15%～45%。体检时腹股沟中点明显压痛，大腿滚动试验、叩跟试验、股骨头研磨试验、4 字试验和大转子叩击试验均为阳性。早期治疗以非手术治疗为主，主要包括减轻负重、服用消炎止痛药、活血化瘀治疗、局部阻滞治疗和股骨头髓腔减压；通常晚期才采用外科手术治疗。

97. F 该患者有下肢静脉曲张病史。无心肺基础疾病、失血和缺氧等病史。因此深静脉血栓脱落导致肺栓塞引起心搏骤停的可能性最大。

98. ABCDE 在成人心搏骤停行心肺复苏期间，任何情况下均可考虑球囊面罩通气或者高级气道策略。如果在医院内由经过培训的专业人员使用高级气道，可以使用声门上气道或气管内导管，但需要经常操作或接受反复再培训。EMS 人员应该提供持续质量改进计划，尽可能减少并发症，并跟踪声门上气道和气管内导管放置的总体成功率。在心搏骤停期间放置高级气道的前提是医师应具有初步的培训和技能以及插入气道并确认适当位置的经验，同时对胸外按压的干扰降到最低。因此，应根据医师的技能和经验以及患者的需求来选择球囊面罩通气还是置入高级气道装置。经常操作和培训是保持较高的气道管理总体成功率的重要措施，也是持续质量改进的一部分。

99. ABCDEF AHA 心肺复苏指南提到，ECPR 是指在心搏骤停患者进行复苏时，开启体外循环系统，目的在于解决潜在可逆性疾病的同时支持终末器官灌注。这是一项复杂的干预措施，需要专业团队、设备和多学科协作的支持。目前尚无充分证据建议对于心搏骤停患者使用常规 ECPR。但如果经过常规 CPR 努力后仍未见效，且有经验丰富的医生能够迅速实施，则可以考虑使用 ECPR 作为抢救措施。此外，某些观察性研究表明，在特定的患者人群中使用 ECPR 后，存活率得到了提高，并且神经系统预后良好。

100. ABCDEF 复苏后治疗应包括以下方面：①呼吸管理，包括支持呼吸、调整氧浓度以避免氧中毒，并避免过度通气，保持 $P_{ET}CO_2$ 为 35～40mmHg；②维持血流动力学稳定，监测生命体征并预防心律失常再发，采取补液和使用血管活性药物以及治疗导致心搏骤停的直接原因；③进行目标温度管理，在 32～36℃之间至少维持 24 小时，避免温度过高；④防治多器官功能障碍或衰竭，即复苏后综合征；⑤进行脑复苏；⑥对心搏骤停后的神经学结果进行评估，评估方法包括脑电图、诱发电位、影像学检查以及脑脊液及血清标记物等。

全真模拟试卷（二）答案解析

一、单选题

1. B 肺泡表面活性物质是一种脂蛋白复合物，由脂质、蛋白质和糖基组成，由肺泡Ⅱ型细胞合成、贮存和释放。肺泡表面活性物质的生理功能包括：①降低肺泡表面张力，减少吸气阻力、增加肺顺应性。②稳定肺泡内压。③减少组织液生成、防止肺泡积液。④吸引单核细胞迁移入肺泡，促进肺泡巨噬细胞的吞噬、杀菌能力，从而有助于加强肺的防御功能。

2. B 颈动脉窦和主动脉弓压力感受器是人体内两个重要的血压调节机制，当其兴奋作用减弱、传入冲动减少时，通过延髓心血管的中枢机制，会导致心迷走神经传出冲动减少，心交感和交感缩血管神经传出冲动增加，其效应为心率加快，心输出量增加，血管收缩，外周阻力增大，故动脉血压升高。

3. A 产生肌松作用最弱的药物是静脉麻醉药。一般来说，静脉麻醉药的肌松作用相对较弱，而去极化肌松药的肌松作用比较明显。吸入麻醉药也存在一定的肌松作用，但并非所有吸入麻醉药都具有肌松作用。局麻药通常用于局部麻醉，不会引起全身肌松作用。

4. D 肾上腺素能收缩血管，可延缓局麻药的吸收，减少吸收中毒的可能性，同时又可延长局麻药的麻醉时间，并降低局麻药的血药浓度，减少不良反应。

5. B 选项A，吸入全麻药可增强肌松药的作用，而非减弱。选项B，呼吸性酸中毒会增强氯筒箭毒和泮库溴铵的肌松药作用，且不易被新斯的明拮抗。因为酸中毒可以使血浆钙离子的浓度降低，导致神经－肌肉接头处的神经冲动传递减缓，从而增强肌松药的作用。选项C，低温可以延长肌松药的作用时间，而不是缩短。选项D，去极化和非去极化肌松药混合使用并不能明显增强肌松作用，反而可能产生拮抗作用或相互抵消作用。选项E，两种非去极化肌松药复合应用时，可能会产生协同作用或相加作用，从而增强肌松作用。

6. D 选项A，罗哌卡因为新型长效局麻药，物化性质与布比卡因相似，但脂溶性低于布比卡因，时效为120～360分钟。选项B，利多卡因为氨酰基酰胺类中时效局麻药，具有起效快，弥散广，穿透性强，对血管无明显扩张的作用，时效为60～90分钟。选项C，丁卡因是长时效局麻药，起效时间为10～15分钟，作用时效可达3小时以上。选项D，普鲁卡因为对氨苯甲酸酯族药物的代表，短时效局麻药，作用持续时间仅能维持45～60分钟。选项E，布比卡因是长时效局麻药，麻醉效能是利多卡因的4倍，对组织穿透力弱，不易通过胎盘，时效为120～240分钟。

7. B 氟烷可使脑血管扩张，升高颅内压；增加心肌对儿茶酚胺的敏感性，诱发心律失常，临床上应特别引起重视。恩氟烷与异氟烷是同分异构物，与氟烷比较，麻醉诱导平稳、迅速和舒适，苏醒也快，肌肉松弛良好，不增加心肌对儿茶酚胺的敏感性。

8. A 氧化亚氮为吸入麻醉药，是临床复合麻醉常用药，吸入30%～50%有镇痛作用，吸入80%以上才出现麻醉作用，是吸入麻醉药中麻醉性能最弱的，因此在安全用量下不产生深度麻醉，只起麻醉辅助作用，可加速麻醉诱导，减少其他全麻药的用量及不良反应。氧化亚氮对心肌无直接抑制作用，对心率、心排血量、血压、静脉压、周围血管阻力等均无影响。氧化亚氮对呼吸道无刺激，也不引起呼吸抑制。通过增加脑脊液和脑血流量，氧化亚氮能轻度升高颅内压。此外，氧化亚氮通过拟交感神经作用可以轻度增加肺动脉压力和体循环动脉压力。

9. B 塞来昔布为 COX－2 的特异性抑制剂，并非作用于钠离子通道，不会阻止电压依赖性钠离子通道，并且也不会抑制谷氨酸的释放。上腹部疼痛、腹泻和消化不良是该药的常见不良反应；对磺胺类药过敏的患者应该避免使用塞来昔布；塞来昔布可用于急慢性骨关节炎和类风湿关节炎的治疗。

10. A 肾动脉或静脉应用可乐定均增加尿量和游离水清除率；在大剂量应用时，能够明显减少钠和氯化物的排出。可以减少唾液分泌；激活突触前 α_2受体，通过抑制迷走神经，降低胃壁细胞产生胃酸，但通常并不改变胃液的 pH。α_2肾上腺素能受体激动药对神经内分泌系统的作用表现为对交感肾上腺素释放产生抑制作用，并且抑制 ACTH 释放。可乐定的镇静作用与降温作用均与可乐定兴奋中枢及外周 α_2受体有关。

11. B 麻醉前用药的目的：①消除患者紧张、焦虑及恐惧情绪，减轻或消除手术或麻醉引起的不良反应，如恶心、呕吐等；②提高患者痛阈，缓解术前疼痛，从而减轻患者的不适感，增强麻醉效果；③抑制呼吸道腺体分泌，减少唾液分泌防止发生误吸；④清除因手术或麻醉引起的不良反射，如牵拉内脏引起的迷走神经反射，抑制交感神经兴奋，维持血流动力学的稳定。其用药目的不包括使患者术后快速清醒。

12. D 对神志尚清，能配合的呼吸衰竭患者，可做鼻或口鼻面罩机械通气；病情严重，神志虽清但不合作的患者以及昏迷或有呼吸道大量分泌物的患者，应及时建立人工气道。在肺功能极差、反复发生呼衰、分泌物多、机体极度虚弱、营养不良、需长期机械通气支持的患者，可做气管切开，长期留置气管套管行机械通气治疗。

13. B 由于孕妇椎管内静脉丛怒张，硬膜外间隙变窄和蛛网膜下腔压力增高，增加了局麻药阻滞范围过广和硬膜外穿刺误入血管的危险。

14. C 由于肌皮神经在腋窝穿刺点的上方已经穿出神经鞘，故腋路阻滞法不能阻滞肌皮神经。

15. A 诱导期吸入麻醉药的血药浓度高于维持期，其主要目的是加快诱导。

16. E 对有呼吸系统疾病的患者而言，由于全麻药的残余作用可进一步加重肺功能损害，因此术后不宜过早拔管。早期拔管并不适用于所有患者，需要根据患者具体情况来判断。

17. A 由于体内脂肪增加会增加舒芬太尼的分布容积并减慢其消除，因此 OSA 患者应该避免使用阿片类药物，如芬太尼等。肥胖患者对亲脂性药物的代谢并不一定更完全，代谢时间也不一定更长或更短。实际体重计算用药剂量可能会低估芬太尼的需要量，但这并不是 OSA 患者避免使用阿片类药物的主要原因。

18. C 对于心脏手术患者，若术前已经应用 β 受体拮抗剂，应当继续常规应用，以维持心脏稳定；抗心律失常药在术前通常持续应用，以预防手术期间或术后出现心律失常。在患者行心脏手术前需要抗凝治疗的情况下，应根据具体情况选择合适的药物。一般情况下，如果患者正在口服华法林等口服抗凝剂，需要提前停药，并在停药后进行凝血功能监测和调整，以确保术前凝血状态稳定。如果患者需要继续抗凝，可以考虑临时使用低分子肝素或其他抗凝药物，但需要注意其剂量和作用时间，以避免术中出血等问题。苯二氮䓬类、吗啡和东莨菪碱联合应用，能够提供镇痛和镇静效果。长效血管紧张素转换酶抑制药可能导致围手术期低血压，一般建议在术前停用。

19. D 肝素抗凝的主要机制主要体现在：①增强抗凝血酶Ⅲ与凝血酶的亲和力，加速凝血酶的失活；②抑制血小板的黏附、聚集；③增强蛋白 C 的活性，刺激血管内皮细胞释放抗凝物质和纤溶物质。

20. D 泮库溴铵有轻度迷走神经阻滞作用和交感兴奋作用，并可抑制儿茶酚胺在神经末梢的吸收，使得心率增快、血压升高和心输出量增加，尤其是剂量在 2～3 倍 ED95 或更大时更明显。琥珀胆碱是胆碱能受体激动剂，没有抗迷走作用；阿曲库铵没有迷走神经阻滞作用，但可引起组胺释放；筒箭毒碱主要作用于心脏，没有抗迷走作用；维库溴铵在临床用量范围内，不释放组胺，也无抗迷走神经作用。

21. E 在四肢显微血管手术中，为防止吻合血管的痉挛和堵塞，全麻要维持平稳，阻滞麻醉要完善，避免疼痛、寒冷和滥用血管收缩药，及时补足失血和失液，防止低血压。此外，血液黏滞度的增加可能会影响血液在微循环中的流动，导致血管痉挛和堵塞，等容性血液稀释和高容性血液稀释可以降低血液的黏滞性，增加正常组织的血流，还可能增加游离皮瓣的血流，改善组织的灌注，是提高显微外科麻醉管理技术的重要组成部分。对于使用肝素，应根据患者具体情况进行决定，如有明显的凝血功能障碍或高度血小板计数减少等，肝素可能会带来利益；但是如果没有明显的凝血异常，则不必应用肝素，因为使用肝素会增加术后出血的风险。

22. C 机械通气时，保持每分钟通气量不变，$PaCO_2$ 渐进性升高，一般 15～30 分钟达到平衡，之后不继续升高，若 15～30 分钟之后 $PaCO_2$ 仍持续升高，则需排除是否存在 CO_2 皮下气肿等其他原因。

23. B 对于局麻的短小手术，患者状况无异常时，一般无需常规应用麻醉前药物。

24. A 患儿拟择期于全麻下进行眼内异物取出手术，但未行气管内插管。在手术过程中，出现呼吸道梗阻后需要采取紧急处理措施。由于此患儿没有行气管内插管，因此首选处理为选项 A：头部后仰，托起下颌，以增加气道通畅度。这种方法可以有效地扩张喉部和气道，使气流更容易进入肺部，缓解呼吸道梗阻。选项 B，经口抽取分泌物可能会更加刺激呼吸道，并导致更严重的梗阻。选项 C，给予肌松药并行气管内插管可能是一种有效的方法，但需要时间和技能，并且是一种侵入性较强的操作，对患者有风险。选项 D，立即环甲膜穿刺也需要时间和技能，而且在此情况下不太适用。选项 E，增加吸氧浓度可以提高血氧水平，但不能直接解决呼吸道梗阻的问题。

25. D 在前列腺电切术中，由于患者处于连续硬膜外腔麻醉下，局部麻醉药物可能会对心血管和呼吸系统造成影响。当手术进行了 90 分钟后，患者出现烦躁、轻度呼吸困难以及高血压时，提示患者可能正处于容量负荷过多的状态。

二、多选题

26. BCD 肺血流的分布受重力影响，在侧卧位时，清醒患者约有2/3的肺血流分布在下侧肺，通气大部分也在下侧肺。在侧卧位时，全麻患者上侧肺的通气较多，而血流分布较少。全麻诱导可使双肺功能残气量均减少。

27. AE 兴奋性氨基酸（EAA）是指具有2个羧基和1个氨基的酸性游离氨基酸，包括谷氨酸（Glu）、门冬氨酸（Asp），是中枢神经系统的兴奋性神经递质。

28. ABCE 依托咪酯静脉麻醉的不良反应有：①可阻碍肾上腺皮质产生可的松和其他皮质激素，引起暂时的肾上腺功能不全；②用后常见恶心、呕吐，呃逆；③可使肌肉发生阵挛，肌颤发生率为6%左右，不自主的肌肉活动发生率可达32%（22.7%～63%）；④注射部位疼痛可达20%（1.2%～42%）。

29. BCDE 哌替啶在临床用于镇痛，但镇痛作用较吗啡弱，不会引起便秘，也没有止泻作用，因其可扩张血管，故可能会引起体位性低血压，其提高胆道压力的作用比吗啡弱。哌替啶对妊娠末期子宫没有抗催产素作用。

30. ABCDE 为防止反流与误吸而采取的措施：①严格执行术前禁食规定；②对放置鼻胃管的患者，充分吸引减压；③对饱胃和高位肠梗阻的患者行清醒插管；④对术中可能发生反流误吸的患者，术前给予H_2受体拮抗剂，以降低胃酸度。而对于麻醉师来说应该准备好一切抢救措施，尤其是吸引器、气管插管喉镜等。

31. ABC 恩氟烷麻醉时若动脉压保持不变，则脑血管扩张，脑血流量增加，颅内压升高。恩氟烷是较强的大脑抑制药，麻醉愈深，脑氧耗量下降愈多。吸入3%恩氟烷，中枢氧耗量降低50%。

32. DE 因硫喷妥钠具有抑制呼吸和循环的作用，目前主要用于抗惊厥和脑保护，应小剂量（1～2mg/kg）静脉注射，以免发生低血压。

33. ABCDE 氯胺酮可引起意识和感觉的分离，患者可以保持自主呼吸和正常生命体征而进入类似麻醉状态的神经阻滞状态。氯胺酮能兴奋交感神经中枢，使心率增快、眼内压增高、血压及肺动脉压升高。相较于许多其他镇静药物，氯胺酮的作用时间较短，作用时间为5～10分钟。氯胺酮在体内再分布的速率很快，药效作用也很快消退。

34. BCDE 选项A，局麻药吸收过量通常并不会导致血压上升，相反可能会引起血压下降。选项B，利多卡因等钠通道阻滞剂类局麻药，可表现为心脏传导减慢、房室传导阻滞等，严重者可能导致心脏骤停。选项C，局部麻醉的早期反应通常是兴奋，表现为头痛、眩晕、精神萎靡不振等，而后期则可能出现抑制，甚至昏迷等症状。选项D，大剂量的局麻药可能影响心肌细胞的电位，导致心肌收缩力降低，出现心功能不全等症状。选项E，利多卡因等局部麻醉药物的过量使用，可导致呼吸中枢被抑制，引起呼吸暂停等症状。

35. ABCD 严重高血压患者（舒张压≥110mmHg或收缩压≥180mmHg）应推迟手术，至血压降至160/100mmHg以下。一般情况下，除ACEI和ARB类药物需要评估后决定是否继续使用外，其他降压药物手术当日继续使用。一般建议在术前12～24小时停用ACEI和ARB类药物，因为持续服用至术晨可能与术中低血压相关，特别是对合用利尿剂的患者。肝癌破裂出血危及生命时应急诊手术。口服降糖药的患者，服用长效降糖药应在术前2～3日停药。

36. ACDE 肌间沟臂丛有可能发生膈神经阻滞、喉返神经阻滞等并发症，应避免同时行双侧阻滞。其他麻醉方案均可选择。

37. ABCD 患者因胸椎骨折、多发肋骨骨折、急性呼吸窘迫综合征而行气管插管机械通气，现烦躁不安，拟选用咪达唑仑镇静。咪达唑仑是一种苯二氮䓬类药物，可用于镇静和催眠。在机械通气治疗过程中，由于插管等原因，患者容易出现烦躁、恐惧等情绪，并且可能出现回忆性妄想等不良反应。因此，在镇痛基础上合用咪达唑仑进行镇静治疗可以减轻患者的不良情绪和对通气治疗的抵触感，提高治疗效果（E 对）。苯二氮䓬类药物可以抑制呼吸和循环，还会降低血压，可能会使呼吸窘迫加重（A 错）。剂量需要根据患者的年龄、性别、体重等因素调整，不能简单地按照体重计算（B 错）。咪达唑仑可使脑血流量和颅内压轻度下降（C 错）。咪达唑仑可产生短暂的顺行性记忆缺失，而不是逆行性遗忘（D 错）。

38. ACDE 在先天性心脏病患者的麻醉诱导中，一般不推荐使用吸入诱导剂，因为吸入诱导剂可能引起氧合不足，对发绀性患者尤其要谨慎。因此，对于非发绀性患者，可以采用吸入诱导剂，如七氟烷等。而对于发绀性患者，应该采用静脉注射诱导剂，如氯胺酮等，以避免氧合不足。较大儿童可考虑采用静脉配合吸入诱导，但仍需注意氧合情况。不配合患儿可先肌内注射氯胺酮诱导，但这是一种紧急情况下的备选方案，不作为常规方法使用。

39. ABCE 选项 A，在主动脉瓣狭窄患者中，左心室负荷增加，需要左心房协助完成左心室充盈，因此左心房功能对左心室充盈至关重要。选项 B，主动脉瓣狭窄引起心脏排血受阻，可导致心肌缺血，进而引起心绞痛；晕厥则可能由于左心室流出道狭窄致使脑血流量减少所致；呼吸困难则可能由于左心室排血受阻，导致肺部淤血而引起。选项 C，由于主动脉瓣狭窄患者中左心室负荷明显增加，在手术过程中需要注意心肌保护，避免心肌缺血导致并发症。选项 D，虽然主动脉瓣狭窄的主要表现与左心室有关，但是左心室收缩时冠状动脉供应心肌，主动脉瓣狭窄可导致心肌缺血，从而引起心绞痛。选项 E，由于主动脉狭窄导致左心室排血受阻，为了维持对体循环的有效排血，左心室需要通过向心性肥厚来增加心肌收缩力，以适应高负荷状态。

40. ABDE 创伤急救的主要原则是先救命、后治伤，分步骤进行。具体如下：①把握呼吸、血压、心率、意识和瞳孔等生命体征，检查伤部，迅速评估伤情；②对生命体征的重要改变迅速作出反应，如心肺复苏、抗休克及外出血的紧急止血等；③重点询问受伤史，分析受伤情况，仔细体格检查；④实施各种诊断性穿刺或安排必要的辅助检查；⑤进行确定性治疗，如各种手术等。透析治疗主要针对肾衰竭，不是该患者急需的治疗；⑥对于怀疑有脊柱损伤的患者，应注意脊髓保护，必要时药物预防。

41. ABCD 溶血反应发生时可能出现输血静脉的红肿及疼痛，寒战、高热、呼吸困难、腰背酸痛、头痛、胸闷、心率加快乃至血压下降、休克，严重者可发生弥散性血管内凝血及急性肾衰竭，当怀疑有溶血反应时应立即停止输血。给予碳酸氢钠静脉滴注以碱化尿液，促使血红蛋白结晶溶解，防止肾小管阻塞；输注晶体液或血浆用以扩容，纠正低血容量休克；静脉输注糖皮质激素以控制溶血性贫血。在大量输血出现不良反应的时候考虑输注葡萄糖酸钙，不用于溶血反应的处理。

42. ABCE 选项 A，异氟烷或硫喷妥钠这两种药物在一定程度上可能会降低癫痫阈值，不适合癫痫患者使用。选项 B，氯胺酮作为麻醉药物可以产生局部麻醉和镇痛的作用，但是并不能控制持续癫痫的发作。选项 C，羟丁酸钠作为镇痛药物使用较多，而并不能控制持续癫痫的发作。选项 D，丙泊酚是一种常用的全身麻醉药物，对癫痫患者没有影响，而且具有良好的镇静、催眠、抗惊厥等作用，对于控制持续癫痫的发作也有一定的效果。选项 E，恩氟烷是一种快速作用的全身麻醉药物，有癫痫倾向的患者应避免使用恩氟烷。

43. ABCE 选项 A，缺氧、二氧化碳蓄积及体温升高都可能诱发或加重癫痫发作，因此应该避免这些因素的产生。选项 B，麻醉前并非必须稳定患者的情绪。但对于癫痫患者，在手术前进行必要的心理疏导和情绪安抚，有助于减少患者的不安与紧张，从而降低癫痫发作的风险。选项 C，麻醉前禁饮食是保证手术安全的重要措施之一。癫痫患者在麻醉前同样需要遵守禁食规定，以防止术中误吸引起肺部感染等并发症。选项 D，氯胺酮和恩氟烷都是常用的全身麻醉药物，但是它们的联合使用可能会降低癫痫阈值，增加癫痫发作的风险，因此应该避免联合使用。选项 E，对于需要局部麻醉的患者，应该遵循剂量准确、注射技术正确等原则，以避免局麻药过量或者误入血管所导致的神经系统反应。

44. ABDE 重症肌无力（MG）是一种自身免疫性神经肌肉疾病，孕妇患有 MG 并不会直接引起新生儿的感染或患病，但是新生儿可能会出现转移性肌无力。这是由于母体的自身抗体可以通过胎盘传递到胎儿，影响其神经肌肉传导功能，从而引起重症肌无力症状。因此，对于 MG 患者的新生儿，需要密切观察和治疗。选项 A，重症肌无力并不是一种传染病，新生儿不会被感染，选项 A 的说法不准确。选项 B，如果新生儿出现了重症肌无力症状，需要及时进行治疗。选项 C，对于转移性肌无力的新生儿，抗乙酰胆碱药物是常规的治疗方法，一般需要持续治疗 4 周。选项 D，如果新生儿出现了重症肌无力症状，一般需要进行持续的治疗和观察，但并不代表需要终生治疗。选项 E，MG 通常是由 IgG 自身抗体引起的，因此并不存在母体 IgM 抗体感染的问题。

45. ABCD 在进行右肺全切手术前，判断患者是否能够耐受该手术的最可靠依据是进行肺动脉阻断试验。因为肺动脉阻断试验可以评估肺组织对血液氧合的贡献，并确定是否需要保留部分肺组织来维持足够的肺功能。如果肺动脉阻塞后 PaO_2 下降较大或合并出现严重的心律失常等情况，则说明患者无法耐受右肺全切手术。其他选项中，术前肺功能检查、术前肺部形态学改变、术中血气分析以及术前能否耐受运动负荷均不够直接明确和准确，不能作为最可靠的依据。

46. ACDE 异物取出后发生呼吸困难、心率增快和听到哮鸣音等症状，提示支气管镜检查可能引起了支气管/喉部刺激，导致支气管/喉痉挛。而支气管内异物残留也是一个可能的原因，但在 2 分钟内出现严重的窒息症状并不常见。舌后坠和急性左心衰竭的症状与该病例不符。发生痉挛后需要立即采取措施以缓解痉挛，提高患者的通气和氧合水平。

47. ACD 通过让患者屏住呼吸，在一定时间内增加胸腹压，来评估心脏自主神经系统的功能状态，包括交感神经和副交感神经的活动。正常情况下，该试验可以导致心率和血压的变化，从而帮助评估心脏功能。通过让患者进行一定强度的体育锻炼，来评估患者的心脏适应能力和耐力。该试验可以帮助检测是否存在心绞痛、心肌缺血等病变，同时评估患者的心脏功能状态。平板运动与屏气试验类似，也是为了了解交感神经和副交感神经的活动状况，从而评估心脏功能。而吹气试验主要用于评估肺功能情况，Allen 试验用于评估供应手的动脉侧支的循环情况。

48. ABCDE 全麻苏醒期患者出现低氧血症的原因包括：术后肺不张、通气不足、弥散性缺氧、上呼吸道梗阻、支气管痉挛、误吸综合征、肺水肿、气胸和肺栓塞等。

三、共用题干单选题

49. B 妊娠高血压综合征是孕期常见的一种疾病，严重时可能引起多器官损伤，包括心脏、肺部等。在剖宫产术前，患者出现憋喘、无法平卧等症状，提示存在肺水肿的可能。全麻手术结束后进入 ICU，行气管插管机械通气后，患者的血压升高，心率加快，同时两肺底吸气末可闻及大量湿啰音，这些表现均支持肺水肿的诊断。由于本例患者有高血压病史，同时出现左心负荷过重的表现，因此急性左心功能衰竭是最可能的诊断。而其他可能的诊断如支气管哮喘、输血输液过多、急性右心功能衰竭以及非心源性肺水肿，在本例中均不太可能。

50. D 本例患者诊断为妊娠高血压综合征，全麻手术后出现肺水肿，入 ICU 时处于药物镇静状态，行气管插管机械通气，血压高、心率快，同时两肺底可闻及大量湿啰音。针对这种情况，应积极处理肺水肿，并针对高血压等症状予以治疗。在处理肺水肿时，应当以大量利尿为主，尽量减少体内液体负荷。此外，血管扩张剂可以降低血压，改善心脏负荷；而 PEEP 则可以增加呼气末正压，改善肺功能，防止肺萎陷和氧合不足。其他选项中，β 受体拮抗剂在妊娠高血压综合征中常被用来降低血压，但不适用于出现肺水肿的本例患者；利尿剂和镇静肌松剂剂量增大可能会导致血容量和循环稳定性下降，不利于本例患者的处理；洋地黄可以用于改善心脏功能，但对于严重肺水肿而言，处理作用较小；单纯利尿并不能解决高血压和肺水肿问题。

51. A 通过床边持续血液滤过将体内潴留的大量水分在短时间内超滤出来，可迅速改善病情。如胶体渗透压较低，也可以在滤过过程中适当补充人体白蛋白以提高胶体渗透压，促使组织间隙的水分向血管内转移，提高滤过效率。

52. C 服用华法林后，其抗凝作用的起效时间为 1 ~ 3 天，停药后抗凝作用仍可维持 2 ~ 5 天。

53. D 口服华法林停药后其抗凝作用仍可持续 2 ~ 5 天，期间施行椎管内阻滞仍有发生硬膜外血肿的风险，故需至少停药 4 ~ 5 天。

54. B 停用华法林后施行椎管内阻滞前需监测 INR，若 INR ≤ 1.4 方可实施阻滞。

55. B 新鲜冰冻血浆中含有多种凝血因子，可以补充缺失的凝血因子，逆转华法林的抗凝作用。华法林主要作用于凝血因子的合成，而血小板主要参与血栓形成过程，不直接影响华法林的抗凝效果。停用华法林可以避免进一步加重抗凝效应，有助于逆转抗凝过度。维生素 K 是凝血因子合成所必需的，口服或注射维生素 K 可以促进凝血因子的合成，逆转华法林的抗凝作用。凝血酶原复合物中含有多种凝血因子，可以迅速补充缺失的凝血因子，逆转华法林的抗凝作用。

56. B 选项 B 中的麻醉诱导药物“咪达唑仑、芬太尼、维库溴铵”对心血管系统影响小，并且可以有效地减少插管反应。咪达唑仑是一种短效的苯二氮䓬类药物，能快速诱导和恢复麻醉状态；芬太尼是一种作用时间较短的合成阿片类药物，具有镇痛和镇静的作用；维库溴铵是一种快速作用的肌松药，可在短时间内使肌肉松弛，方便手术操作。其他选项中，硫喷妥钠（选项 A）和地西泮（选项 C）等药物对心血管系统影响较大，不适合有心脏病病史的患者；丙泊酚（选项 D）虽然作用时间短暂，但可能引起血压下降等副作用；氯胺酮（选项 E）虽然作用时间短暂，但可能引起谵妄、幻觉等精神反应。

57. D 在手术期间，对于心脏病患者，应重视麻醉管理措施。麻醉管理措施包括麻醉诱导和维持期力求平稳，保持气道通畅及循环稳定，进行多导心电图监测，放置颈内静脉及桡动脉测压等。而为了减轻心脏负担，需要控制麻醉药的用量和维持足够的麻醉深度。

58. C 成年人置管的平均深度（即气管导管前端至门齿距离）为 20～24cm。

59. B 本题考查麻醉中动静脉穿刺置管常用部位。有创动脉血压监测时，最常用的部位为桡动脉，当置管失败后，可尝试足背动脉、肱动脉等。常用的中心静脉置管部位为颈内、锁骨下、股静脉。

60. C 该患者术中大量输血输液，可导致肺毛细血管通透性增加和肺水肿，出现输血相关急性肺损伤。其他选项与该患者的临床表现均不相符。

61. E 患者心功能较差，而依托咪酯较其他麻醉诱导药而言，对循环影响最小，其麻醉后血流动力学非常稳定，周围血管阻力和冠状动脉血管阻力显著降低，心指数增加，且不增加心肌氧耗，可使左心室氧耗量降低。因此，对于患有心血管疾病的患者而言，依托咪酯是良好的麻醉诱导药物。

62. B 患者为老年人，心功能较差，如选用丙泊酚靶控诱导，就必须采用分步进行，从 1μg/ml 开始，每隔 1～2min 增加靶浓度 0.5～1μg/ml，直至患者意识消失。

63. A 右美托咪定对呼吸影响很小，能够在保留自主呼吸的情况下给予镇静，此时采用相关器械插管，如可视喉镜或纤支镜均可。而其他药物对循环的影响比较大，且呼吸抑制较大。

64. D 在颅内血肿患者的麻醉过程中，应注意尽可能减少对颅内的干扰，避免因为麻醉操作而加重颅内高压。多发伤是指患者同时出现两个或两个以上的伤害，需要严密检查，及时诊断，以便于制定相应的治疗方案。手术前 2 小时内应禁食，以免在麻醉诱导和气管插管过程中引起误吸。如果患者存在反流风险，则应采取必要措施预防误吸。琥珀胆碱会导致颅内压升高，不提倡用于脑科手术。在颅内血肿患者的麻醉过程中，应尽量避免咳嗽、呛咳等刺激性反应，以减少颅内压力变化，保护脑组织。

65. B 目前临床上广泛使用的起效最快的非去极化肌松药为罗库溴铵。琥珀胆碱可导致颅内压升高，不提倡用于脑科手术。

四、案例分析题

66. ABC 室间隔缺损使得左心室和右心室之间存在左至右分流，导致氧合血流和非氧合血流混合，增加了肺血流的负荷。这会导致肺动脉内的压力增加，从而引发肺动脉高压。肺血管痉挛会使肺血管收缩，导致血液流通受阻，肺动脉内的压力也会增加。在室间隔缺损的情况下，由于血液从左心室流入右心室，可能会导致左心房和肺静脉的压力增高。这会影响肺血液回流，进而导致肺动脉内的压力上升。肺动脉狭窄、肺动脉瓣狭窄通常是继发于肺动脉高压的后果，不是导致其的主要原因。左心衰竭虽然可能导致肺高压，但在本例中不是主要原因。

67. ABCE　先心病患儿的主要病理生理改变起源于心脏畸形引起的原发性血流动力学异常，心腔异常压力和容量负荷所致的继发性影响，肺血管阻力大小，以及肺血管阻塞程度这几个方面，其他均是由此衍生而来。

68. ABCDEF　该类患儿的麻醉选择以降低肺血管阻力，减轻右室后负荷为原则。

69. AEF　根据患者的高血压病史、胸闷气短、胸痛反复发作等临床表现以及体格检查结果，此患者可能存在高血压性心脏病、胸主动脉瘤和冠心病。如长期不规则服药容易引起心脏病变，可能导致高血压性心脏病；此外，口唇发绀提示可能存在心血管障碍，可能是由于胸主动脉瘤挤压引起的；而胸痛等症状也可能与冠心病有关。

70. ACDEF　由于患者存在胸痛等症状，冠心病是需要排除的疾病之一。因此，冠脉造影可以帮助明确是否存在心脏冠状动脉狭窄或堵塞等情况。另外，心肌酶谱和超声心动图也可以帮助确定是否存在心肌损伤或左心功能异常等问题。血糖、血脂检查可以了解患者是否存在代谢紊乱等情况。24 小时动态心电图也可以帮助确定患者是否存在心律失常等问题。免疫球蛋白检查对此患者的病情诊断并不会有太大帮助。血常规 + 血白细胞分类计数也不是首选检查项目，不能明确心脏病因。

71. ABDG　患者的动态心电图提示房室传导阻滞，因此建议使用 β 受体拮抗剂或钙通道阻滞剂控制心率。硝酸酯类药物可以扩张冠状动脉，缓解胸痛和呼吸困难等。因此，这三种药物都可以用于术前治疗。术前足量应用镇静药可以减轻患者的焦虑、恐惧心理，提高手术成功率，并预防手术后并发症的发生。服用抗生素和应用小剂量激素提高术中应激以及术前足量输液预防脱水等措施，与该患者的病情和手术治疗无关，不需要进行。安置临时起搏器对于该患者而言也不需要进行。

72. BDEFH　发生急性心肌梗死后应立即对症治疗，尽早解除病因。急性心肌梗死患者常常出现剧烈胸痛，需使用镇痛药物以缓解疼痛，吗啡是一种较为有效的药物。心肌梗死导致心肌缺血和缺氧，造成组织损伤，吸氧可以增加血氧浓度，减轻缺氧程度；绝对卧床休息可以减少心脏负荷，避免诱发心肌再次缺血或扩展范围。心肌梗死可能会导致患者出现焦虑、恐惧等情绪反应，应适量给予镇静药物以缓解患者的精神紧张状态。急性心肌梗死需要尽早进行治疗以挽救患者生命。在起病 3～6 小时内可以考虑使用溶栓药物溶解血栓，恢复血流通畅。急性心肌梗死容易引发室性心律失常，需随时备有利多卡因等抗心律失常药物，一旦发生室性心律失常，立即使用。动态心电图和 X 线胸片检查对于急性心肌梗死的诊断并没有直接帮助，而防止脑水肿发生不是该病情的处理措施，因此不需要进行。

73. ABDEH　麻醉诱导时降低室温可能诱发寒战，增加心肌氧耗；应积极控制血压，保证心肌氧供；偶发房性期前收缩可以观察治疗，不需立即应用异搏定。

74. ACEH　在进行冠脉搭桥手术前，应适当补充患者的血容量，以保证手术过程中有足够的血流灌注心脏和其他器官。

心脏手术应保证低凝状态。心率的控制可以降低心肌氧耗，减少对心肌功能的影响，并且也有利于手术操作。理想的心率范围是50～75次/分。主动脉根部缝合时，应注意控制低血压，防止主动脉撕脱和夹闭钳滑脱的发生，一般建议控制收缩压低于90mmHg。在吻合血管操作期间往往会出现血压下降，以吻合回旋支时最为明显。保持患者体温稳定可以避免血管因受冷而收缩，影响冠状动脉成活再通。在手术中，麻醉医师需要密切监测患者的循环情况，并采取相应的措施以确保手术的成功进行和患者的安全。

75. CF 重症肌无力（MG）患者在麻醉过程中需要特别注意，因为其神经肌肉接头的功能障碍可能影响麻醉药物的代谢和排泄，同时使用肌松药也需谨慎。选项A，氯胺酮不是重症肌无力的禁忌用药；选项B，重症肌无力对非去极化肌松药的敏感性高于去极化肌松药；选项C，为抑制呼吸道分泌及预防抗胆碱酯酶药的副作用，应常规用阿托品或东莨菪碱，但剂量宜小，以免剂量过大造成呼吸道分泌物黏稠或掩盖胆碱能危象的表现。选项D，重症肌无力患者的肌松药代谢能力较低，肌松药的作用时间明显延长，因此不建议在诱导前预先使用肌松药。选项E，吗啡和抗胆碱酯酶药物有协同作用，不宜使用。选项F，因吸入麻醉药本身具有一定的肌松作用，对于部分重症肌无力行胸腺切除术的患者而言，可以不使用肌松药，术中肌松程度完全满足手术需要。

76. BDEG 选项A，重症肌无力对非去极化肌松药的敏感性高于去极化肌松药。选项B，长期应用泼尼松会影响钙代谢，导致骨质疏松，因此在麻醉管理中需注意骨折风险。选项C，目前没有证据表明溴吡斯的明会引起肾上腺皮质功能亢进。选项D，部分患者在服用泼尼松时可能会出现多汗和上呼吸道分泌物增多等不适症状。选项E，泼尼松可引起胃肠道黏膜损伤和出血，因此需注意消化道保护。选项F，溴吡斯的明不会引起关节疼痛。选项G，长期应用泼尼松会引起低钾血症，需要密切监测。

77. D 根据病史和检查情况，该患者患有重症肌无力（MG），已经口服溴吡斯的明和泼尼松治疗。手术前肺活量实测值/预计值为50%，FEV_1/FVC 80%，最大通气量（MVV）实测值/预计值为45%。上述情况表明该患者在肺功能方面存在明显受限，手术期间易出现呼吸困难。全身麻醉对于MG患者而言具有较大的风险，其中导致呼吸困难的主要原因是胆碱能危象。胆碱能危象是MG患者在全身麻醉中常见的并发症之一，由于麻醉药物干扰了乙酰胆碱的释放和代谢，导致胆碱能兴奋过度，致使患者出现呼吸困难等症状。因此，在全身麻醉过程中，对于MG患者要格外注意呼吸系统的管理，密切监测呼吸功能，及时发现并处理胆碱能危象等并发症。

78. BCD 胆碱能危象由胆碱酯酶抑制剂过量引起，体内胆碱能递质相对较多，给予新斯的明会加重症状，吗啡与新斯的明有协同作用，故也不宜使用，呋塞米对胆碱能危象无治疗作用，因此正确的处理主要是进行呼吸与循环支持等治疗，同时针对毒蕈碱样症状应用阿托品，等待胆碱能递质的降解，必要时也可用解磷定恢复胆碱酯酶活性，并对抗胆碱酯酶抑制剂的烟碱样作用，直至肌肉松弛，肌力恢复。

79. ABDEF 选项A，肌电图描记法通过检测患者肌肉的电活动来确定是否存在肌无力的表现。选项B，依酚氯铵可以通过抑制乙酰胆碱酯酶的活性，增加乙酰胆碱的作用时间，从而缓解重症肌无力患者的症状。选项 C，阿托品试验是心内科常用的一种检查方法，用于鉴别窦性心动过缓的原因，不能诊断重症肌无力。选项 D，局部筒箭毒碱试验主要用于排除重症肌无力的诊断。选项 E，检测血清中的乙酰胆碱受体抗体水平，可以协助确诊重症肌无力。选项 F，CT 和 MRI 检查可以用于确定肌无力症状的原因（如肿瘤等）。

80. ABCDEF 影响非去极化肌松剂作用的因素：①吸入性麻醉剂；②抗生素；③温度；④电解质紊乱；⑤局部麻醉药；⑥抗心律失常药；⑦抗癫痫药物；⑧酸碱平衡失调。

81. ABDF 选项 A，了解该疾病的病理生理变化对全面评估和处理患者具有重要意义。选项 B，详细了解病史、药物史及并发症等信息可以帮助确定麻醉计划和管理策略。选项 D，地西泮可作为镇静药物预防或减轻手术后肌无力加重，但需要避免过度镇静。选项 F，术中使用肌松药物，需要注意预防和监测胆碱能危象的发生。术前应暂停使用所有抗胆碱酯酶药物，并在术后非常小心地恢复药物治疗，因为此时患者对此类药物的敏感性可能已经改变。非去极化肌松药物也应谨慎使用，以免加重肌无力。

82. CDEF 对于该重症肌无力患者，进行麻醉前访视时，除了常规了解病情外，由于患者长期口服抗胆碱酯酶药，因此还应了解其品种和剂量，以免在手术中出现过度抑制神经肌肉传导而引起的并发症。胸腺瘤可能会压迫气管，影响患者的呼吸。因此需要复习影像学资料，了解气管有无受压及受压情况。因手术过程中需要插管，所以需考虑患者呼吸道状况，估计气管最狭窄处和门齿的距离，以便选择合适的插管长度。因手术过程中需要改变患者体位，如坐位、仰卧位等，所以应了解不同体位对患者呼吸的影响，以便采取相应的措施保障患者安全。虽然了解胸腺瘤的性质有利于手术过程中的处理，但是这并不是进行麻醉前访视时特别需要注意的事项。突眼征是甲状腺眼病的常见表现之一，与重症肌无力无直接关系。因此，在麻醉前访视时并不需要特别注意有无突眼征。

83. ABDE 对于该患者，由于重症肌无力的存在和气管受压较严重，采用食管气管联合导管的方法可以通过食管的支持减少插管时对气管的刺激，同时也可以避免插管误入食管的情况。在使用全麻方法进行插管前，先采用表面麻醉和镇静等手段，以避免患者的病情加重或发生突发状况。保留自主呼吸可以根据患者的情况调整插管时间，并避免因插管时间过长而导致低氧血症等并发症的发生。由于喉部和气管的变异性较大，使用何种类型的气管导管应该根据患者年龄、身高、体重等因素而定，不能一概而论。若患者不能合作或插管难度较大，可在纤维支气管镜引导下于清醒状态下行气管内插管，以确保操作的安全性和准确性。如果出现气道阻塞、插管失败等紧急情况，应该准备好气管切开的器械和技术力量，以确保患者的生命安全。快速诱导插管是一种在患者清醒状态下迅速进行气管插管的技术，通常用于紧急情况或无法合作的患者。对于本例患者，已经决定在气管内插管全身麻醉下进行手术，因此患者将不会处于清醒状态，使用快速诱导插管并不适用于该患者。

84. ABCE 当气管导管位置发生变化时，可能会造成气道压力急剧升高，呼吸困难或缺氧等问题。在手术操作过程中，若手术部位周围组织肿胀或切除组织较多，会对气管、支气管等造成压迫，引起气道阻力增加，使呼吸困难或交换气体受限。肺部出现气胸，可导致肺容积减小、肺顶上抬，进而影响胸腔内的压力平衡，抑制肺内气体交换，引起缺氧等症状。困难呼吸是重症肌无力的常见表现，但手术过程中由于麻醉药物的影响，患者的肌力可能维持在一定水平，因此在本案例中肌无力危象风险较低。气管插管后可能会有分泌物沉积在气管导管内部，若时间过长则会发生气道阻塞和缺氧等情况。喉痉挛会引起呼吸困难或交换气体受限，但在本案例中风险较低。

85. ABDG 选项 A，由于手术切除胸腺瘤可能会对呼吸肌造成一定程度的影响，加上长期肌无力药物治疗可能会影响到喉部肌肉运动，因此出现困难气道的风险较高。选项 B，肺活量是评估肺功能的重要指标之一，若患者术前肺活量较低，则说明其肺功能存在损害或受限，需要维持机械通气以支持呼吸功能。选项 D，吡啶斯的明属于抗胆碱酯酶药物，可导致肌肉无力和呼吸肌麻痹，术前口服该药物可能会增加手术后出现呼吸衰竭的风险。选项 G，患有肌无力的患者本身就有呼吸肌无力和呼吸衰竭的风险，手术后仍需持续机械通气以支持呼吸功能。因此，选项 A、B、D、G 均为需要保留气管导管行机械呼吸支持的指标。而术中出血、低氧血症和阿曲库铵总剂量可能会影响术后恢复，但不是需要保留气管导管行机械呼吸支持的指标。

86. ABCDEF 该患者因脑膜瘤拟在全身麻醉下行手术，因此应进行全面的术前检查以评估患者的手术风险和制定合理的麻醉计划。心房颤动是一种常见的心律失常，可导致血栓形成和栓塞。因此，该患者需要进行心脏超声检查以评估左心功能、瓣膜情况和可能存在的左心血栓。血常规可以评估患者的血红细胞、白细胞和血小板计数，有助于评估术后出血和感染风险。胸部 X 线片可以评估患者的肺部情况，排除肺部感染、胸腔积液或肺栓塞等并发症。下肢静脉超声可以评估患者是否存在下肢深静脉血栓，并指导预防和治疗措施。血生化检查可以评估患者的肝功能、肾功能和电解质状态等，有助于术后监测和治疗。凝血四项包括凝血酶原时间（PT）、活化部分凝血活酶时间（APTT）、纤维蛋白原（FIB）和凝血酶时间（TT），可以评估患者的凝血功能。这对于手术中出血控制和术后预防深静脉血栓形成非常重要。因此，该患者术前应进行心脏超声、血常规、胸部 X 线片、下肢静脉超声、血生化和凝血四项的全面检查。

87. CDEF 患者术中血压升高，可能会导致脑出血、心脏负担过重等风险的发生，需要采取相应措施降低血压。在手术过程中，若患者血压不稳定，可以先通过静脉给予降压药物，如硝普钠、硝酸甘油或乌拉地尔等降低血压，以保证手术操作安全。艾司洛尔是 β 受体拮抗剂，可以通过阻断交感神经系统的兴奋作用，减少心肌氧耗和收缩力，使心率下降、心律平稳。胺碘酮是一种抗心律失常药物，适用于治疗多种类型的心律失常，包括房颤或房扑等。可以通过静脉给予，来控制心房颤动引起的心率快速增加和心律不齐。过度通气有可能导致呼吸性碱中毒，头低位也不利于术中监测和手术操作。适当加深麻醉可以降低患者的应激反应，使血压和心率得到控制。

88. BCDFG 颅内压增高是脑外科手术中常见的并发症之一，如出现应立即采取措施予以纠正。选项 A，控制性降压可能会影响脑血流灌注，不适合用于颅内压增高的处理。选项 B，过度通气可通过提高动脉血二氧化碳分压，引起脑血管收缩，减少脑血容量，从而降低颅内压。选项 C，静脉输注甘露醇，可以通过渗透作用，促进脑细胞外液向血管内移动，从而达到减少脑组织水肿和降低颅内压的效果。选项D，头高位可以通过提高头部位置，降低颅内静脉压力，从而减轻颅内压。选项E，单次少量静脉注射异丙酚对降低颅内压的作用不太明显。选项F，静脉输注呋塞米，可以通过排钠利尿，减少体液负荷，降低颅内压。选项G，单次少量静脉注射东莨菪碱，可通过扩张脑血管，增加脑血流量，改善脑供血，从而达到降低颅内压的目的。

89. ABCDEF 颅脑损伤术前评估的内容包括四个方面。首先是神经系统评估，可以采用Glasgow昏迷量表（GCS）评分或检查瞳孔（大小、光反射）反应和四肢运动功能等；其次是其他器官损伤的评估，如是否合并多器官系统的损伤以及有无胸腔内出血和（或）腹腔内出血；第三个方面是全身状况评估，需要评估引发继发性脑损伤的危险因素；最后是气道评估，颅脑损伤患者可能存在饱胃、颈椎不稳定、气道损伤和面部骨折等问题，建立气道时需注意避免反流误吸、颈椎损伤或通气插管失败等风险。

90. ABCD 在评估患者存在困难气道时，需要特别注意麻醉诱导用药。在严密监测下，可以少量应用咪达唑仑等镇静剂进行诱导。右美托咪定由于呼吸抑制轻，可用于减少插管刺激。氯胺酮可能引起颅内压升高，不推荐在颅脑损伤患者中使用。将患者头部置于高位，有助于改善气道力学和通气状况。对于肥胖患者，建立可靠的气道是手术成功的关键，但不建议使用喉罩通气建立人工气道。对于严重困难气道，快速诱导下气管插管是一种常用气道建立方式，而慢诱导则可能更安全。

91. B 地氟烷是吸入麻醉药物中的首选，因为其可溶性差、肝脏代谢低。使用瑞芬太尼时间长并不会引起明显蓄积现象。在选择肌肉松弛药时，通常优先考虑顺式阿曲库铵。多模式镇痛可以减少阿片类药物的应用，而保护性肺通气策略仍然是治疗这类患者时的首选通气模式。术中应维持合理的血压，以保证足够的脑灌注压。

92. ABCDF 当出现颅内高压时，需要采取以下措施：①进行过度通气，但避免时间过长；②使用高渗液体进行治疗，可以酌情重复给予甘露醇，但不推荐持续输注；③不建议使用激素，因为其可能增加中、重度脑外伤患者的死亡率；④在确保血流动力学平稳的情况下，将患者置于平卧位，头部抬高30°可改善静脉回流，从而降低颅内压；⑤脑脊液引流，可采用单次或持续脑室外穿刺引流；⑥高张盐水可以通过渗透作用减少脑组织的水肿，从而降低颅内压力。但应在监测血钠水平的情况下应用，并且需要谨慎使用，以避免血钠过高导致其他并发症。

93. C PaO_2 63mmHg提示低氧血症，$PaCO_2$降低提示呼吸性碱中毒，Ⅰ型呼吸衰竭。

94. D 肥胖患者在接受镇静后容易出现上呼吸道梗阻，导致通气困难。如果需要对这类患者进行纤支镜下清理，使用喉罩或其他口咽通气道可能无法提供长时间有效通气。此外，由于该患者氧合不佳、呼吸急促，以及意识水平下降，因此不能使用清醒局部麻醉。

95. D 保护性肺通气策略主要有以下几点：①使用基于理想体重的小潮气量通气（≤6ml/kg）；②常规应用呼气末正压（5～6cmH_2O）；③避免高浓度吸氧和低气道压力，现在也倾向于使用压力控制容量模式来减少肺损伤。目前研究所用的FiO_2约为40%。

96. A 目前大部分情况下使用左双腔

支气管导管插管技术进行肺隔离，尤其是对于需进行双侧序贯大容量肺泡灌洗的患者，需要完全隔离双侧肺，以避免灌洗液流入对侧肺，并且这种方法可以灵活更换灌洗侧和通气侧。右侧主支气管长度较短，且右上肺支气管开口解剖变异很大，因此右侧双腔管的准确对位非常困难，所以目前的观点认为，尽量选择左侧双腔支气管导管，只有当存在左侧双腔管支气管导管禁忌时才选用右侧双腔管。支气管封堵器适用于单肺通气的困难插管患者，但是其缺点是肺萎陷较慢，在肺隔离单肺通气期间，不能有效或间断地对通气肺的远端进行吸引，在治疗操作过程中，如果支气管封堵器被移动，会出现气管阻塞或肺隔离失败，因此不适合用于该病例。

97. ABCEF 根据患者症状和体征可诊断为扩张型心肌病伴房颤，二尖瓣关闭不全及心功能不全。患者有心功能不全的表现，如活动后气短、双下肢水肿等。查体时发现心脏扩大，心音低钝，强弱不等，并且在心尖部闻及收缩期吹风样杂音，这些都是扩张型心肌病的典型表现。患者心率较快（122 次/分），超声心动图显示全心扩大，这些可能是房颤引起的表现。双下肢水肿、颈静脉怒张和肝大则提示右心衰竭的可能性。呼吸困难和少量湿啰音与左心衰竭的症状相符合。此外，超声心动图显示室壁运动明显减弱，也提示左心功能不全的可能性。在检查中发现收缩期吹风样杂音，这是二尖瓣关闭不全的典型体征之一。

98. ABCDEFG 如患者诊断为扩张型心肌病、房颤、二尖瓣关闭不全和心功能不全，首先要控制感染并去除诱因。治疗措施包括给予利尿剂、洋地黄类药物、ACEI 类药物、醛固酮受体拮抗剂和β受体拮抗剂，以控制心衰。华法林是一种抗凝剂，可以减少血栓风险。

99. ABCDEF 在该患者的麻醉管理中，需要注意保持血流动力学平稳，维持合适的心脏前后负荷及心率，防止缺氧和二氧化碳蓄积，维持电解质正常。

100. ACDE 过度通气可引起冠状动脉痉挛，同时降低血清钾离子浓度，增加洋地黄中毒风险，减少心肌氧供。过度通气可导致二氧化碳分压下降，使得氧解离曲线左移，阻碍氧分子的释放，不利于氧的输送和组织氧合。过度通气与血压降低没有相关性。

全真模拟试卷（三）答案解析

一、单选题

1. E 手术可能会产生应激反应、引起疼痛、局部炎症细胞聚集和启动生理性止血反应等生理反应。在一些情况下，手术还可能导致失血、感染等并发症，但不包括反射性引起骨骼肌舒张。

2. E 在全麻状态下，控制呼吸和自主呼吸时，上肺肺泡的通气与血流比值高于下肺，因此上肺通气好于下肺。侧卧位会增加依赖重力的通气不足问题，使下肺的通气量相对下降。

3. E 脑电波的基本波形有 α、β、θ 和 δ 波四种。α 波在枕叶皮质最为显著，成年人在清醒、安静并闭眼时出现，睁眼或接受其他刺激时立即消失而呈快波（β 波），这一现象称为 α 波阻断。β 波在额叶和顶叶较显著，是新皮质处于紧张活动状态的标志。θ 波是成年人困倦时的主要脑电活动表现，可在颞叶和顶叶记录到。δ 波常出现在成人入睡后，或处于极度疲劳或麻醉时，在颞叶和枕叶比较明显。

4. D 脑电双频指数（BIS）测定脑电图线性成分（频率和功率），通过分析成分波之间的非线性关系（位相和谐波），将能代表不同镇静水平的各种脑电信号挑选出来，进行标准化和数字化处理，最后转化为一种简单的量化指标。

5. C 甲状旁腺激素的主要作用是维持血钙浓度的平衡，同时也影响着血磷的浓度。一方面，甲状旁腺激素增加肾小管重吸收钙离子的能力及增加骨质分解来升高血钙浓度；另一方面，甲状旁腺激素在肠道内和肾小管内减少了磷的吸收，从而降低血磷的浓度。

6. A 七氟烷从肺泡转运到中枢的速度受多种因素影响，其中包括患者的肺功能状态、吸入麻醉的流量和浓度、呼吸机参数等。合并肺间质纤维化会导致肺功能降低，这会减少七氟烷分子通过肺泡进入血液的速度，从而减缓其转运速度。低流量吸入麻醉可能使七氟烷浓度较低，但不会直接影响其转运速度。减少潮气量或减少吸入氧浓度都不会对七氟烷转运速度产生直接影响。合并使用氧化亚氮可能增加七氟烷的效应，并影响其代谢和消除，但不会直接影响其转运速度。

7. B 依托咪酯是一种 α_2 - 肾上腺素能受体激动剂，长期大剂量静脉滴注依托咪酯可抑制肾上腺皮质对促肾上腺素的应激，导致血浆皮质激素低于正常。

8. A 瑞芬太尼和芬太尼都是强效阿片类镇痛药，但两者有所不同。瑞芬太尼可被酯酶迅速水解，作用快而短，不论静脉输注时间多长，其即时半衰期始终在 4 分钟内。另外，瑞芬太尼的可控性也比芬太尼好，因为它在体内代谢的速度较快，可以更容易地调整剂量。目前所用的瑞芬太尼制剂中含甘氨酸，不可用于椎管内注射。

9. B 急性肝衰并发症常见于肝功能不全患者，包括肝性脑病、水电解质紊乱、酸碱平衡失调、消化道出血等。其中，肝性脑病是较为严重的并发症之一，约有一半的患者伴随脑水肿。各种类型的酸碱平衡失常均可能发生于急性肝衰患者中，尤其是代谢性酸中毒和呼吸性碱中毒。与其他肾衰患者不同，急性肝衰合并肾衰时，血 BUN 浓度常常不高，因为肝脏对氨基酸代谢的障碍导致血清尿素氮浓度下降。急性肝衰患者既可能出现低钠血症，也可能出现高钠血症。而急性肝衰伴随高血糖的情况并不常见，通常情况下可能出现低血糖。

10. A 麻醉诱导时使用 N_2O 能加速诱导的主要原因是第二气体效应。第二气体效应是指在麻醉诱导时，将 N_2O 作为辅助吸入麻醉药物时，它的存在可以减少其他吸入麻醉药物的最小肺泡浓度（MAC），从而加速麻醉的诱导。这种效应与 N_2O 的生理特性有关，即其可扩张血管和增加肺泡通气量，使吸入的其他麻醉药物更容易通过肺泡进入血液循环，从而提高其效果。此外，N_2O 还具有镇痛和抗惊厥作用，可以进一步增强其他吸入麻醉药物的效果。

11. D 氯胺酮在大脑皮层的活动呈现抑制和兴奋的双重效应，被称为分离麻醉药。

12. D 按药物与阿片受体的关系将麻醉性镇痛药及其拮抗药分为以下三类：阿片受体激动药（包括吗啡、哌替啶、芬太尼等）、阿片受体激动－拮抗药（包括喷他佐辛、丁丙诺啡、布托啡诺等）及阿片受体拮抗药（包括纳洛酮、纳曲酮、纳美芬等）。

13. C 不同部位的肌肉对肌松药物的敏感性存在差异，如位于中心部位的肌肉的起效时间远比外周的快。因此应用于不同部位的肌松药的起效时间不同。非去极化肌松药的起效时间与强度有关，肌松强度弱的肌松药的起效时间快，如罗库溴铵静脉注射 1.5 ~ 3.0 倍 ED_{95} 量时，其起效时间比等效量的维库溴铵约快 50%，注药后 60 ~ 90 秒即可气管插管。与其相反，杜什氯铵是一种长时效的非去极化肌松药，强度最强，但其起效时间相对较慢，静脉注射 ED_{95} 量后其起效时间为 10 分钟，2 倍 ED_{95} 量的起效时间为 15 分钟。由于其药效持续时间长，常被用于需要机械通气的手术中，但需要密切监测患者的呼吸和循环情况，以防止出现不良反应。

14. A 麻醉气体在血液中的溶解度和诱导及清醒速度的关系：溶解度小的麻醉药，诱导迅速，清醒也快；溶解度大的麻醉药，诱导缓慢，清醒也缓慢。

15. D 呼吸性和代谢性酸中毒均加强局麻药的毒性作用。其机制是 pH 下降，促使局麻药的碱基向阳离子转换，导致更多的局麻药作用于钠通道，加强了局麻药的作用。

16. E 嗜铬细胞瘤是一种常见的神经内分泌肿瘤，患者常因情绪紧张等刺激引起交感神经兴奋而导致血压升高、心动过速、出汗等副交感神经反应。在手术治疗中，需要选择合适的麻醉方式，以减少因手术和麻醉对患者产生的刺激，避免诱发上述症状的发生。对因情绪紧张易引起症状发作的嗜铬细胞瘤患者，应选择全身麻醉。

17. D 高血压危象指原发性或继发性高血压患者在疾病发展过程中，由于一些诱因导致血压突然和显著升高，病情急剧恶化，同时伴有进行性心、脑、肾、视网膜等重要的靶器官功能不全的表现。其治疗首先需要降低血压，以减少脏器血管内压力和脏器缺血缺氧的程度，并逐步纠正高血压本身的原因。在高血压危象的处理中，硝普钠是一种重要的静脉降压药物，可以通过放松血管平滑肌，扩张血管，降低外周阻力来迅速降低血压。此外，硝普钠还具有降低心脏前后负荷的作用，对于缓解心脏负担也很有效。但是需要注意的是，硝普钠剂量应该严格控制，过量使用可能会导致低血压等不良反应。其他选项，依那普利、氢氯噻嗪、哌唑嗪和普萘洛尔等药物虽然也是治疗高血压的药物之一，但不是用于高血压急症处理的首选。

18. C 强心苷即洋地黄类药物，其正性肌力作用机制为：选择性地与心肌细胞膜 Na^+-K^+-ATP 酶结合而抑制该酶活性，使心肌细胞膜内外 Na^+-K^+ 主动偶联转运抑制，心肌细胞内 Na^+ 浓度升高，从而减少了由 Na^+-Ca^{2+} 交换体导致的 Ca^{2+} 外流，使细胞浆内 Ca^{2+} 增多，激动心肌收缩蛋白，增加心肌收缩力。

19. A 颈动脉窦和主动脉弓的血管壁内有大量的压力感受器，感受血管容积的变化。当血压升高时，刺激感受器，使其向心血管中枢发放的冲动增加，通过复杂的反射性调节，使血压下降。

20. E 肝素在体内和体外均有抗凝作用，其抗凝机制与激活抗凝血酶Ⅲ有关，可用于防止血栓形成和扩大，也可用于血液透析以及体外循环的抗凝。

21. B 进行性吞咽困难患者行食管癌根治术，术中气道压逐渐增高，SpO_2 下降，呼吸道有哮鸣音，这可能是由支气管痉挛导致的。在手术过程中，气道受到刺激，容易引起气道反应，特别是对于有长期吸烟史的患者更为明显，其气道敏感性高，易出现支气管痉挛。其他选项，如控制呼吸不当（选项 A）、气管导管位置不当（选项 C）、呼吸道分泌物过多（选项 D）和麻醉机故障（选项 E）虽然都可以引起气道问题，但在此背景下，支气管痉挛最为常见。

22. E 该患者在拔除气管导管后曾一度清醒，但 1 小时后出现神志不清。同时，血气分析结果显示 pH 值低于正常范围（7.35～7.45），PCO_2 高于正常范围（35～45mmHg），BE 为阳性。这种情况通常提示失代偿性呼吸性酸中毒。失代偿性呼吸性酸中毒是指由于肺功能障碍、呼吸频率减慢或氧合不足等原因导致体内 CO_2 排出不足，从而引起血液 pH 值下降和二氧化碳潴留的一种代谢紊乱状态。该患者可能是由于手术过程中麻醉药物的影响或术后疼痛导致呼吸频率减慢，以及肺功能障碍等原因导致 CO_2 排出不足，进而引起失代偿性呼吸性酸中毒，最终导致患者神志不清。其他选项中，心源性休克、卒中和癫痫发作后神志不清的可能性不太高，而失代偿性代谢性酸中毒的表现通常包括呼吸急促、口唇周围发绀等特点，与该患者的情况并不符合。

23. D 患者的血气结果显示动脉血二氧化碳（$PaCO_2$）升高，说明患者的通气功能减弱，而 pH 值下降也表明存在呼吸性酸中毒。患者的嗜睡状态和难以唤醒，以及大量难以排出的气道内分泌物，进一步提示患者出现了呼吸衰竭的症状。在这种情况下，提高吸氧浓度或改用面罩吸氧可能无法解决患者的呼吸功能障碍。应用碳酸氢钠可能有助于纠正呼吸性酸中毒，但无法解决患者的通气问题。相比之下，气管插管和辅助通气是最有效的治疗方法，可以通过机械通气来辅助患者的呼吸，保证氧气的供应和二氧化碳的排出，同时有助于清除气道内的分泌物。

24. B 根据病史和症状，患者可能出现了术后心肌缺血的情况。患者有甲亢病史，术中应警惕甲状腺危象的发生。当出现心慌、胸闷、心率 160 次/分、心电图上有明显的心肌缺血改变时，治疗以镇静、降低心率及心肌氧耗为主。芬太尼是一种强效的镇痛药物，利多卡因是局部麻醉药，两者均无法控制心率或心律失常。地西泮是一种苯二氮䓬类药物，可用于控制焦虑和紧张，但不适用于治疗心率和心律失常。

异丙酚是一种快速有效的全身性镇静药，但也无法直接控制心率和心律失常。咪达唑仑和奎尼丁的组合可以同时起到镇静效果和抗心律失常的作用。咪达唑仑能够通过作用于 GABA 受体抑制神经元兴奋，从而发挥镇静作用。奎尼丁则可以通过阻滞心脏钙通道抑制心率和节律的异常激活和传导，从而起到治疗心律失常的作用。

25. D 漂浮导管监测 PAWP，与左心舒张末期压力呈正相关，对评估左心功能状态具有较好价值；超声心动图能通过公式计算左心功能，但影响因素多，准确性比不上 PAWP；肘静脉压只能反映外周静脉压；心电图和胸部 X 线片均不能很好地反映左心功能状态。

二、多选题

26. ABC 肌肉松弛药是指对骨骼肌具有松弛作用的药，分为外周性及中枢性两种类型。外周性肌肉松弛药主要为季铵类化合物，泮库溴铵和维库溴铵属于外周性肌肉松弛药。中枢性肌肉松弛药主要是阻滞中枢内中间神经元冲动的传递，作用机制与外周性不同，在化学结构上也不是季铵类。氯唑沙宗属中枢性肌肉松弛药。利多卡因为局部麻醉药，又具有抗心律失常作用。氯贝丁酯的作用为降血脂。

27. CDE 氯胺酮可以增加呼吸道分泌物；氯胺酮的心血管兴奋作用会导致血压和脉率升高；对于失代偿休克的患者或心功能不全的患者而言，氯胺酮可以引起血压剧降，甚至心脏停搏；氯胺酮有呼吸抑制作用，氯胺酮的呼吸抑制作用与用量和注速有关；氯胺酮术后发生幻觉和噩梦的概率较低，并且与地西泮联合使用可以减少这种不良反应的发生率。

28. ADE 管理不当属于人为因素，是麻醉医师操作大意或观察不当所造成的。术中突然大动脉瘤破裂出血属于手术意外；术中药物过敏属于个人体质问题。

29. ACDE 极度严重的支气管痉挛可无哮鸣音及呼吸音；使用 β_2受体拮抗剂和吗啡均可使支气管痉挛症状加重，前者拮抗了 β_2受体兴奋剂所产生的扩张支气管作用，而后者则因其组胺释放作用而加重支气管痉挛；胃液的 pH 越低，其所导致的支气管痉挛越严重。

30. ABDE 肝素具有抗血小板聚集作用，可以预防血栓的形成。肝素可以促进抗凝血酶Ⅲ与凝血酶的结合，从而发挥抗凝血作用。肝素一般用于 DIC 高凝期，用药后血液凝固时间、凝血酶时间和凝血酶原时间都延长。肝素在一定程度上可以通过抑制脂肪酸的释放和脂肪酸转运来降低血脂水平。

31. ABCD 颅内活动性出血者（开颅手术除外）禁用甘露醇，甘露醇可进入血－脑屏障破坏区，加重局部脑水肿；甘露醇对肾脏是有一定影响的，使用小剂量的甘露醇可能会使肾脏血管扩张，而大剂量会使肾脏血管收缩，如果长期使用大剂量的甘露醇可能会引起肾小管损伤及出现血尿。

32. ABC 癫痫持续状态是一种紧急情况，应立即进行处理。常规处理措施包括给予足量的抗癫痫药物来终止癫痫发作，这是治疗癫痫持续状态最关键的步骤。同时，需要防止并发症的发生，如脑水肿、高血压、心律失常等。此外，保持呼吸道通畅也非常重要，可以通过头偏侧位、吸氧、氧流量加大、使用人工气道等方法实现。常规情况下不需要气管插管。地西泮具有快速镇静和抗癫痫作用，可以迅速停止癫痫发作。但是，地西泮并非所有情况下都是首选药物，具体要结合患者的具体情况来进行选择。如果患者在过去曾经使用过地西泮或其他苯二氮䓬类药物，且对这些药物产生了耐受性，那么再次使用地西泮的效果可能会大打折扣。此时，可考虑使用其他药物，如苯巴比妥等。

33. BCDE 胸部手术的麻醉前准备：①手术前停止吸烟2~3周；②治疗肺部感染；③控制气管与支气管痉挛；④胸部物理治疗与体位引流；⑤引流排痰，训练呼吸；⑥纠正营养不良及电解质失衡。

34. ABCD 丁卡因是一种长效局部麻醉药，起效时间为10~15分钟，作用时效可达3小时以上。丁卡因的麻醉效能为普鲁卡因的10倍，毒性也为普鲁卡因的10倍，具有较强的亲脂性和穿透力，可以迅速渗透到神经组织中，在局部产生麻醉效果。

35. ABCDE 理想的肌松药应起效迅速、时效可控，恢复完全或可以被完全拮抗，没有副作用（包括不引起自主神经阻滞，不释放组胺，对器官组织无伤害等），并且代谢产物没有肌松活性。但目前还缺乏完全可以满足这些要求的药物。

36. ABD 术前必须认识和及时纠正那些影响血流动力学稳定的心律失常，例如严重的房性心律失常（快室率房颤）、室性心律失常（频发室性期前收缩）或者心脏冲动传导异常（二度以上房室传导阻滞）。

37. ABCD 组胺与靶细胞上特异性受体结合后，可产生生物效应；例如小动脉、小静脉和毛细血管舒张，导致血压下降甚至休克；增加心率和心肌收缩力，抑制房室传导；兴奋平滑肌，引起支气管痉挛，胃肠绞痛；刺激胃壁细胞，引起胃酸分泌。

38. ABCDE 不同种类的药物通过产生协同作用，能够显著增强麻醉效果，使患者更深度地陷入麻醉状态。通过联合应用不同种类的药物，能够达到全麻、镇静、镇痛等不同的麻醉目的，满足不同的临床需求。合理地联合使用药物能够减少单一药物的不良反应，提高麻醉的安全性。不同种类药物的联合使用可以减少单一药物所需的剂量，从而减轻了患者的负担，降低了不良反应的风险。联合使用多种药物可以减少术中外界刺激对患者的影响，降低了应激反应的风险。

39. ABCDE 气管插管术的禁忌证包括：喉头水肿、气道急性炎症、喉头黏膜下血肿；咽喉部烧灼伤、肿瘤或异物存留；主动脉瘤压迫气管；颈椎骨折、脱位等。

40. ABCDE 清醒气管插管需要患者的配合，若患者不能配合，则无法进行。此外，如果患者合并颅内高压、高血压、冠心病、哮喘等并发症，行清醒插管时要格外慎重，以免诱发心血管反应。

41. AB 氯胺酮作为一种全身麻醉药可以改变神经传导和交感神经系统反应，在使用过程中可能会影响眼内压。丙泊酚除本身具有直接降低眼内压力（IOP）作用外，还可通过对血流动力学的作用而影响眼内血流的变化。去极化肌松药氯琥珀胆碱具有升高IOP的作用。氯琥珀胆碱作用开始时可致眼外肌收缩，使眼内压急剧升高。瑞芬太尼和维库溴铵不会对眼内压产生影响。

42. DE Treacher－Collins综合征的主要症状包括下颌骨发育不良、颧骨发育不良、耳郭畸形或缺失、眼睛下方的眶缘畸形、口裂畸形等。

43. ABCE 帕金森病是一种慢性进行性神经系统疾病，多数患者均已进入老年期。这些患者常伴有颈部强直和肌张力障碍等症状，术前评估是否存在气道困难或颈部强直等情况十分重要（选项A）。另外，术前严格禁食可以减少术中误吸的风险，降低麻醉风险（选项B）。在全身麻醉诱导过程中，快速顺序诱导可以减少药物累积，缩短诱导时间，降低总体用量，从而减轻药物对心血管和呼吸系统的影响（选项C）。麻黄碱是一种α肾上腺素激动剂，可引起血压升高、心率增快等不良反应。由于帕金森病患者常合并有心血管系统疾病及自主神经功能障碍，因此应避免应用麻黄碱（选项E）。麻醉性镇痛药应根据患者具体情况合理选用，可选择安全性相对较高的芬太尼等药物。

44. BCE 由于胸内手术使胸腔的完整性受损，且在心、肺、大血管等重要脏器周围的手术操作可造成呼吸、循环功能紊乱，故胸内手术麻醉的主要方法仍是气管内插管全身麻醉。胸段硬膜外阻滞复合全身麻醉是将局部麻醉药物注射到胸段硬膜外腔，同时给予全身麻醉药物。它可以提供有效的术后镇痛效果，减少手术后的疼痛和镇痛药物的需求。异丙酚－芬太尼诱导具有快速、平稳、安全等特点。硬膜外阻滞麻醉在剖胸手术中的应用较少，不适合大面积麻醉需要，也无法控制气道相关的反射。静脉麻醉不能确保气道通畅，也无法防止气道相关的反射。

45. BDE 米力农属于磷酸二酯酶抑制药，具有正性肌力和血管扩张作用，能够增加心肌的收缩力、降低肺动脉压力和降低外周血管张力的作用。米力农通常不会引起血小板增多症和心律失常，因其副作用少，在临床上已取代氨力农。

46. BC 手术过程中应尽量避免血糖波动，最大根动脉（Adamkiewicz）最多起于$T_8 \sim L_3$；前脊髓动脉综合征表现为双下肢无力和感觉障碍，而非全部运动和感觉丧失。术后应严密监测血压，避免术后低血压导致供血不足。脊髓的血运由两根后脊髓动脉及一根前脊髓动脉供应。

47. ABCDE 门诊手术麻醉以部位麻醉为主，全身麻醉以简单有效、苏醒迅速和副作用少为原则，待麻醉完全消失，患者完全恢复后方能离院。

48. ABCDE 肝功能Child分级为目前应用最广泛的评价肝硬化肝脏储备功能的方法，按肝性脑病、腹水、胆红素、血清白蛋白、凝血酶原时间进行评分，A级5～6分，表示肝功能较好；B级7～9分，表示肝功能中等；C级10～15分，表示肝功能损害严重。

三、共用题干单选题

49. B BMI 20～25kg/m^{2}为正常体重；BMI 25～30kg/m^{2}为超重；BMI 30～40kg/m^{2}为肥胖；BMI＞40kg/m^{2}为病态肥胖。该患者BMI为52.8kg/m^2。

50. C 高血压、糖尿病、高脂血症及睡眠呼吸暂停综合征可通过减肥降低发病率及严重程度。冠心病是多病因疾病，是由多种因素作用于不同环节导致的，如年龄、性别、血脂异常、血压、吸烟、糖尿病及糖耐量异常。

51. E 根据《2017版中国麻醉学指南与专家共识》相关药物剂量计算推荐依据，需要按照全体重给药的药物有：丙泊酚（负荷剂量）、咪达唑仑、琥珀胆碱、泮库溴铵、阿曲库铵和顺式阿曲库铵（负荷剂量）；需按照瘦体重给药的是：丙泊酚（维持剂量）、芬太尼、舒芬太尼、瑞芬太尼、罗库溴铵、维库溴铵、阿曲库铵和顺式阿曲库铵（维持剂量）、对乙酰氨基酚、吗啡、利多卡因、布比卡因。

52. A 在本病例中，阻塞性睡眠呼吸暂停（OSA）是减肥手术后发病率和死亡率增加的主要因素。OSA是一种严重的睡眠障碍，患者在睡眠过程中出现多次呼吸暂停和低通气事件。由于手术后恢复期的影响，OSA患者可能面临更高的风险，包括呼吸困难、低氧血症和心血管并发症。因此，对于患有OSA的肥胖患者，在进行减肥手术前应谨慎评估和管理其呼吸功能。

53. C 该患者有高血压和冠心病病史，因此使用琥珀胆碱存在一定的风险。这是因为琥珀胆碱会刺激儿茶酚胺释放，导致血压升高、心率加快，增加了术中心脏疾病的风险。

54. E 控制性降压是指在手术或其他治疗过程中，通过药物等手段将患者的血压维持在一定范围内，以避免术中或治疗过程中发生意外。选项A，尼卡地平属于钙通道阻滞剂，可以扩张冠状动脉和周围血管，从而降低血压，常用于高血压患者的治疗和控制性降压。选项B，瑞芬太尼属于麻醉药中的强效镇痛药，它具有快速起效、强效、短时作用等特点，可用于手术镇痛及控制性降压。选项C，硝酸甘油属于硝酸酯类药物，可以扩张静脉和动脉，从而降低心脏的前后负荷，减轻心肌缺血，同时也可用于控制性降压。选项D，艾司洛尔是一种选择性 β_1 受体拮抗剂，可以降低心率和收缩压，降低心脏的氧耗，常用于心绞痛、心肌梗死等心血管疾病的治疗和控制性降压。选项E，恩氟烷有诱发癫痫样脑电活动的可能，不适合作为神经外科控制性降压的药物。

55. B 选项A，高血压患者在手术中需要控制血压，以避免因过高或过低的血压导致并发症。一般情况下，高血压患者的安全低血压限度应不超过术前平均动脉压（MAP）的30%。选项B、C，动脉瘤分离时血压不需要过低，主要是为了维持足够的脑灌注压力和氧合作用；在夹闭时可以加深麻醉来控制血压。选项D，在控制性降压前应确保患者有足够的有效循环血量，以防止低血容量引起的脑灌注不足等并发症。选项E，对于合并冠心病等疾病的患者，在控制性降压时需要谨慎，并且应该根据患者的情况制定个体化控制性降压目标和药物治疗方案。

56. A 对于合并冠心病的脑动脉瘤患者，术中行控制性降压宜选用硝酸甘油。硝酸甘油是一种血管扩张剂，与其他血管扩张剂相比，硝酸甘油的作用时间较短，降压幅度可调节，可以更好地满足手术需要。三磷酸腺苷、硝普钠和艾司洛尔等药物可引起心律不齐、心肌缺血等副作用，不适用于冠心病患者。尼卡地平是一种钙通道阻滞剂，虽然也能够扩张血管，但它的降压作用不如硝酸甘油强烈，在手术需要紧急控制血压时不够及时和有效。

57. B 膈下脓肿是一种急性腹痛，常伴有发热、恶心、呕吐等症状。由于患者近期一直禁食，可能会出现电解质紊乱的情况。剖腹探查是一项较大的手术，需要全身麻醉，并且切口和术后恢复期都可能对患者产生一定的影响。因此，在手术前进行血清电解质检查可以帮助评估患者的身体状态，避免术中、术后出现不必要的并发症。肺功能、总蛋白含量、血常规和肝肾功能等方面也需要关注，但在这种病情下，血清电解质检查是更为重要的检查。

58. E 患者因膈下脓肿入院，近期一直禁食，身体可能处于代谢失调和营养不良状态。这种情况下，为了避免手术中麻醉药物过量导致意识障碍、呼吸抑制等并发症，需要特别关注用药的选择和剂量的控制，术前麻醉用药量需酌减，在诱导用药时需谨慎缓慢。在实施麻醉时，需要根据手术类型和患者病情，选择合适的麻醉方式和药物，并注意监测生命体征、控制麻醉深度等问题。对于腹部手术而言，通常建议采用气管内插管全麻，以确保呼吸道的畅通和手术操作的顺利进行。因为患者有反复高热2个月的病史，说明其身体内部存在严重感染，可能伴随全身炎症反应，包括发热、心率加快等症状。在手术切口处进行切开操作时，会进一步刺激患者的免疫系统，导致全身炎症反应的加剧，从而影响到体温的调节和控制。因此，在手术过程中，麻醉医师在实施麻醉时需要注意观察患者的体温变化，以便在出现不正常情况时采取及时有效的处理措施。由于患者的身体情况较为复杂，包括反复高热 2 个月、近期禁食等，身体状态较差，手术风险也相应增加。因此，在实施麻醉时必须特别谨慎，并结合患者的具体情况选择使用短效、对循环影响小的药物，如芬太尼、丙泊酚、异氟醚等。

59. E 由于患者诊断为膈下脓肿，需要进行急诊剖腹探查治疗。不同的麻醉药物对患者的影响和作用机制不同，应根据患者的具体情况选择合适的麻醉方案。由于患者近期一直禁食，身体代谢产生的废物和毒素积聚较多，可能会导致肝肾功能受损，影响药物的代谢和排泄。因此，在选择麻醉药物时需要特别注意，尽量避免对肝肾功能的进一步损害。羟丁酸钠是一种强效的镇痛药，也是目前常用的麻醉药物之一。但是，该药物具有较强的肝肾毒性，并且容易产生镇静和呼吸抑制等副作用，不适合用于该患者。

60. E 患者为男性，年龄较大，手术为阑尾切除，且有活动后胸闷、呼吸困难的症状，提示患者可能存在心肺系统相关的疾病。因此，术前评估应重点关注患者是否合并冠心病。冠心病常表现出胸痛、心悸、呼吸困难等症状。

61. A 患者年龄为 77 岁，偶尔活动后出现胸闷、呼吸困难，这些症状提示患者可能合并冠心病。在拟行阑尾切除手术前，评估患者的冠心病风险非常重要，因为手术期间和术后可能会对心血管系统造成影响。因此，在这种情况下，术前检查最重要的是心电图（ECG），用于评估患者的心脏功能和是否存在心肌缺血等问题。

62. B 对于合并冠心病的患者，麻醉管理关键为努力维持心肌氧供需平衡。

63. D 根据患者病史、临床表现、血气检查，尤其是气管内吸出胃液样分泌物，支持误吸性肺炎的诊断。

64. A 对于误吸性肺炎，首要的处理措施是生理盐水行各叶、段支气管冲洗并吸引，以清除呼吸道分泌物和减少肺部感染的机会。

65. B 胃液误吸致肺泡膜化学性损伤，使其弥散功能异常是吸入性肺炎低氧血症的重要原因，而上述选项中，只有呼气末正压通气是可改善氧合的措施，但在使用时，需要注意维护循环的稳定。

四、案例分析题

66. BCDF 患者有高血压和脑出血史，因此诊断为高血压。出现典型的心绞痛症状；心电图示 P 波消失，f 波代之，ST 段呈弓背向上抬高，T 波倒置等表现，提示急性心肌梗死。完全性右束支传导阻滞和心房颤动也可以导致类似的心电图变化。急性心包炎通常会引起心包摩擦音和肺部炎症体征，而泵衰竭则需要更多的临床和实验室检查才能建立诊断。

67. ACDEFG 阿司匹林是急性心肌梗死的基础治疗药物，可以抑制血小板聚集，预防血栓形成。ACEI 可以降低血压，减轻心脏负荷，改善心功能，预防心肌重构。呋塞米是一种利尿药物，可以减少体液潴留，减轻心脏负荷。毛花苷丙是一种洋地黄类药物，可以增强心脏收缩力，改善心功能。低分子肝素可以预防血栓形成，减少心肌梗死后的并发症。哌替啶是一种钙通道阻滞剂，可以扩张冠状动脉，改善心肌供血。由于患者有心房颤动和完全性右束支传导阻滞，使用 β 受体拮抗剂可能会进一步降低心室率，加重心律失常，因此在这种情况下不建议使用。

68. DE　患者使用利尿剂时，心电图 Q－T 间期延长，U 波显著，符合低钾血症表现，一过性意识丧失并抽搐，应考虑尖端扭转型室性心动过速。

69. CD　补充钾离子可以纠正低钾血症，有助于恢复心室肌的正常兴奋性。硫酸镁是一种抗心律失常药物，可以通过抑制心室肌的钙离子流入来稳定心室肌细胞膜电位，从而纠正尖端扭转型室性心动过速。

70. BF　胃肿瘤引起的腹部包块，通常不伴随明显的搏动感。而且，胃肿瘤很少引起高血压，而该患儿的血压值较高，不支持胃肿瘤的可能性。该患儿也没有消瘦、食欲减退等其他表现，因此胃肿瘤的可能性相对较小。脾动脉瘤是脾血管疾病中最常见的一种，通常会出现类似于本例中的腹部搏动性包块，而且可以与心搏一致。此外，患儿的血压也可能升高。因此，脾动脉瘤为可疑诊断。肾肿瘤通常不会引起腹部搏动性包块，而且伴随其他的症状，如血尿、腰痛等。肠套叠和肠扭转通常会伴随剧烈腹痛、呕吐、便血等症状，而不是单纯的腹部搏动性包块。腹主动脉瘤是一种罕见但非常严重的情况，患儿腹部触及一约 5cm×7cm 大小的搏动性包块，与心搏一致，有轻压痛，可横向活动，这种表现符合腹主动脉瘤的表现。腹主动脉瘤患者可伴随腹痛、背痛、恶心、呕吐等症状，如果大动脉破裂可引起失血性休克。因此，本例中腹主动脉瘤也需要考虑。

71. EG　局麻加镇静适用于局部小手术，不能满足该手术的麻醉需求。局部浸润麻醉适用于局部较小的手术，如皮肤切除、痔核切除等，不能满足该手术的麻醉需求。蛛网膜下腔阻滞麻醉适用于下腹部和下肢手术，不能完全覆盖腹主动脉瘤手术的范围。区域阻滞麻醉适用于局部手术和术中术后疼痛控制，无法提供足够的全身麻醉效果。全身麻醉复合硬膜外麻醉适用于需要完成深度麻醉和术中疼痛管理的手术。单纯氯胺酮麻醉已不再推荐用于单独的麻醉方式。静吸复合全身麻醉是通过静脉注射诱导剂和维持剂，使患者进入麻醉状态，然后使用挥发性麻醉药物维持麻醉深度。对于需要全身麻醉的手术来说，这是一个常见的选择。综上所述，由于该手术需要完成深度麻醉和术中疼痛管理，因此可以选择全身麻醉复合硬膜外麻醉或静吸复合全身麻醉。

72. ACDEF　硬膜外穿刺置管应在肝素化前 2 小时完成，此时患者还未进行抗凝治疗，可避免出血及神经系统并发症。术中因主动脉两端钳闭，因此无需担心血栓脱落造成栓塞的说法不正确，术中要注意防止血栓形成和脱落。手术可能影响到脊髓，需要采取措施进行保护。术中主动脉阻断后，应当行控制性降压，以减少术中的出血量和保护器官功能。肾脏缺血时间较长会造成不可逆的损伤，需要在手术前考虑保护措施。如在肾动脉以上阻断主动脉，宜在体外循环下手术，以保护肾功能。手术结束后可能会出现低血压等情况，需要适当扩容维持血容量。

73. ACD　缓慢松开主动脉阻断钳，避免血压惯性下降。术中需要控制血压、降低出血量，但要注意控制幅度和速度，避免血压过低。主动脉开放前，掌握好时机预防性应用血管收缩药，如麻黄碱、多巴胺等。术前、术中合适的扩容可维持血容量，防止出现低血压。麻醉过程中，尽量避免使用 β 受体拮抗剂，因为 β 受体拮抗剂会影响心脏搏出量和血压。在开放主动脉时，血压骤降至 60/45mmHg 可能是由于术中出血或主动脉阻断钳夹紧时间过久引起的血管神经反射性低血压。此时，立即加速补液可能会加重心脏负担，进一步降低血压，并导致术后心力衰竭等严重并发症的出现。因此，术中补液需要根据患者的具体情况进行掌握，如有必要，可以适当增加输液速度或用药支持，但要避免补液过量。

74. ABD 该患者需要进行剖腹探查手术，根据题干描述，麻醉术前准备应该完善各项检查（如心电图、动脉血气分析等）、纠正血容量不足和纠正电解质紊乱。完善各项检查可以帮助评估患者的一般情况，判断手术的适宜性，同时还有助于麻醉医师了解患者的身体状况，制定合理的麻醉方案。在麻醉过程中，患者很可能出现血容量不足的情况，如果不能及时处理，将会影响手术效果和患者的恢复。电解质紊乱可能会对心脏、肌肉等器官造成损害，不同的电解质异常对身体的影响也有所不同。因此，在麻醉前应及时检查患者的电解质水平，并进行必要的纠正。其他选项与该患者手术的相关性不强，因此不适用于该患者的麻醉术前准备。

75. BCEG 琥珀胆碱虽然可以实现快速诱导，但它会引起呼吸道分泌物增多，容易导致误吸，因此在该情况下不太安全。气管环压迫可以减少误吸的风险，在插管时需要有专家在现场进行操作。清醒插管可以避免出现呼吸道受损等并发症，但需要配合有效的局部麻醉技术。硬膜外麻醉通常用于局部麻醉或镇痛，而不是全身麻醉诱导，因此它在该情况下并不适用。肌松剂可以增加插管成功率，并且维库溴铵是一种作用相对平缓、持续时间较短的肌松药，更适合这种手术使用。丙泊酚虽然可以用于麻醉诱导，但是使用量需要根据患者体重而定，并不能简单地说需要较正常大。准备好负压吸引装置可以及时清除呼吸道中的分泌物和血液，避免误吸和其他并发症的发生。

76. ABCDEF 患者术后2小时，呼吸频率28次/分，潮气量130ml，意识没有恢复。呼吸及意识较难恢复的原因可能是多种因素综合作用的结果。手术中使用的镇痛或镇静药物可能会导致神经和肌肉功能受损，影响呼吸和意识恢复。肌松剂可以在手术中减少肌肉对抗，帮助实现机械通气，但剂量过大或时间过长会导致肌肉无力甚至瘫痪，影响呼吸恢复。失水、输液、泻药等因素可能引起电解质紊乱，导致血钠过低，从而影响酸碱平衡和神经肌肉功能。由于年龄增长、基础疾病等因素，患者的代谢能力可能降低，导致麻醉药代谢和排泄速度减慢，从而影响呼吸和意识恢复。由于呼吸困难、代谢异常等因素，血液中的二氧化碳浓度升高，引起酸中毒，对神经和肌肉功能产生负面影响，进一步影响呼吸和意识恢复。CO_2过高可能是由机械通气参数不当或者呼吸道阻塞等原因导致的，对神经和肌肉功能也会产生不良影响。血浆蛋白偏高不是呼吸及意识较难恢复的原因。

77. BC 患者有急性梗阻性化脓性胆管炎的手术史，因此存在失液、失血等情况。出现发热、嗜睡、巩膜黄染等表明患者已经感染且肝功能受损，可能存在细菌毒素引起的外周血管扩张和血压降低。因此，患者出现休克的类型可能包括低血容量性休克和感染性休克。而心源性休克、过敏性休克、创伤性休克，在该患者的病史和体征下不太可能。

78. ABCDEF 根据患者的临床表现和检查结果，可考虑休克的可能性。发生休克后需要及时处理。判断休克的严重程度通常需要综合多个指标。动脉压是指心脏输出血液到动脉系统中所产生的压力。在休克时，动脉压下降，反映了低血容量或心脏泵功能不足等问题。心输出量是指心脏每分钟所输出的血液量。在休克时，心输出量降低，造成组织缺氧，加重休克。总外周阻力是指血液流经全身微小血管所遇到的阻力。在休克时，总外周阻力下降，血管扩张，造成血压下降。中心静脉压是指衡量心脏前负荷的指标之一，反映心脏充盈状态。在休克时，中心静脉压下降，说明心脏前负荷不足。休克指数是指心率与收缩压之比，用于评估休克的严重程度。在休克时，休克指数增高，反映心脏代偿状态不佳。尿量是衡量肾脏灌注状态和肾功能的指标之一。在休克时，尿量降低，反映肾脏灌注不足。

79. ABCDEF 由于急性化脓性胆管炎的严重感染和手术创伤等原因，可能导致患者出现休克，血液循环不畅，导致肾脏灌注不足，从而引起肾功能损害。患者存在黄疸，说明胆红素在体内积聚过多。高水平的胆红素可直接影响肾小管上皮细胞的功能，造成肾小管坏死、上皮细胞脱落等，并引起间质水肿等肾损伤。急性化脓性胆管炎是由细菌感染引起的疾病，病原菌产生的内毒素引发肾小球毛细血管内皮细胞损伤、缺氧、出血等，并刺激肾小管上皮细胞释放炎性介质，导致急性肾损伤。如果手术期间输液过多或不当，可能导致液体进入第三间隙，导致有效循环血量不足，从而降低肾脏灌注。在休克的治疗中，常使用α受体激动药来提高血压。但如果不适当地使用，可能引起肾血管收缩，导致肾脏缺血、缺氧等不良影响。急性化脓性胆管炎是一种严重感染性疾病，如果严重程度加重，患者可能发生肝肾综合征，表现为肝功能衰竭和肾功能损害。

80. ABEFGH 根据该患者的临床表现和检查结果，怀疑患者可能出现了休克及急性肾功能不全。合理维持心脏的泵功能，有助于维持组织器官灌注。在休克时，由于低血容量导致组织器官缺氧，需要尽快补充液体以恢复循环血量。使用高浓度缩血管药和使用高渗溶液则可能会引起肾脏负担增加，不适合在肾功能不全时使用。使用5%～10%甘露醇可通过渗透作用减轻组织水肿，改善组织灌注。患者存在化脓性胆管炎等感染性疾病史，需注意维持围手术期的抗生素治疗。肝脏是药物代谢的主要器官，在治疗过程中应注意保护肝脏功能，避免药物损害肝脏。监测尿量有助于判断肾功能的恢复情况，必要时可使用利尿药促进尿液排泄。

81. C 该患者已经出现失血性休克的症状，需要尽快抗休克，以维持其体循环的稳定。但是，在进行抗休克治疗的同时，应该尽快进行手术治疗，以避免患者病情恶化。因此，正确的叙述应该是“一边抗休克，一边尽快手术治疗”，即在进行抗休克治疗的同时，尽快安排手术治疗，以最大限度地保护患者的生命安全。先治疗失血性休克，再行手术治疗，不符合临床实际操作。抗休克治疗以血管活性药为主，虽然血管活性药可以维持血压，但并不能解决宫外孕的问题。先手术治疗，再治疗失血性休克，不符合临床实际操作。尽管输液可以纠正部分体循环问题，但并不能解决宫外孕的问题。

82. DF 连续硬膜外麻醉是一种较为安全、能够提供稳定麻醉效果的麻醉方法，适用于紧急手术患者。宫外孕休克患者需要行紧急手术，全身麻醉具有迅速有效的麻醉深度控制和肌肉松弛作用，对手术操作有利。根据描述，患者出现突发腹痛、脐周痛、压痛和反跳痛，同时伴随血压下降、心率加快等表现，应该高度怀疑宫外孕并进行手术治疗。在紧急情况下，局麻是可以作为宫外孕手术麻醉的一种选择，可以让患者在保持意识清醒的情况下，减轻术中疼痛和不适。同时，在手术前需要对患者进行全面评估和监测，包括血压、心率、呼吸、脉氧等指标，确保患者安全度过手术过程。氯胺酮是一种静脉麻醉药物，具有镇静、催眠、抗惊厥、肌肉松弛等作用，但不足以维持手术期间的麻醉深度和对患者的心血管功能进行支持管理。肌肉松弛药可引起血管扩张和降压，使已经处于低血压状态的宫外孕患者血压进一步下降，病情加重，因此宫外孕休克患者术前禁用肌肉松弛药。氯胺酮作为一种麻醉药，用于手术前镇痛和镇静，其主要作用是通过阻断神经递质去极化，使神经细胞无法接收刺激信号，达到全身麻醉的效果。此外，氯胺酮还有一定的降压作用，可以引起血管扩张和心脏抑制，导致血压下降。因此，在休克患者进行手术时，静脉注射氯胺酮可能会进一步降低血压，加重病情。在这个案例中，由于患者已经处于低血压状态，应注意不要过度使用氯胺酮，以免对患者产生不良影响。

83. BE 单纯氯胺酮配合局麻不是宫外孕休克患者的最好麻醉方法，因为氯胺酮有一定的降压作用，可能会进一步降低低血压患者的血压。在这个案例中，术前患者已经处于低血压状态，如果过度使用氯胺酮可能会对患者产生不良影响。术中给予面罩吸氧可以维持 SpO_2，SpO_2 维持在 99% 表明微循环状态良好，这是正确的。由于患者失血较多，面色苍白，但 SpO_2 维持在 99%，说明氧合状态较好，基本能够保证微循环的正常。根据临床判断标准，成年人失血量达到总血容量的 30% 以上即为严重失血性休克。在这个案例中，患者失血 2400ml，虽然血量较多，但并没有占到总血容量的 30%，因此应该属于轻度失血性休克。在手术中，医生会通过吸引管等器械将腹腔内积聚的血液进行回收，以减少术后并发症。在手术中，血压是反映患者循环状态的一个重要指标，如果能够维持在正常水平，通常说明抗休克治疗取得了一定的效果。阿托品是一种常用的抗胆碱药物，可以通过抑制迷走神经的作用，使心率加快，血压升高。但是，过量使用阿托品可能会导致心动过速、血压波动等不良反应，对患者的健康产生影响。

84. BCEF 本案例中没有提到患者接受输血，因此输血反应不应该是患者烦躁不安的原因。患者在急诊探查手术时使用了阿托品，而且手术后需要应用镇痛药物，因此阿托品过量和术后疼痛可能导致患者烦躁不安。患者在手术中失血 2400ml，通过输液和输血进行补充，但仍然处于低血容量状态，这可能会影响血液供应和氧气供应，导致患者情绪不稳定。虽然题干中提到了患者曾经接触农药，但没有明确说明患者出现了有机磷中毒的症状，因此不能将其作为患者术后烦躁不安的原因。虽然题干中没有明确提到给予患者阿片类药物，但这类药物通常能够缓解疼痛和焦虑，有助于减轻患者的烦躁不安。尽管咪达唑仑具有镇静安眠的作用，但它可能会引起成瘾性，并且在使用过程中可能出现注意力障碍、情感淡漠等不良反应。因此，咪达唑仑不是治疗术后烦躁的最佳选择。

85. ABCDF 患者既往有高血压病史，手术前禁食、禁水，麻醉诱导后出现血压下降，考虑可能存在血容量不足。同时，患者既往有冠心病病史，并且在 3 年前因急性心肌梗死在前降支植入支架，因此怀疑存在急性心肌梗死。如果 ARB 类药物在手术早晨未停用，手术中易出现顽固性低血压的情况。麻醉药物，特别是肌肉松弛药，存在过敏的可能，因此应警惕过敏性休克。由于患者高龄，麻醉诱导期间麻醉过度引起的血压过低也需要注意。

86. ABCF 在肝叶切除手术中，需要分离第一肝门，这可能会导致门静脉破裂出血，造成失血性休克；同时，在搬动肝脏时也可能会引起下腔静脉压迫或扭折，或阻断第一肝门，导致回心血量骤减，从而导致血压骤降。此外，在分离肝脏时还可能会损伤下腔静脉或肝静脉，造成严重失血、气体栓塞、血压下降等危险情况。而麻醉深度对此的影响可能不大。

87. ABCE 术中患者血压突然降低、心率加快以及术野出现大量血液，可能是失血过多导致的休克状态。明确出血原因并彻底止血是最关键的处理措施。适当减轻麻醉深度，可缓解血压下降的情况。扩容、输血可以提高循环血容量，维持血压稳定。给予血管收缩药物升压，如去甲肾上腺素等，是急救休克的一种有效方式。

88. E 根据患者的临床表现，术中突然降低的血压和心率增加，以及术野出现大量血液，最可能的诊断是弥散性血管内凝血（DIC）。DIC是一种严重的血液凝血紊乱，由于血栓形成和纤溶活化引起，导致血小板和凝血因子的消耗，最终导致出血倾向。在这种情况下，大量失血后出现创面渗血、血压难以维持、皮肤瘀斑和无尿等症状。

89. BCDFG 术后慢性疼痛好发于年轻者，而非老年患者。没有证据显示高血压患者发生术后慢性疼痛的风险增高。

90. ABCF 对于卵巢癌手术涉及多脏器联合切除的患者，由于手术创伤大会引发重度疼痛，因此多模式镇痛是其术后镇痛的首选治疗方法，可以通过联合应用不同的镇痛药物和方法来实现。以NSAID为主、阿片类药物或曲马多为辅的PCIA策略不够强效，对于手术后的疼痛可能无法提供足够的镇痛效果。需要注意的是，该患者是老年人且伴有高血压和冠心病病史，因此使用非甾体抗炎药（NSAID）时需格外慎重或减量使用，以避免不良反应的发生。

91. D 目前认为，术后的前3个月是预防和治疗术后慢性疼痛（CPSP）的关键时期。麻醉医师可以通过进行紧密的随访，及时对CPSP进行早期诊断和干预，从而有效地预防和减轻CPSP的发展。

92. ACE 术前需帮助高危CPSP患者做好准备，如针对其焦虑情绪进行治疗，必要时向心理医师寻求帮助。应充分告知患者及其家属CPSP的顽固性及可能的严重后果，并说明术后疼痛管理策略及可能的并发症等，以获得他们的积极配合。在选择麻醉方式时，如无禁忌，建议使用全身麻醉复合区域麻醉镇痛技术。多模式镇痛可以用于有效处理术后急性疼痛，而术后前3个月应密切随访。

93. ABCDE 胰岛素瘤是一种起源于胰腺β细胞的肿瘤，可为家族性，其临床表现为胰岛素过多或低血糖综合征。该病多为单发、体积较小的良性腺瘤，但也可能是多发性内分泌腺瘤病Ⅰ型的一部分，患者除了胰岛素瘤外还可伴有垂体肿瘤、甲状旁腺肿瘤或增生等疾病。胰岛素瘤的胰岛素分泌不受低血糖抑制。

94. ABD 胰岛素瘤患者常表现为Whipple三联征，即空腹发病、发病时血糖<2.2mmol/L、静脉注射葡萄糖立即见效。这类患者的空腹血糖常常<2.8mmol/L，出现低血糖症状，如头晕、眼花、心悸和出汗。神经和精神异常非常常见，甚至可能导致麻痹性痴呆、脑卒中和昏迷等。禁食、运动、劳累和精神刺激等可促进其发作。

95. ABCEF 由于胰腺位于上腹深部且胰岛素瘤较小不易寻找，因此需要使用能够满足手术切除和检查需要的麻醉方式，以维持适当的麻醉深度和肌松程度。全身麻醉和硬膜外阻滞麻醉均可用于此类患者，但现在更多地采用全身麻醉。在手术过程中，需要加强血糖监测，如果血糖 <2. 8mmol/L，则需要使用葡萄糖治疗。处理肝门时，若需阻断肝门，则在常温下应不超过 20 分钟。门静脉压力 >25cmH_2O 时称为门静脉高压症。胆道疾病患者常呈副交感紧张状态。对于门静脉高压症患者，麻醉管理的关键在于避免肝脏缺血缺氧。

96. ABCDEF 在胰岛素瘤切除术中，应监测血糖变化，以便于及时发现手术处理肿瘤时的低血糖症和肿瘤切除后的高血糖，以及判断肿瘤是否完全切除。判断标准为：肿瘤切除后血糖升高至术前 2 倍或切除后 1 小时内上升至 5. 6mmol/L，即可认为完全切除。若肿瘤切除后 1 小时内血糖无明显升高，应怀疑存在残留肿瘤组织，需进一步探查并切除残留的肿瘤组织。术中应避免外源性葡萄糖引起的血糖波动，以免不能准确反映肿瘤切除与否。测定血糖水平并根据血糖值输注少量葡萄糖以维持血糖在 3. 3mmol/L 以上，防止低血糖的发生。若肿瘤切除后出现高血糖，可使用小量胰岛素控制。同时要保持足够的通气量，维持正常的 PaO_2 和 $PaCO_2$，防止过度通气造成继发性脑血流下降，减少低血糖造成脑缺氧缺糖性损害。

97. D 该患者孕 31 周，已经诊断为特发性肺动脉高压并出现了右心衰竭表现，NYHA Ⅲ级。由于妊娠会增加心脏和肺的负荷，孕产妇合并肺动脉高压的死亡率较高。在此情况下进行剖宫产手术的风险很大，需要对患者进行严格评估，并告知患者及其家属相关的风险。根据文献资料报道，未经规律治疗的已出现右心衰竭表现的特发性肺动脉高压孕产妇的死亡率为 30% ~60%。

98. ABCDEF 在手术中发生肺动脉高压危象后，及时使用 ECMO 等辅助循环设备进行救治，其治疗难度仍然极大。因此，在麻醉医师及多学科讨论时，应该认真考虑如何避免手术中出现肺动脉高压危象。选项 ABCDEF 中的处理措施可以降低术中和术后的处理难度，改善预后。

99. ABCD 对于此类患者，需要避免可能增加肺血管阻力（PVR）的因素，同时保持足够的体循环阻力（SVR），这是总的处理原则。缩宫素是一种可以引起 SVR 下降和 PVR 增加的药物。研究表明，10IU 缩宫素静脉推注后 30 秒，股动脉压下降 40%，体循环阻力降低 59%，心率增加 31%，每搏量增加 17%，心输出量增加 54%；150 秒后，肺动脉压和肺动脉楔压分别增加了 33% 和 35%。对于那些合并肺动脉高压的先天性心脏病孕妇，由于缩宫素可能导致严重的心脏不良事件，因此使用缩宫素时应该非常谨慎。

100. ABCEF 分娩后，子宫收缩和胎盘剥离会导致子宫和宫缩血管的收缩，从而减少了子宫内的血液容量。对于患有特发性肺动脉高压的患者，在术后管理中，需要密切监测患者的血压和症状，并根据需要逐渐调整和停用血管活性药物。特发性肺动脉高压患者通常存在右心室功能不全和液体滞留的风险，术后需要密切监测患者的液体平衡情况，并避免液体负荷过重，以防止心力衰竭的加重。多模式镇痛可以减轻术后疼痛和相关并发症，但不能直接加速患者的术后康复。给予呋塞米等利尿剂有助于排除体内多余的液体，减轻液体负荷。体外膜氧合（ECMO）用于支持患者的心血管功能或呼吸功能。对于特发性肺动脉高压患者，在出现严重循环衰竭的情况下，ECMO 是一种可考虑的治疗选择。

全真模拟试卷（四）答案解析

一、单选题

1. C 动作电位是神经纤维在静息电位基础上，接受外来刺激时产生的连续的膜电位变化过程，可分为上升相和下降相。动作电位处于上升相最高点时的膜电位接近于钠的平衡电位；静息电位为静息时膜内外两侧的电位差。因此，动作电位的幅度接近于静息电位绝对值与钠平衡电位之和。

2. D 机械通气和自主呼吸是有明显差别的，机械通气需要使用外部设备提供呼吸支持。机械通气可能会导致肺泡过度膨胀或塌陷，但是通过调节机械通气参数可以避免肺泡通气量减少。延长吸气时间会增加机械通气对静脉回流的不利影响，而缩短吸气时间则可以减轻这种不利影响。肺保护性通气是一种以低潮气量和平台压为特征的通气策略，旨在最大限度地减少肺损伤和并发症，对肺不张患者尤其有益。进行过度通气可能导致低碳酸血症、脑血管收缩等不利影响，对脑组织不会有益。

3. E 很多麻醉药进入血液后，部分与血浆蛋白结合而不具有药理活性。肝病患者合成白蛋白减少，药物与白蛋白结合的部分减少，未结合的药理活性部分相应增多，有可能出现药物敏感现象甚至发生相对逾量中毒的意外。因此，肝病患者使用与白蛋白结合的麻醉药时剂量要减少。

4. D 血/气分配系数决定药物在血中的溶解度。

5. D 最小肺泡浓度（MAC）是指在50%的患者中能够避免外科手术刺激引起运动反应的最低吸入麻醉药物的浓度。而MAC_{awake}（清醒MAC）是指在50%的患者中能够清醒且没有疼痛或不适感觉的最低麻醉药浓度。根据MAC和MAC_{awake}的定义，它们的数值大小并不应该接近，因为它们所反映的生理状态和临床效果不同。具体来说，高MAC值表示需要更高浓度的麻醉药才能达到相应的效果，而低MAC值则表示相同的效果可以使用较低浓度的麻醉药物来实现。因此，MAC_{awake}/MAC越小，说明患者从麻醉中苏醒的速度越快。

6. E 单胺氧化酶抑制药与哌替啶之间的相互作用可引起两种类型的严重不良反应。Ⅰ型为兴奋性反应，患者表现为突发性激动、谵妄、头痛、低血压或高血压、肌挛缩、高热和惊厥，甚至出现昏迷和死亡。Ⅱ型为抑制性反应，患者可出现呼吸抑制、心血管功能衰竭或昏迷。因此，在急症手术中，患者事先服用单胺氧化酶抑制药时，应避免使用哌替啶作为镇痛药物。其他选项中的硫喷妥钠、吗啡、芬太尼和琥珀胆碱与单胺氧化酶抑制药的联合使用没有明确的禁忌。

7. E 芬太尼是一种强效的阿片类镇痛药物，其作用机制是通过与中枢神经系统中的μ阿片受体结合来减轻疼痛。然而，在使用大剂量芬太尼进行静脉麻醉时，可能会出现呼吸抑制的情况，这是由于芬太尼能够抑制脑干呼吸中枢中的神经元活动，导致患者出现呼吸衰竭。延迟性呼吸抑制是指当芬太尼的作用已经结束或血浓度下降到较低水平时，仍然可以出现的呼吸抑制现象。这是因为芬太尼的代谢和排泄比较缓慢，药物可以在体内积累并持续发挥作用，从而导致呼吸抑制的发生。

8. D 在麻醉性镇痛药中，芬太尼的输注敏感半衰期随着剂量的增加而缩短，瑞芬太尼的输注敏感半衰期变化最小。选项 A、B、C、E 均为芬太尼的药理学特点。

9. E 拮抗剂是指与受体只有较强的亲和力，而无内在活性的药物，故不产生效应，但能阻断配体或激动药与受体结合，因而对抗或抵消激动药的作用。

10. E 吸入麻醉药是一类选择性作用于中枢神经系统的药物，其代表药物包括氟烷、异氟烷、七氟烷等。这些吸入麻醉药在分解时会产生一氧化碳，但不同的吸入麻醉药所产生的一氧化碳量有所差异。其中，地氟烷产生一氧化碳的能力最强，其次是恩氟烷和异氟烷，而七氟烷和氟烷最低。因此，在使用地氟烷进行麻醉时需要特别关注其对患者肝脏和心脏功能的影响。

11. C 哌替啶生物降解需 2～3 小时，如果在娩出前 2～3 小时使用，则新生儿有呼吸抑制现象，故哌替啶应在娩出前 1 小时内或 4 小时以上使用。

12. C 所有的阿片受体激动药（吗啡、哌替啶等）短期内反复应用均可产生耐受性，需要逐渐增加剂量方可产生原来的效应。阿片受体平时处于基础水平的内源性阿片样肽作用之下，当连续给予阿片受体激动药之后，阿片受体受到“超载”，通过负反馈机制使内源性阿片样肽的释放减少，甚或停止，阿片受体为了补偿内源性阿片样肽的减少，就需要更多的阿片受体激动药才能维持原来的镇痛效应，这样就产生了耐受性。

13. E 奎尼丁能够阻滞钠通道，适度抑制 Na^+ 内流，奎尼丁还通过阻抑迷走神经而发挥间接作用。低浓度时可减慢 4 相心舒期除极，高浓度可升高阈电位。奎尼丁抑制心脏收缩性，其间接的 α 受体阻断作用可以降低动脉压力。心率慢时，奎尼丁与钾通道结合多于钠通道，从而延长 APD；当心率快时，奎尼丁主要阻滞钠通道。

14. A 喉痉挛指喉部肌肉反射性痉挛收缩，使声带内收，声门部分或完全关闭而导致患者出现不同程度的呼吸困难甚至完全性的呼吸道梗阻。喉痉挛是麻醉并发症之一。常发生于浅麻醉状态下以及拔出气管导管后，尤其常见于小儿上气道手术后。

15. E 阿曲库铵为非去极化型神经－肌肉阻滞药，不影响肝功能，在肝硬化患者中可安全应用。筒箭毒碱类药物（如罂粟碱、吗啡等）的代谢和排泄主要依赖于肝脏，肝硬化患者应避免大剂量使用，以免引起过度麻醉和意识丧失。琥珀胆碱可以增强肝硬化患者的胆汁分泌和排泄，改善黄疸和肝功能，常用于治疗肝硬化相关的症状和并发症。在肝硬化患者中，由于肝功能受损，药物代谢和排泄能力下降，因此酰胺类局麻药会被肝脏滞留，导致其分解作用延迟，应该减少剂量或选择其他种类的局麻药。酯类局麻药主要由假性胆碱酯酶水解失活，如有先天性假性胆碱酯酶质量的异常，或因肝硬化、严重贫血、恶病质和晚期妊娠等引起的减少者，酯类局麻药的用量都应减少。

16. A 治疗剂量的吗啡有时可使心率减慢，可能与延髓迷走神经核兴奋和窦房结抑制有关。

17. A 除了 μ_1 阿片受体主要参与脊髓以上水平的镇痛，其余阿片受体主要参与脊髓水平的镇痛。

18. E 阿片受体作用于中枢神经系统，主要作用是镇痛，在产生镇痛作用的同时，还作用于边缘系统影响情绪区域的受体，消除由疼痛所引起的焦虑、紧张等情绪反应，甚至产生欣快感，环境安静时，患者易于入睡，具有明显的呼吸抑制作用。作用于极后区化学感受器，可引起恶心、呕吐。

19. A 硝酸酯类药物由于扩张眼内血管，增高眼内压，故禁用于原发性闭角型青光眼未经手术治疗者。

20. E 梗阻性肥厚型心肌病是指心室壁局部或弥漫性增厚，导致心室腔受限或心室流出道受阻的一种心肌疾病。由于狭窄和障碍，产生了特定的心脏杂音。普萘洛尔是一种选择性的 β_1 受体拮抗剂，具有降低心率、降低心肌收缩力以及降低心肌氧耗的作用，可以减轻梗阻性肥厚型心肌病患者因心室流出道狭窄而引起的心脏杂音，从而达到治疗的效果。其余选项中，硝酸甘油和亚硝酸异戊酯主要用于急性冠状动脉综合征等急性心血管疾病的紧急处理；地高辛虽然也有一定的治疗心衰的作用，但对于梗阻性肥厚型心肌病的治疗作用不如 β 受体拮抗剂；异丙肾上腺素主要用于治疗支气管哮喘等情况，与梗阻性肥厚型心肌病无直接关系。

21. B 泮库溴铵、加拉碘铵和哌库溴铵等肌松药物存在不同程度的肝肾毒性，可能会影响肝肾功能，因此并不是理想的选择。维库溴铵主要通过肝脏代谢，不适合肝功能受损的患者。相比之下，顺式阿曲库铵是一种非去极化型肌松药，药效快、作用时间短且可逆，且不依赖于肝肾功能，因此被认为是最理想的肌松药物之一。

22. C 根据患者的临床表现和头颅CT检查结果，可以判断其为颅内压增高并存在脑疝。在行开颅手术清除血肿时，需要给予肌松药以达到肌肉松弛的效果，从而更好地进行手术。琥珀胆碱是一种阻断乙酰胆碱神经传递的非去极化型肌松药，可以引起肌肉松弛。该药物可能会诱发副交感神经兴奋，导致心率下降、血压下降等不良反应，从而增加颅内压，加重脑疝。因此，在颅内压增高或存在脑疝的情况下，应避免使用琥珀胆碱。相比之下，维库溴铵、阿曲库铵、顺式阿曲库铵和罗库溴铵等皆属于去极化型肌松药物，在肌松作用时对心血管系统的影响较小，相对安全。

23. C 根据患者目前的情况，需要选择一种药物来调整容量负荷并改善心脏功能。在这种情况下，最佳的药物选择是地尔硫䓬（选项C）。地尔硫䓬是一种钙通道阻滞剂，可通过抑制钙离子进入心肌细胞来减少心肌收缩力和心脏的负荷。它还可以扩张冠状动脉，增加心脏的血液供应。新斯的明（选项A）是一种 α_1 肾上腺素能受体拮抗剂，可以降低外周血管阻力，但对于该患者而言，可能会进一步降低血压。阿替洛尔（选项B）是一种 β_1 肾上腺素能受体拮抗剂，可以减慢心率，并且具有较好的降压效果，但在该患者心率已经较高并出现低血压的情况下，不是最佳选择。去甲肾上腺素（选项D）是一种肾上腺素能受体激动剂，可以增加心脏收缩力和心率，但在该患者血压较低的情况下，可能会进一步降低血压。多巴胺（选项E）是一种多巴胺受体激动剂，可以增加心脏收缩力和心率，但在该患者血压较低的情况下，可能会进一步降低血压。

24. B 由于患者需要进行右上肺切除手术，需要充分考虑术前的麻醉和气管插管问题。针对该患者的情况，快速诱导是更为合适的选择，因为痰液每天超过50ml，需要尽量缩短麻醉诱导时间以减少呼吸道分泌物的积聚。同时，由于手术部位较高且手术时间较长，需要选择双腔气管插管，以确保氧气和麻醉药物能够同时送到两个肺部，防止术中出现低氧血症等问题。经鼻气管插管可以减少局部刺激和反应，但不适合像该患者这样需要快速诱导的情况；单腔气管插管则无法满足手术需求，不能同时输送氧气和麻醉剂到两个肺部。

25. A 在患者搬动和摘除巨大肿瘤后，血压通常会受到多种因素的影响，如手术刺激、失血、容量变化、麻醉药物等。然而，一般情况下，由于手术前患者可能存在肿瘤压迫导致的血流受限，血压在手术后不太可能升高。相反，患者在手术后可能出现血压的轻度下降，这可能是由手术刺激、失血或容量变化等因素引起的。中度下降和休克也是可能发生的，尤其在巨大肿瘤摘除后可能伴随大量的出血。在某些情况下，患者在手术后血压可能保持不变。这可能是由于手术刺激、失血和容量变化之间的平衡，导致整体血压维持在相对稳定的水平。

二、多选题

26. BCDE 左心室后负荷是指心肌收缩之后所遇到的阻力或负荷，又称压力负荷。对左心室来说，在无主动脉瓣狭窄或主动脉瓣缩窄时，其后负荷主要取决于：①主动脉的顺应性（动脉血管壁增厚，主动脉的顺应性降低，后负荷增加）；②外周血管阻力（受血管和体液因素的影响，小动脉血管床的横断面积和血管紧张度增加，外周阻力增加）；③血液黏度（血液黏度增高，外周血管阻力增大）；④循环血容量。其中以外周血管阻力最为重要，临床上常以此作为左心室后负荷的指标，即体循环高压。

27. ABCD 依托咪酯、硫喷妥钠、异丙酚和咪达唑仑均使脑代谢下降，而氯胺酮可使脑代谢增加。

28. ABD 安氟醚可轻度抑制肾功能，可能与其增加体内的氟离子浓度有关，在肾功能不全时应慎用。琥珀胆碱可引起血钾升高，由于肌肉持久性去极化而释放钾离子，使血钾升高；如患者同时有大面积软组织损伤如烧伤、恶性肿瘤、肾功能损害及脑血管意外等疾患存在，则血钾可升高20%～30%，应禁用本药。氨基糖苷类抗生素具有显著的肾毒性，其主要经肾排泄，尿药浓度高，并在肾内蓄积，可损害肾小管上皮细胞，表现为蛋白尿、管形尿、严重者可致氮质血症及无尿症，忌与肾毒性药物合用。

29. ABCDE 气管导管拔除后晚期并发症是指发生在拔管72小时以后的并发症，主要有：喉部溃疡、喉部肉芽肿和息肉、声带粘连、喉－气管假膜和蹼状物形成、喉纤维化、气管狭窄、鼻孔坏死和外鼻孔狭窄、喉头水肿等。

30. ABDE 人工气腹对呼吸系统的影响是肺泡无效腔增大，功能残气量减少。

31. ABCDE 腹腔镜手术是治疗腹部疾病的重要技术手段，它依靠气腹在腹腔内形成较大的空间，然后进行操作。气腹可引起并发症，主要包括：①如果出现气体泄漏或者穿刺针孔较大，气体可能会从腹腔溢出到皮下组织中，导致皮下气肿。②气胸、心包积气、纵隔气肿等都是因气体进入胸腔或心包、纵隔等区域形成肿胀导致。③在一些情况下，腹腔镜手术需要使用人工通气，如果气管导管插入不当或者位置不正确，可能会误入支气管，导致通气受阻。④向腹腔内充气时，如果在操作过程中意外穿刺到血管，气体可能会进入血管系统，形成气栓，导致血流障碍和组织缺氧等问题。腹腔镜气腹还可能引起其他并发症，如肠道穿孔、感染、出血等。这些并发症的发生率较低，但仍需注意。

32. ABCDE 区域阻滞麻醉前应向患者充分解释，告知麻醉的目的、方法和可能出现的并发症，使其对该项手术有一个比较清楚的认识，以便获得患者的配合。应询问患者过去是否曾使用局麻药及使用中是否出现过不良反应，并根据需要选择合适的局麻药及其浓度与剂量。用药者应具有处理意外事件的能力，准备好相应的抢救器具。用药者必须熟悉人体解剖，做到“胸中有数”。区域阻滞麻醉可用于局部切除手术等，可以有效降低手术时的疼痛感。

33. ABCD　耳鼻喉科手术麻醉的特点包括：①麻醉医师和手术医师共用同一气道；②病变累及气道，影响气道通畅；③可有气管拔管困难；④诱发心律失常；⑤中耳压力改变。耳鼻喉科的大部分手术无明显出血，仅部分手术出血较多，如鼻咽部纤维血管瘤和上颌骨摘除术等可能有大量出血，止血困难，需要行控制性降压术。

34. BD　甲亢手术后出现惊厥的原因有多种，最常见的是低钙血症。在甲状腺手术中甲状旁腺易受损伤或被切除，从而引起低钙血症，导致神经肌肉兴奋性增高而发生惊厥。甲状腺次全切除术后容易并发甲状腺危象，甲状腺危象也可出现惊厥，但多伴有其他明显的症状，如高热、心动过速等。

35. ABCDE　甲亢时由于过多的甲状腺激素刺激和兴奋心脏，使心肌氧耗增加，心脏负担加重，可出现一系列甲亢表现：体重减轻、燥热、疲乏无力（ATP 和磷酸肌酸形成减少会导致肌肉能量不足，从而影响运动能力和耐力）、腹泻、反应过激和神经敏感。高代谢可以使血糖增高，血胆固醇降低，重症可以出现细震颤、眼球突出和甲状腺肿大。心脏方面的表现有窦性心动过速、房颤和心力衰竭等。

36. BD　骨折的特征包括畸形、异常活动、骨擦音或骨擦感。

37. ABD　重度子痫前期可出现血小板减少（$<100\times10^9/L$）、凝血机制障碍、慢性弥散性血管内凝血（DIC）。胎盘早剥是妊娠期发生凝血障碍最为常见的原因，特别是在胎死宫内后。凝血功能异常的机制是循环内纤溶酶原的激活，也可由胎盘凝血活酶触发外源性凝血途径激活，发生弥散性血管内凝血与凝血功能障碍。

38. ACD　纵隔镜检的禁忌证主要包括上腔静脉梗阻综合征、气管严重受压移位和主动脉瘤。颈椎病和高血压不是纵隔镜检的禁忌证，但进行手术时要多加注意。

39. AB　表面麻醉一般使用局部麻醉药物，如利多卡因和丁卡因。罗哌卡因在临床上一般用于神经阻滞麻醉，普鲁卡因也常用于神经阻滞和局部浸润麻醉。布比卡因虽然也是一种局部麻醉药物，但刺激强烈，容易引起过敏反应，不适合作为表面麻醉剂使用。

40. AC　全麻期间血压升高一般是由于手术刺激或者麻醉变浅所致，应适当加深麻醉和使用降压药物。尼卡地平是一种钙通道阻滞剂，可扩张血管、降低血压，是处理全麻期间血压升高的有效药物。

41. ABCDE　肝性脑病主要由于肝功能异常，代谢紊乱引起的中枢神经系统功能失调的综合病症，轻度的肝性脑病患者表现为注意力不集中、认知能力下降、忘性增加和行为异常等，其次，轻症者可能在简单计算、抽象思维和语言理解上出现错误。重症者可能会出现意识模糊，甚至昏迷。肝性脑病患者常表现为情感反应异常，如易激动、焦虑、抑郁或欣快等。扑翼震颤是肝性脑病的特征性体征之一，是指手掌尤其是拇指和小指迅速地上下翻飞，并伴有肘部屈伸运动。定向力障碍也是肝性脑病的常见表现，患者可能失去时间、地点和人物等方面的定向力。

42. ABCD 2007年，美国心脏病学会/美国心脏协会（ACC/AHA）对心脏病患者进行非心脏手术的指南进行了更新，指南中提出只有在可以改变治疗方案时才进行心脏特异性检查；术前评估和治疗应根据患者的状态和手术的风险综合考虑，并指出在不稳定性冠状动脉综合征、失代偿性心衰、严重的心律失常和严重的瓣膜病变四种高危的情况下必须完善术前心脏检查和治疗措施。

43. ADE 第二期高血压表现为收缩压为160～179mmHg，舒张压为100～109mmHg。常见的临床表现包括左室扩大、眼底出血和渗出、眼底动脉变细和眼底静脉曲张等。

44. ACE 吸烟会刺激气道，容易引起哮喘发作，因此哮喘患者在术前必须停止吸烟。饮酒会导致呼吸系统抑制，进一步加重哮喘症状，因此应避免饮酒。哮喘患者常用的气管扩张药包括短效 β_2受体激动剂和长效 β_2受体激动剂等，这类药物能够放松气道平滑肌，缓解哮喘症状，因此术前使用气管扩张药可以减少术后并发症和改善预后。呼吸功能锻炼可降低术后肺部并发症（PPCs）的发生率，缩短患者的住院时间。在胸式呼吸已不能有效增加肺通气量时，应指导患者练习深而慢的腹式呼吸。

45. ABCE 肝脏是机体内储存糖原最丰富的器官，肝脏损伤可导致肝内糖原储备减少，从而降低了机体的血糖稳定性。肝脏是糖原合成和分解的主要场所，肝功能障碍可影响肝糖原分解，使机体无法正常释放糖原并合成所需的葡萄糖，因此也会导致低血糖的发生。肝功能损害可降低肝脏糖异生的能力，进而影响机体糖代谢，促使低血糖的发生。肝脏并不直接参与葡萄糖的吸收和利用，因此肝功能障碍不会直接导致葡萄糖吸收障碍。当机体需要能量时，乳酸可通过代谢途径形成葡萄糖，肝脏是乳酸再合成糖原的主要场所之一。肝功能障碍可能会影响这种能力，导致低血糖发生。

46. ABCDE 对于严重创伤患者，机体对麻醉药物的耐受性明显降低，因此应该减量使用。同样的患者，如果是创伤后，其所谓的“安全”诱导剂量也可能造成致命性危险。对于稳定的创伤患者，麻醉诱导与一般择期手术患者无明显区别，而对低血容量的多发伤患者则要警惕。不管选择哪种药物，休克患者麻醉处理的关键就是小剂量分次给药。

47. ACDE 自体输血可以减少外源性供血，从而节约库存血，缓解供血短缺。此外，自体输血还可以减少血型不合或过敏反应的发生，降低感染传播风险，避免输血相关疾病如艾滋病和乙肝等疾病的传播。相比于异体输血，自体输血可以减少血液黏滞度，改善微循环，并有助于维持器官和组织的正常代谢和功能。B选项不属于自体输血的临床意义，因为在输血过程中，无论对于自体输血还是异体输血来说，都存在细菌污染的风险。

48. DE 急性呼吸衰竭是指突然发生的、由于不同原因导致机体静息或运动状态下氧合和（或）通气功能丧失而出现的呼吸功能障碍。其中导致急性呼吸衰竭的病因众多，包括：①严重感染：如脓毒症、肺炎、流行性感冒等，在感染过程中，炎症反应加剧会导致肺泡水肿、渗出和内皮细胞损伤等，从而影响气体交换。②输血输液反应：当患者接受输血输液时，可能会出现不同类型的输血反应，如过敏反应、溶血反应等，这些反应都有可能导致急性呼吸衰竭。重度肺结核、肺间质纤维化和硅肺可以引起慢性呼吸衰竭。

三、共用题干单选题

49. E 该患者最可能的诊断为急性左心衰竭。该患者有 8 年高血压病史，曾因心前区疼痛而接受药物治疗，提示其存在心血管疾病的危险因素。最近 1 天出现憋喘、咳嗽、咳泡沫样痰，体检发现血压升高、两肺底可闻及湿性啰音、心率加快且心音强弱不等、心律不齐等表现，同时患者意识清晰但烦躁不安。这些表现均支持急性左心衰竭的诊断。该患者本次无胸痛发作，中年男性，心绞痛及急性心肌梗死的可能性不大；没有肺栓塞的特征性表现；也不符合支气管哮喘的表现。

50. E 该患者心力衰竭的诊断明确，有高血压病和冠心病病史，且体检提示快速房颤，应首先检查心电图，以明确是否有心肌缺血；发病时间短则心肌酶谱的意义不大。

51. A 该患者急性左心衰竭的诊断明确，且烦躁不安、血压升高，可给予吗啡镇静、扩血管，降低氧耗和血压。

52. B 根据体检结果，提示该患者可能存在严重的内出血和低血容量性休克。因此，最紧急的治疗措施是迅速扩充血容量，并且应在快速补充血容量的同时，积极做好术前准备，尽早手术止血。

53. E 该患者面色苍白、四肢微冷、额部渗汗，血压 50/0mmHg，心率 132 次/分，属于重度休克抑制期，估计失血量已经超过全身血容量的 40%。

54. C 该患者可能存在内出血和腹膜炎等危及生命的情况。因此，最先要进行的检查是腹腔穿刺。在急诊情况下，腹腔穿刺通常用于紧急诊断和治疗。其中，紧急诊断包括：确定是否存在腹腔内出血或感染，并帮助鉴别其他可能的原因；而治疗性穿刺主要用于减轻腹腔内液体积聚引起的压迫症状，如腹胀和呼吸困难等。其他检查如胸腹部 X 线摄片、腹部 B 超、胸腹部 CT 检查和急查血常规等都可以在紧急处理后进行。

55. E 重度休克的失血量达总血量 40% 以上，即 1600ml 以上，由于休克时血管床扩大，补充的容量应是其出血量的 3 倍，故输液输血量应超过 5000ml。

56. D 该患者行胆肠吻合术术后发生吻合口瘘，致大量碱性肠液丢失引起代谢性酸中毒，患者出现胸闷、呼吸深快，机体自身调节可发生代偿性呼吸性碱中毒，过度通气可引起低二氧化碳血症。

57. C 该患者因术后吻合口瘘导致大量消化液丢失，现处于休克状态，心率增快，血压降低，现需纠正代谢性酸中毒以及休克状态，因此在快速补充晶体液纠正休克的同时应适量补充碳酸氢钠以纠正代谢性酸中毒，不需要纠正代偿性的呼吸性碱中毒。

58. B 当代谢性酸中毒被纠正后可能由于氢钾交换，在使用碳酸氢钠纠正酸中毒时，H^+ 从细胞内移到细胞外不断被缓冲，K^+ 则从细胞外移向细胞内，从而使血钾降低引起低钾血症。T 波低平为低钾血症特征性的表现。

59. C 该患者表现为双下肢上运动神经元瘫痪，脐部以下感觉减退，提示病变在胸髓，故辅助检查首选胸椎 MRI。

60. E 该患者缓慢发生截瘫，可以排除脊柱结核、脊髓出血、硬膜外转移性肿瘤等，由于其感觉障碍从腰背痛，逐渐向下发展至双下肢麻木无力，提示脊髓内占位病变。

61. C 脊髓防御反射是发生在腰骶段脊髓以上横贯性损伤而腰骶段未受影响者。霍夫曼征、肱三头肌反射、桡骨膜反射均出现在颈髓或锥体束发生病变时，此病位置在胸段脊髓，体检可能还会发现腱反射亢进。

62. C 该患者手术过程中血压增高，同时有心率增快，首先应考虑镇痛是否充分，镇痛不充分需追加阿片类等镇痛药。如追加镇痛药后效果不明显，下一步处理可考虑使用降血压，减慢心率的药物。

63. A 芬太尼静脉注射后血压和心率回落，但BIS值波动在60～65，表明镇静水平不充分。TOF值为0，说明肌松作用过度，需要适当减轻肌松状态。针对这种情况，应首先考虑增加镇静催眠药的输注速度，以达到更深的麻醉水平。同时，密切观察患者的生命体征变化，及时调整麻醉药剂量和速度，保持适当的麻醉效果。

64. D BIS值和TOF监测均提示镇静与肌松处于完善状态，芬太尼用量和最近的追加时间也提示继续追加阿片类药物并非最佳选择。患者术前有血压增高的情况，而且无正规治疗，此时仅出现单纯的血压升高，应考虑患者是在动脉血管存有一定病理变化的基础上，对手术刺激反应更为显著。故此时使用降压药物，对于维持患者循环稳定，减少因过多使用阿片类药物带来的术后不良反应等均有益处。

65. C BIS值和指令反应均提示患者意识已恢复，但TOF监测T4/T1值提示肌松作用未完全恢复，新斯的明拮抗可使肌力恢复完善，可有效地避免拔除气管导管后肌松残留所引起的呼吸系统的不良反应。

四、案例分析题

66. AE 肝脏是多种麻醉药代谢的主要场所，麻醉选择与处理的主要原则是选用其最小有效剂量。氟烷能使肝血流减少约30%和术后一过性氨基转移酶升高，术前有肝脏损害或疑有肝炎患者禁用。术前应维持有效循环血量。心功能正常者，为保持有效循环血量，宜使血细胞比容保持在30%左右。麻醉前有出血倾向者，应输用新鲜血或血小板，缺乏维生素K相关凝血因子者，可补充维生素K和输新鲜冰冻血浆。腹水患者采用利尿、补钾、控制输液量等措施，必要时可适量放腹水减轻腹内压，一次排腹水量应<300ml。

67. CD 门脉高压症致上消化道大出血且伴有凝血功能异常的患者最好不要选择硬膜外阻滞麻醉或腰麻。目前临床上多采用的是全身麻醉，尤其是对那些失血性休克患者，既能确保术中患者绝对安静，防止发生体动和牵拉反应，为术者提供良好的手术条件，又便于术中呼吸、循环管理。局麻辅助麻醉性镇痛药难以满足手术要求。

68. E 对于门脉高压患者，若是术中出血较多，应输新鲜血。

69. CE 阿曲库铵的代谢不依赖肝肾功能，且对中枢神经系统亦无明显影响；丙泊酚的时量相关半衰期稳定，即便连续长时间用药也很少发生蓄积作用；东莨菪碱、咪达唑仑和芬太尼均经肝代谢，该患者存在肝脏疾患，且肝功能异常，将会影响药物代谢，同时存在低蛋白血症，影响药物的蛋白结合和药物的游离浓度，药物的作用时间也会发生变化。

70. CEF 大量输入乳酸林格溶液可能导致血容量增加，血管内压力增高，从而导致液体渗出到肺间质，引起间质性肺水肿。血容量增加会导致液体在血管内外的平衡失调，引起液体向组织间隙渗出，从而导致周围性水肿。乳酸林格溶液中含有乳酸，大量输入可能导致体内乳酸积累，引起乳酸酸中毒。

71. ABCD 对于行髋关节手术的老年患者，术前评估除了注意常规的既往病史、体格检查以及实验室检查结果外，还需注意心、肺、肝功能。既往有吸烟史、活动耐受差者可增加术后尤其是呼吸系统并发症。在循环方面，此类高龄患者容易伴有高血压、房颤等症状。术前的血气分析结果对评估患者肺功能状态尤其是氧合状态有十分重要的指导意义。老年患者行全身麻醉插管时容易增加呼吸系统并发症，在无明显禁忌情况下可行区域阻滞（蛛网膜下腔阻滞或神经阻滞）。对于老年患者，髋部骨折手术一定要尽快。

72. AE 区域阻滞患者入室后，可给予少量苯二氮䓬类药物（如咪达唑仑等）以减轻患者紧张焦虑的情绪。该患者行左侧髋关节置换术，应行左侧髂筋膜阻滞。老年患者行蛛网膜下腔阻滞时，麻醉药物应减量。术侧在上时，可选择轻比重配比。在完成蛛网膜下腔阻滞后，应保持体位15分钟以固定平面。右美托咪定的呼吸抑制轻，模拟生理睡眠，可减轻术后谵妄的发生，可用于老年患者术中镇静。镇痛不足为术后谵妄或神经功能紊乱的重要危险因素，应根据患者的情况进行多模式镇痛。

73. B 老年患者术后谵妄的风险因素主要包括高龄、贫血、睡眠紊乱、麻醉与手术方式等。患者术前精神及心理障碍可能与术后谵妄有关。贫血是影响患者术后谵妄的一项独立的危险因素。当血红蛋白降低时，机体运输氧以及氧合的能力下降，易诱发中枢神经系统缺氧，从而导致神经系统乙酰胆碱含量减少，增加术后谵妄的发生率。

74. ABC 外周炎症引起中枢神经炎症，进而损伤学习与记忆能力的机制包括：①炎症细胞、促炎因子或者损伤血－脑屏障完整性或直接入脑。肿瘤坏死因子α（TNF－α）激活核因子κB（NF－κB）通路，将损伤血－脑屏障的完整性，利于巨噬细胞渗入，而表达趋化因子受体2的骨髓巨噬细胞也可在单核细胞趋化蛋白－1（MCP－1）的趋化下，经血－脑屏障入脑。②炎症因子可通过转运蛋白跨膜入脑。在缺乏连续性的血－脑屏障处（如室周区），外周炎症因子可顺浓度梯度进入中枢；而在完整的血－脑屏障区，则由某种未知的转运蛋白消耗三磷酸腺苷（ATP）主动转运入脑。③与血－脑屏障内皮细胞上的相应受体结合。构成血－脑屏障的内皮细胞本身具有分泌能力，在外周信号刺激下可产生免疫活性分子，腹腔、静脉、脑室注射IL－1均可作用于血－脑屏障内皮细胞上的白细胞介素－1受体1（IL－1R1），从而影响环氧合酶－2（COX－2）表达，活化中枢神经系统，诱发疾病行为。④腹腔内迷走神经的初级神经元在受到免疫相关刺激后，可将信息传入中枢。这些神经和体液机制最终活化小胶质细胞，并产生一系列促炎因子、细胞因子、补体、氧自由基等。

75. ACDEG 癫痫大发作时应及时处理，立即让患者平卧，解开衣领、衣扣、腰带，将头偏向一侧。保护舌头，及时使用牙垫、厚纱布或者缠有纱布的压舌板放在患者上、下磨牙间，避免阵挛期患者将舌头咬破。癫痫大发作时呼吸道分泌物较多，容易造成呼吸道阻塞或吸入性肺炎。应及时清理呼吸道，保持呼吸道通畅，及时吸氧，对呼吸功能不恢复者应及时做人工辅助呼吸。不可用力按压抽搐肢体，以免造成骨折或关节脱位，必要时给予镇静剂。

76. A 静脉空气栓塞（VAE）发生后，肺泡通气量正常而血流量减少，肺泡无效腔增加，导致$P_{ET}CO_2$降低。

77. ACDEFG 该患者考虑诊断为静脉空气栓塞。压迫颈静脉这一措施旨在减少静脉回流，从而减少静脉空气栓塞的程度。通过压迫颈静脉，可以阻止空气进入循环系统。呼气末正压通气可以增加肺泡压力，减少气道塌陷，改善通气/血流比例，从而减少静脉空气栓塞的程度。将头低于心脏水平，有助于促进空气的上升并防止其进入大血管。快速补液可以增加循环血容量，从而提高血压。这有助于维持组织灌注和减少静脉空气栓塞的影响。在手术过程中，关闭窦口可以防止空气进入循环系统。通过静脉应用血管活性药物，如去甲肾上腺素等，可以增加血压和心输出量，从而改善组织灌注。利尿剂和糖激素对静脉空气栓塞的治疗没有明确作用，因此不是首选治疗方法。

78. DE 放置硬膜外腔导管监测颅压时，长期应用易出现感染，因此不推荐。脑部超声多普勒主要用于评估脑血流动力学和颅内压力的间接指标，但不能直接测量颅内压力。脑部诱发电位主要用于评估脑功能和神经传导速度，不能直接测量颅内压力。硬膜下螺栓是一种直接测量颅内压力的方法。通过在硬膜下腔内植入一个导压螺栓，可以实时监测颅内压力的变化。脑室穿刺置管是一种常用的监测颅内压力的方法。通过将导管插入脑室，可以测量脑脊液的压力，并监测颅内压力的变化。腰部蛛网膜下腔置管即腰椎穿刺，对于急性颅内高压者有导致脑疝的危险，不推荐其作为临床颅内压监测的常规方法。

79. ABCDFG 在苏醒室内出现紧急情况时应重新建立监护，提供必要的呼吸循环支持，边抢救边呼叫支援，同时启用快速评估手段，在病情不稳定、原因不明时不可轻易转运患者，休克原因很多，未发生心室颤动、心搏骤停时不应急于除颤。

80. ABCDEFG 导致围术期出现不明原因休克、心搏骤停的因素可能是药物中毒或过敏反应、心包压塞、张力性气胸、心肌梗死、肺栓塞、低血容量、低氧血症、酸中毒、高钾与低钾血症、严重低体温等；脑梗死初期循环尚且稳定，不在其内。

81. D 以上体征符合 Beck 三联征（主要原因是突发心包压塞），即静脉压升高，颈静脉怒张；动脉压下降，脉压变小；心音遥远，搏动减弱。床旁超声心动图可以快速确诊。

82. CD 该患者已确诊心包压塞，需要一边强心、升压，一边开胸探查清除心包内的积血、积液，超声提示心包腔内有积血和血块，因为是胸外科手术后，右肺手术通常不直接涉及心脏，选择开胸探查比心包穿刺更能发现出血填塞的原因。

83. ABCD 无论是双腔气管导管还是支气管堵塞导管均可获得满意的肺萎陷质量，双腔气管导管不易移位，更便于清理气道分泌物，允许术中反复定位，在不妨碍肺隔离的情况下进行膨肺，在出现低氧血症时可对非通气侧肺实施持续气道正压通气，但是手术结束需更换普通气管导管。

84. CDEF 支气管堵塞导管特别适用于困难气道、小儿、气管与支气管内径过小者，也可进行选择性肺叶萎陷。支气管堵塞导管可以在手术结束后留置，不需要更换气管导管，这有利于减少患者的痛苦和减轻术后并发症的风险。

85. ABDE 肺保护通气策略包括：①在双肺通气期间潮气量设定为 6 ~ 8ml/kg，PEEP 2 ~ 5cmH_2O，根据呼气末 CO_2 调整呼吸频率，设定潮气量或 PEEP 时注意观察驱动压（平台压与 PEEP 之差），选择最小的驱动压；②单肺通气时，保持潮气量为 4 ~ 6ml/kg，根据 $PaCO_2$ 调整呼吸频率，一般 $PaCO_2$ 维持在 45 ~ 50mmHg 之间，PEEP 5 ~ 8cmH_2O 或根据驱动压调整；③采用肺复张手法，特别是在单肺通气结束后进行充分肺复张，然后吸低浓度氧气配合 PEEP 以预防术后肺不张。

86. ABCDEF 基于快速康复的多模式镇痛方案更适用于现代微创心脏手术的围术期疼痛管理。用于侧胸微创心脏手术的椎旁神经阻滞、竖脊肌平面阻滞、前锯肌平面阻滞、肋间神经阻滞等外周神经阻滞方法，以及皮下连续镇痛技术，均可减少阿片类药物的用量，促进患者术后快速康复。对无禁忌证者，静脉用 NSAID 或对乙酰氨基酚是补充阿片类镇痛的安全且经济有效的方法，也可以减少阿片类药物用量，改善镇痛质量。一旦患者恢复口服进食，即可逐渐过渡到口服药物镇痛。

87. ABDE 防止 TURBT 手术中出现闭孔神经反射的方法有全身麻醉加用肌松剂、椎管内麻醉联合闭孔神经阻滞以及低功率电切或凝切法。肌松剂可以阻止神经肌肉接头的神经冲动传导，全身麻醉深度肌松也能预防闭孔神经反射。但是，蛛网膜下腔阻滞联合硬膜外阻滞或充分镇痛并不能有效预防闭孔神经反射。

88. A 在膀胱肿瘤电切手术中，需要关注膀胱神经解剖功能，其中膀胱运动功能主要由副交感神经纤维支配。副交感神经纤维负责膀胱的顺应性收缩和排尿的调节。

89. BC 手术和麻醉可以影响肾功能，但多数是可逆的，通过维持足够的血管容量和正常的血压可逆转。维持血压和术前补液扩容可以避免全身麻醉对肾功能的影响。

90. ABCDEFG 急性肾损伤的危险因素包括：①肾脏缺血：如低血压、心衰等情况可导致肾脏缺血，从而引发急性肾损伤。②全身感染：如严重感染性休克、败血症等情况可导致血管内皮细胞损伤和炎症反应，进而引起急性肾损伤。③肾毒性药物：如氨基糖苷类抗生素、非甾体抗炎药等可引起肾小管间质损伤和肾小球损伤，进而引发急性肾损伤。④外科大手术：如心脏手术、大肠切除术等大手术可能会引起围手术期低血压、失血、感染等情况，从而进一步导致急性肾损伤。⑤挤压伤：如肌肉挤压综合征等可以释放肌红蛋白、肌酸激酶等物质，引起急性肌溶解并进一步导致急性肾损伤。⑥肾移植：肾移植手术后可能会发生移植肾血管病变、急性排异反应等并发症，从而引起急性肾损伤。⑦其他脏器功能障碍：如肝功能不全、心功能不全等可导致代谢产物积聚和血容量不足，进而引起急性肾损伤。

91. ABEF 该患者患有先天性肌肉病，属于恶性高热的高危人群。术前应仔细询问家族遗传史，有条件可行基因检测及骨骼肌收缩试验，围术期应监测血肌酸激酶水平。脊柱畸形可影响肺功能，故还应进行肺功能检查。

92. ABCD 恶性高热者发病率低，应做好充分术前准备及避免使用诱发药物。由于肌肉活检结果为中央轴空病，可能存在对麻醉药敏感或耐受性降低的风险。因此，在手术前需要关闭或移除挥发罐，改用静脉麻醉。麻醉机的回路、储存袋和钠石灰需要定期更换，以确保其安全可靠。药物碳过滤器可以有效去除麻醉气体中的有害成分，减少对患者的损伤。因此，在麻醉机的进气和出气端都应该设置药物碳过滤器。为了确保新投入使用的麻醉机没有残留有害气体，需要进行充分的氧气冲洗，时间通常为 60 ~ 90 分钟。目前临床证据不支持常规进行丹曲林预防。矫形手术应注意监测体温，采用保温措施。

93. ABCF 通常情况下，可通过心动过速、呼气末 CO_2 水平增加、肌肉僵直和体温升高来快速发现恶性高热。

94. BDEG 为了避免丹曲林钠产生沉淀物，必须使用灭菌注射用水进行溶解，而非含盐溶液。每瓶 20mg 的丹曲林钠中含有氢氧化钠（调节 pH 至 9.5，否则不易溶解）和甘露醇（3g，用于将低张溶液转化为等张溶液）。考虑到其 pH 值过高，应该通过一个大孔径的静脉输液通路给药。如果没有准备好大孔径的静脉输液通路，则应尽快从其他通路给予药物，以避免延迟治疗。预热的注射用水相对于常温水可以更快地溶解丹曲林钠。丹曲林钠会引起胃肠道反应。在使用昂丹司琼时需要特别注意，它是一种 5－羟色胺（5－HT）受体拮抗剂，可能增加突触前间隙内 5－HT_{2A}受体处的 5－羟色胺。在恶性高热易感者中，激活 5－HT_{2A}受体可能会诱发恶性高热。部分患者丹曲林钠的总量可高达 30mg/kg。

95. ABCDEFG 恶性高热患者晚期可能出现心律失常、体温骤升、凝血异常、术野渗血增加、角弓反张、血浆肌酸激酶升高和血红蛋白尿，处理不及时或不充分可能导致心搏骤停。

96. ABCD 患者腹胀症状明确，但原因不明确，因此不能排除肠梗阻。其高血压病史明确，虽没有明确的胸痛、胸闷，但不可排除冠心病。初诊症状和体征均不提示胰腺炎和过敏反应，故可初步排除。

97. AB 根据全腹 CT 检查结果，发现该患者主动脉呈现扁圆形，隐约可见分离的内膜和中膜，考虑为主动脉夹层，应紧急行胸部磁共振检查。不应进行强心治疗，以免血压升高、夹层破裂。

98. ABDEF 主动脉夹层患者术前常处于高凝状态，其原因可能是内膜撕裂导致血管内血栓形成，使患者处于高凝状态。体外循环会导致凝血因子和血小板的消耗，凝血功能受到抑制，纤维蛋白原的水平也会降低。主动脉夹层患者术前的血小板数量通常不会增加。主动脉夹层的范围越大，内膜撕裂面积越大，血小板激活程度越高。体外循环结束后，输血治疗可以帮助恢复凝血因子和血小板的数量和功能，使其基本恢复到术前状态。体外循环后纤维蛋白原的浓度和功能可能仍然较低，需要适当的纤维蛋白原替代治疗。

99. ABCDF 针对围术期凝血紊乱的特点，应采取综合的血液保护措施以减少围术期出血和输血，改善患者预后。在心血管手术中，可以广泛应用血液回收技术、抗纤溶药物和血栓弹力图等手段来实现血液保护效果。由于术中纤维蛋白原的损伤程度较血小板更为严重，因此建议 CPB 后尽早输注纤维蛋白原以改善凝血功能。围术期还建议使用血栓弹力图指导血小板输注，避免血小板输注过量。自体富血小板血浆可用于减少体外循环期间血小板的破坏。rFⅦa 可用于主动脉夹层术中难治性出血，但需要在体外循环后才能使用。

100. ABCDEF 常规监测包括 5 导联心电图、中心静脉压和有创动脉血压（上、下肢）、体温（同时监测外周和中心温度，一般选择膀胱温或直肠温及鼻咽温）、SpO_2 和呼气末二氧化碳分压、血气分析、血糖和活化凝血时间。经食管超声心动图（TEE）在术中可用于准确有效地监测心脏功能、心室容量，并显示主动脉根部、部分升主动脉和全部胸降主动脉，从而准确诊断主动脉内膜剥脱、破裂和主动脉中断。麻醉深度及局部脑氧饱和度（$rScO_2$）监测对患者的管理尤为重要，脑电双频谱指数（BIS）监测有助于及时调整麻醉深度，而 $rScO_2$ 可用于监测和快速诊断脑缺血和缺氧。可根据手术性质和患者情况选择应用脊髓监测。对于术前已出现下肢肌张力下降或截瘫者，推荐采用脊髓监测。体感诱发电位和运动诱发电位主要用于监测脊髓缺血。

全真模拟试卷（五）答案解析

一、单选题

1. D 组织兴奋性是组织细胞对刺激产生反应（或产生动作电位）的能力。判断组织兴奋性高低的最常用指标是阈强度，即引起兴奋所需的最小刺激强度。当刺激强度低于阈强度时，组织不会产生明显的反应；而当刺激强度高于阈强度时，组织则会产生兴奋反应。因此，通常使用不同的刺激强度来测试组织兴奋性，并通过测量阈强度来判断其兴奋性高低。选项 A“刺激频率”和选项 B“刺激强度”都可以影响组织的兴奋性，但它们并不是判断兴奋性高低的最常用指标，因为它们不能直接反映阈强度大小。选项 C“动作电位”和选项 E“阈电位”也与组织兴奋性有关，但它们更多地涉及细胞内电生理过程的研究，而不是用于评估组织兴奋性的指标。

2. D 肾素的分泌受多方面因素的调节，具体如下：血压下降，循环血量减少，入球小动脉的血压和血流量均减少，减弱了对入球小动脉的牵张反射，激活了管壁感受器，促进球旁细胞释放肾素；肾血流量下降，肾小球滤过率随之下降，导致通过致密斑的钠离子浓度减少，致密斑被激活，进而促进肾素的释放；因球旁细胞受交感神经支配，所以交感神经兴奋亦可以促进肾素的释放。

3. C 下丘脑是调节内脏活动的较高级中枢，可以分为前、后、内、外四个区。下丘脑与其他中枢部位之间有着密切的联系，还可以通过垂体门脉系统与下丘脑垂体束调节垂体的活动。

4. D 伤害性感受器是产生痛觉信号的外周换能装置，主要是游离神经末梢，可分为三类：①机械伤害性感受器，主要分布于皮肤，有多类传入纤维，包括 A_β、A_δ和 C 类，仅对施加于感觉野上的重压起反应；②机械温度型伤害性感受器，主要分布于皮肤，属于 A_β传入纤维，对机械刺激能做出中等反应，但对温度刺激则发生随温度递增的强反映；③多觉型伤害性感受器，遍布于皮肤、骨骼肌、关节、内脏器官，数量多，对强的机械、温度和化学致痛刺激敏感，传入纤维为 C 类。

5. B 肌肉运动时肌肉血流量增加的原因是肌肉收缩时，局部代谢产物增多。

6. A 吗啡的药理作用包括镇痛、抑制咳嗽反射、呼吸抑制、消除焦虑和引起欣快感等。选项 A，在维持通气的情况下，吗啡本身使脑血流量减少，颅内压降低，但在呼吸抑制而致二氧化碳升高的情况下，脑血流量增加，颅内压增高。选项 B，吗啡可以刺激延髓迷走神经核，导致窦房结受抑制、心率减慢。选项 C，吗啡可以引起胆道平滑肌收缩，增加胆道内压力。选项 D，吗啡可以通过对血管平滑肌的直接作用和间接释放组胺的作用，使外周血管扩张，从而降低血压。选项 E，吗啡可以增加输尿管平滑肌张力，并使膀胱括约肌处于收缩状态，从而引起尿潴留。

7. B 洋地黄绝对禁忌证为洋地黄中毒、洋地黄过敏。相对禁忌证为梗阻性肥厚型心肌病、室性心动过速、完全性房室传导阻滞、急性心肌梗死发病 72 小时内、病窦综合征、预激综合征并房颤。

8. C 氟烷麻醉会引起血压下降，其主要原因是抑制压力感受器的敏感性，从而导致血管舒张和血容量减少。氟烷麻醉对心肌的影响较小，因此对心输出量的影响甚微。它不会兴奋交感神经中枢，也没有明显的神经节阻滞作用或直接扩张血管平滑肌。

9. C 局麻药中毒引起的惊厥为全身强直－阵挛性惊厥。同时，由于血内局麻药浓度较高对心血管的抑制，造成脑血流减少和低氧血症，也间接影响了脑功能。局麻药中毒引起的惊厥是由于选择性作用于边缘系统、海马和杏仁核，以及大脑皮质的下行抑制性通路，使下行抑制系统的抑制作用减弱，使大脑皮质和皮质下的易化神经元的释放不遇阻抗，故肌牵张反射亢进而发生惊厥。

10. C 经鼻气管插管易造成鼻黏膜损伤出血，麻黄素有收缩血管的功能，经鼻气管插管前于鼻腔内滴入 3% 麻黄碱能收缩鼻黏膜血管，减少出血。

11. E 苏醒延迟指手术后患者不能及时恢复清醒，需要积极处理。治疗方法主要包括对病因的处理和对症治疗。对于发生低体温者，适当升高体温，保持体温不低于 34℃；对于存在脑水肿者，应给予甘露醇或呋塞米脱水治疗；维持水电解质、酸碱平衡在正常生理范围内；对出现低氧者，应努力改善缺氧。但对由静脉麻醉药或其他原因所致的中枢神经严重抑制者，不宜应用大剂量中枢神经兴奋剂催醒，以免发生惊厥后反而使中枢神经抑制加重，而是应根据具体情况采取针对性的治疗，如减少镇痛药剂量等。

12. D 在休克状态下，组织缺氧和代谢紊乱会导致代谢性酸中毒，因此对于宫外孕破裂、失血性休克患者应及时纠正代谢性酸中毒。在休克状态下，肾脏灌注不足易导致急性肾衰竭，应注意维持肾功能。由于宫外孕破裂、失血性休克患者的血容量不足，血压下降，应选用对循环抑制较轻的药物，如丙泊酚等。在宫外孕破裂、失血性休克的状态下，β 受体拮抗剂可能会引起血管扩张和心输出量的降低，加重循环抑制，因此不应给予。在麻醉过程中，应注意维持患者的有效循环血量，以保证组织灌注和供氧。

13. A 于腹腔镜下行胆囊手术时，通常采用的麻醉方法是全身麻醉，因为在充分肌肉松弛情况下，气腹能创造良好的手术环境，便于手术操作，减少意外损伤。而且在控制呼吸的情况下，可以及时排出过多的二氧化碳，降低手术和麻醉的风险。

14. D 吸烟可促进黏膜分泌并导致清除能力减弱，容易引起呼吸道感染和并发症。吸烟可导致免疫反应改变，使机体的免疫功能下降，影响术后恢复和预后。由于烟草中的化学物质对肉芽组织生成和血管形成有抑制作用，因此可能延迟组织修复和愈合过程。吸烟可以刺激支气管平滑肌收缩，引起支气管痉挛，增加术后呼吸系统并发症的发生率。即使术前停止吸烟不到 24 小时，仍有益于患者，因为短期戒烟也可以改善机体的生理状态，减少不良反应的发生。

15. B 潮气量增加通常是为了代偿 CO_2浓度升高而进行的自主呼吸调节，这种情况在酸中毒时会出现。而选项 A、C、D、E 几个选项引起的是通气量降低的情况。

16. C 低体温会降低细胞的代谢速率，进而降低氧耗。低体温可以抑制酶的活性，包括代谢酶和酶催化的反应。此外，低体温也可以抑制细菌的生长和繁殖。麻醉中体温的下降通常会导致血管收缩，从而减少出血时间。低体温会导致心脏的收缩力减弱，心率降低，从而减少心脏的做功。低体温可以延长麻醉药物的作用时间，因为低体温会减慢麻醉药物的代谢和清除速度。

17. B PACU评分包括肌力、呼吸、循环、指脉搏氧饱和度和神志5项，每项2分，最高分为10分，说明患者术后恢复良好，通常PACU评分标准达9分时可以转入普通病房。

18. A 从临床角度看，吸入麻醉药最重要的物理特性是分配系数。分配系数指的是麻醉药在血液和气体之间的相对溶解度，它决定了麻醉药在吸入后能够迅速进入组织和器官，并发挥作用的效率。因此，分配系数是评估吸入麻醉药作用强度和持续时间的关键参数。

19. B 氯胺酮具有舒张支气管平滑肌的作用，可用于高反应气道患者的麻醉诱导和麻醉中难治性支气管痉挛的紧急救援治疗。

20. D 阿片类药物的主要作用是镇痛，作用于脊髓、延髓、中脑和丘脑等痛觉传导区的阿片受体而提高痛阈，对伤害性刺激不再感到疼痛，镇痛的同时不会产生意识丧失。

21. E 全身麻醉时，患者需要保持呼吸道通畅，气道评估是为了确定并预防术中和术后出现的呼吸道问题。常用的气道评估指标包括：甲颏距离、头颈活动度、张口度、牙列（口颌）间距、颈部软组织肿胀程度等。其中，甲颏距离、头颈活动度和张口度等指标可以帮助判断气道通畅性，有助于选择合适的气管插管方法以及麻醉方法。胸部X线片也可以检查气道异常情况。而甲状腺B超虽可以看到甲状腺大小、性质，但相比前四项与气道条件无直接关系。

22. B 创面较小，选择区域阻滞麻醉即可满足手术要求。区域阻滞麻醉适用于乳房良性肿瘤，头皮肿物，体表小囊肿的切除术，也可用于肿物的活组织检查，环绕被切除的组织做包围注射达到镇痛目的。还可用于腭垂、舌体、阴茎或有蒂的肿瘤，环绕其基底部注射。

23. B 对开放性眼球贯通伤患者，琥珀胆碱有引起眼内容物脱出的危险，应避免使用，或是使用小剂量非去极化肌松药进行预处理后，配合快速诱导谨慎地使用琥珀胆碱。

24. D 不同年龄阶段使用不同的评估方法是准确进行疼痛评估的保证。8岁以上的儿童可以使用成人的疼痛评估量表，3～7岁的儿童可以使用面部表情评分法，新生儿和婴儿可以使用CRIES评分。

25. B 在全麻下，患者的呼吸由机械通气来维持，而氧气和麻醉剂的代谢会产生大量的二氧化碳，如果患者的呼吸系统不能及时排出体内积累的二氧化碳，就会导致二氧化碳蓄积，从而引起一系列的问题，比如意识水平下降、心率加快、血压升高、肌肉僵直等。最严重的情况是，患者的呼吸系统完全停止工作，导致呼吸停止，这种情况需要立即采取有效的措施，比如气管插管、人工通气等。在本题中，患者在气管拔管后出现了嗜睡和呼吸困难，这很可能是由CO_2蓄积导致，患者呼吸不足，体内CO_2浓度升高，导致意识水平下降和呼吸停止。因此，麻醉科需要立即进行气管插管等措施，保证患者的呼吸道通畅，避免发生严重的后果。

二、多选题

26. ABCE 妊娠后，下腔静脉受压促使脊椎静脉丛血流增加，硬膜外腔和蛛网膜下腔因静脉丛扩张而容积缩小，因此孕妇行椎管内麻醉时，注入少量局麻药即可获得较广泛的阻滞范围，同时穿刺出血、置入硬膜外导管时血性回流或血肿形成的发生率也相应增加。由于呼吸道毛细血管扩张、黏膜充血、红肿，常导致产妇鼻咽通气不良，呼吸道易受感染，全麻行气管插管时易损伤气道黏膜。随着子宫增大，腹压增加，膈肌的活动幅度减少，腹式呼吸受限，故在麻醉手术期间应避免抑制胸式呼吸。胃肠道受增大子宫的推挤，胃内压升高，并向头侧移位，胃肠道张力降低蠕动减弱，胃排空时间及肠运输时间延长，出现上腹部饱胀感及便秘、痔疮加重等症状，分娩时误吸的危险性增高。

27. ABDE 肝血流量与肝灌注压成正比，而与肝血流阻力成反比。在收缩压不低于10.6kPa（80mmHg）时，肝脏自身调节机制可使肝血流量维持不变；若收缩压低于10.6kPa（80mmHg），肝血流量会随之减少。正压通气导致胸内压增高，可使肝血流量减少；椎管内麻醉的阻滞平面达胸4时，血压容易急剧下降，肝血流量相应减少。

28. CDE 曲马多对μ受体的亲和力为吗啡的1/6000，对K和δ受体的亲和力仅为μ受体的1/25。曲马多除作用于μ受体外，还抑制神经元突触对去甲肾上腺素和5-羟色胺的再摄取，并增加神经元外5-羟色胺的浓度。

29. ABCD 根据气道梗阻程度喉痉挛分为：①轻度喉痉挛：仅在吸气时出现喉鸣，去除局部刺激后会自行缓解；②中度喉痉挛：吸气和呼气时都出现喉鸣，需用面加压吸氧治疗；③重度喉痉挛：声门紧闭，气道完全阻塞，可用粗静脉穿刺针行环甲膜穿刺吸氧，或静脉注射琥珀胆碱迅速解除痉挛，然后加压吸氧或立即行气管插管进行人工通气。因此，不分喉痉挛的轻重，就直接行环甲膜穿刺吸氧显然不妥。

30. ABC 非甾体抗炎药的最常见的不良反应包括：①胃肠道反应：如消化不良，恶心，呕吐，胃炎，消化性溃疡，胃黏膜糜烂，甚至上消化道出血。②肾毒性：高浓度的镇痛药在肾小管、肾间质处析出形成结晶，使血管阻塞，尿液生成受阻，镇痛药抑制前列腺素合成，使肾脏血管收缩，影响肾功能，这种情况在老年患者中更易出现。③肝毒性：偶可使氨基转移酶升高。④血液系统：如白细胞减少，血小板减少，出血倾向，个别还可出现再生障碍性贫血。

31. ABCDE 常用的疼痛评估方法包括数字评估量表（NRS）、文字描述评估量表（VDS）、视觉模拟评估法（VAS）、面部表情测量图（FES）和语言评价量表（VRS）法。

32. ABCDE 脓毒症的表现总结为3类：①原发感染灶的症状和体征；②SIRS的表现（最常见的有发热、心动过速、呼吸急促和外周血白细胞增加）；③脓毒症进展后出现的休克及进行性多器官功能不全表现。

33. ADE 心脏停搏的类型包括：①心室颤动，约占90%以上；②心室停搏，心电图为一直线，无心室收缩；③电-机械分离，即心脏虽有电活动，但无有效机械收缩，又称无脉搏心电活动，表现为缓慢的室性自主心律，QRS波为30次/分以下。

34. ABCE 阵发性室上性心动过速：心率快，常在160～220次/分，节律规则，常突然发作又突然停止。大部分室上速由折返机制引起，折返可发生在窦房结，房室结与心房，分别称为窦房折返性心动过速，房室结内折返性心动过速与心房折返性心动过速。第一心音强弱不等不是阵发性室上性心动过速的临床特点。

35. ABCD 肾上腺素的作用机制包括：①激动外周血管α_1受体，增高平均动脉压（MAP），增加心脑血液灌注；②激动心肌β受体，增强心肌收缩力和扩张冠脉，增加冠状动脉血流量，以改善心肌血供；③使心肌的细颤转为粗颤，有利于电除颤。

36. ABCD 按休克发生的起始环节分类，可分为低血容量性休克、心源性休克、外阻塞性休克及分布性休克。

37. ABCDE 急性左心衰时，血流动力学改变为：①心输出量（CO）下降，血压下降以及外周组织器官灌注不足，导致脏器功能障碍和末梢循环障碍，发生心源性休克。②左心室舒张末压和肺动脉楔压升高，发生低氧血症、代谢性酸中毒和急性肺水肿。③右心室充盈压升高，使体循环静脉压升高，多个脏器淤血、水肿。

38. ABCE 急性呼吸窘迫综合征（ARDS）的诊断标准为：明确诱因下1周内出现的急性或进行性呼吸困难。胸部X线平片/胸部CT显示双肺浸润影，不能完全用胸腔积液、肺叶/全肺不张和结节影解释。呼吸衰竭不能完全用心力衰竭和液体负荷过重解释。如果没有临床危险因素，需要用客观检查（如超声心动图）来评价心源性肺水肿。根据氧分压（PaO_2）/吸入氧浓度分数（FiO_2）≤300确立ARDS诊断。ARDS时，肺底湿啰音常出现较晚，故不能作为早期诊断的依据。

39. ABCDE 围术期心肌缺血的防治措施：纠正贫血，维持Hb在80g/L，部分高风险者的Hb可维持在100g/L以上。防止冠脉痉挛，改善冠脉血流，硝酸酯类药物仍是首选。减慢心率，控制血压，注意防止低血压，β受体拮抗剂可作为首选。其他药物还包括钙通道阻滞剂和血管紧张素转换酶抑制剂（ACEI）等。可选用利尿剂防止容量超负荷。应用利尿剂时应注意纠正可能合并的电解质紊乱。稳定斑块选用他汀类降脂药。防止血栓形成选用阿司匹林，或氯吡格雷等其他抗血小板药物。

40. ABC 急性缺氧时，机体通过加快呼吸频率、增加潮气量、加快心率来代偿。

41. ABCDE 有创血流动力学监测血容量的指标：①中心静脉压（CVP）是术中判断与心血管功能匹配的血管内容量的常用监测指标；②有创动脉血压（IABP）是可靠的循环监测指标。连续动脉血压波型与呼吸运动的相关变化可有效指导输液，若动脉血压与呼吸运动相关的压力变化>13%，或收缩压下降>5mmHg，则高度提示血容量不足；③肺动脉楔压（PAWP）是反映左心功能和左心容量的有效指标，PAWP异常升高是心脏容量增加或左心室功能异常的表现；④心脏每搏量变异（SW）是指在机械通气（潮气量>8ml/kg）时，在一个呼吸周期中心脏每搏量（SV）的变异程度。收缩压变异（SPV）或脉搏压变异（PPV）亦与SW具有相似临床指导意义。

42. ACDE 成分输血能够将一单位全血分割成红细胞、血小板和新鲜冰冻血浆等多种血液成分进行使用，达到了“一血多用”的效果，节约了血液资源。成分输血能够根据患者的需要选择所需的血液成分，减少了输血反应的发生率。此外，还能根据献血者的体检结果选择健康合格的献血者，避免了血源性疾病的传播。根据患者实际需要选择相应的血液成分进行输注，达到了缺什么，补什么，科学合理的目的。

43. AD 在失血早期，由于体内血容量减少，机体会产生代偿性反应以维持血液循环。其中，血管代偿性收缩是其中一个重要的反应。失血后交感神经系统被激活，导致儿茶酚胺类物质（如肾上腺素和去甲肾上腺素）释放增加，进而引起血管平滑肌收缩，使得外周血管阻力增加，从而维持动脉血压；当动脉血压下降时，主动脉弓和颈动脉窦内的压力感受器被激活，通过神经反射机制，使心率加快、心输出量增加，并同时引起血管收缩，从而提高动脉血压。

44. BC 低温可导致氧离曲线左移，氧分子与血红蛋白的亲和力增加，不利于向组织供氧，血液溶解氧增加。

45. ABCDE 心源性休克的临床表现与急性心力衰竭相似，但有以下特征：①原发病的特征：急性心肌梗死时有胸骨后疼痛、心电图及心肌酶的动态演变等。②血压：动脉收缩压≤80mmHg，持续时间≥30min。原为高血压者收缩血压＜90mmHg，或者从原水平降低30%以上。③组织器官灌注不足的体征：如冷汗淋漓；皮肤苍白、发绀或出现花斑，手、足背静脉塌陷，脉搏细速，尿量减少（≤30ml/min）以及精神和神志异常等。休克晚期可见皮肤、黏膜和内脏广泛出血（DIC）以及MODS的临床表现。

46. BE 发生喉痉挛的处理原则：①加深麻醉：静脉注射丙泊酚，或采用吸入麻醉（禁用N_2O，因为可降低氧贮备）；②给予肌松剂：静脉注射氯琥珀胆碱0.25～0.5mg/kg，或肌内注射2～4mg/kg；③继续面罩通气，或气管插管行机械通气；④症状缓解后深麻醉下拔管。

47. ABCD 常用的低浓度和中等浓度给氧装置包括鼻导管、简易面罩、气管切开术面罩和空气稀释面罩。鼻导管是一种通过鼻腔输送氧气的装置，适用于低浓度给氧。简易面罩是一种覆盖口鼻的装置，可以提供中等浓度的氧气给患者。气管切开术面罩是在气管切开术后使用的一种面罩，用于提供氧气给患者。空气稀释面罩是一种通过混合空气和氧气来调节氧气浓度的装置，适用于中等浓度给氧。机械通气合并氧疗通常用于重度呼吸衰竭、ARDS（急性呼吸窘迫综合征）等需要强力氧合的患者。

48. ABDE 输液不足会导致血容量不足，从而影响组织器官的正常灌注和氧供。在术中，隐匿性低血容量可能会引发一系列并发症，如心脏负荷增加、组织缺氧等。因此，应该根据患者的体重、年龄、病情等因素，合理计算液体需要量，并在术中适时给予输液。组织低灌注会导致血流动力学失衡，引发多种器官功能障碍。在术前和术中，应当密切监测患者的心率、血压、尿量等指标，及时调整液体输注量和输注速度，保证组织器官得到足够的灌注。输液的不当使用还可能会影响凝血系统的正常功能，导致出血倾向增加。在术中，应当尽可能减少输液所带来的影响，同时密切观察患者的凝血指标，及时纠正异常。输注过多的液体可能会导致外周组织水肿和心功能不全，因此在术中应当根据患者的具体情况，采取适当的液体管理策略，避免水钠过多的积聚。

三、共用题干单选题

49. B 妊娠晚期由于子宫下段逐渐伸展，附着于子宫下段或子宫颈内口的胎盘组织不能相应地伸展，两者发生错误而剥离，导致反复的阴道出血而出现不同程度的贫血。胎盘剥离处出血容易引起细菌上行性入侵，产生感染。前置胎盘并发胎盘植入的发生率高达15%，这是因为子宫下段的蜕膜较薄，孕卵滋养层可穿透底蜕膜深入子宫下段肌层，甚至达到子宫浆膜层。前置胎盘也是羊水栓塞的诱因之一。

50. B 该患者已出现出血性休克，同时伴有胎儿宫内窘迫，情况紧急宜选用全身麻醉。但应注意如果不是情况紧急，椎管内麻醉对前置胎盘行剖宫产而言不是禁忌。局部麻醉镇痛不完善，静脉麻醉易出现反流误吸。

51. C 硫喷妥钠对子宫张力无影响，可以迅速透过胎盘屏障，临床常用剂量对胎儿无影响；氯胺酮具有催产，消除阵痛，增强子宫肌张力和收缩力作用，能迅速透过胎盘屏障，使用 1mg/kg 静脉注射全身麻醉诱导，对新生儿无呼吸抑制。对有精神病病史、妊娠中毒症、先兆子痫、子宫破裂的孕妇禁用；肌松药属水溶性、高度解离、相对分子量较大，不易透过胎盘，临床使用剂量可安全用于剖宫产麻醉。吸入麻醉药均以原形排出体外，对胎儿影响小，但应注意卤族类吸入麻醉剂在高浓度吸入时可影响子宫收缩，引起产后出血。因此，胎儿取出后应减低吸入麻醉药浓度，换成其他静脉麻醉药如瑞芬太尼。

52. D 剖宫产术中大出血患者应重视凝血功能的监测。剖宫产术中大出血的患者凝血功能改变除因凝血物质的大量丢失和消耗，大量输入库存血，凝血因子降解，血小板丢失，血浆游离钙降低外，还与妊娠后期产妇血纤维蛋白原及其他凝血因子增多，血液呈高凝状态，纤溶活性降低，有诱发弥散性血管内凝血的倾向有关。

53. D 临床上，当患者输血时出现发热、寒战、腰背部疼痛、气促或注射点灼烧感时，均应考虑到溶血性输血反应。

54. A 溶血反应可能导致血容量不足和休克，因此抗休克治疗是必要的。此外，溶血反应还会导致血红蛋白释放到尿液中，形成血红蛋白尿，碱化尿液可以帮助预防和减轻血红蛋白肾病的发生。

55. B 在经过抗休克和碱化尿液治疗后，患者的血压已经升至正常范围。在这种情况下，进一步采取的治疗措施是利尿。利尿可以帮助排除体内的过多液体，减轻血容量过高的情况，进一步稳定患者的血压。

56. E 患者出现无尿和血清钾升高，可能存在严重的肾功能损害和高钾血症。在这种情况下，最适合的治疗措施是血液透析。血液透析是一种有效的治疗方法，可以通过人工方式清除体内的毒素和代谢产物。

57. E 该患者为胸部刀刺伤，有活动性出血和休克表现，因此诊断除胸部刀伤外，还应包括肺刺伤、血气胸和失血性休克。

58. A 该患者情况紧急，需要尽快进行抢救和处理。在出现失血性休克的情况下，首先要给予抗休克治疗，包括输注液体、红细胞等，维持患者的生命体征。然后需要立即进行手术治疗，以止血、修复伤口、清理血气胸等，并根据情况进行胸腔闭式引流等治疗措施。

59. E 对于该患者，由于手术范围较大，需要使用全身麻醉才能够达到要求。因此，气管插管全麻是最为合适的选择。

60. B 在胸部刀伤、肺刺伤、血气胸和失血性休克等紧急情况下，应尽快进行快速诱导全身麻醉，以便进行手术治疗。慢诱导会延长麻醉诱导时间，增加手术风险，容易引发一系列并发症，如低血压、心率改变等，应尽量避免。

61. A 发现麻醉后血压为 0 时，应立即进行有效的心肺复苏，包括快速输血输液、应用升压药物、机械通气、头部低温等。

62. B 对于婴幼儿，因为体表面积相对较大，且无法像成人一样通过自我调节保持体温，容易发生低温。而麻醉手术往往需要在全身麻醉下进行，还会导致一定程度的局部降温，因此应注意保暖措施。待体温恢复正常后再根据具体情况考虑其他操作。

63. A 新生儿的代谢率较高，体表面积与体容积比大，皮下脂肪较少，绝缘性差，加上体温调节中枢发育未完善，以致调节功能不全。当环境温度降低，保暖措施不够或热量摄入不足时，很容易发生低体温。低氧血症与低体温关系并不密切，不是体温下降的主要生理因素。

64. D 患儿体温低，药物代谢率明显减缓，应减少麻醉药的用量，避免麻醉药物导致体温进一步下降。

65. E 对于动脉导管未闭的婴儿，手术时需要进行全麻下行导管结扎术。在诱导麻醉过程中，需要给予适当的麻醉用药来减轻患儿的疼痛、缓解应激反应，并维持其生命体征的稳定。而对于这个婴儿来说，哭闹不止、体温偏低等因素可能会影响麻醉的效果，因此需要适量减少麻醉用药的剂量，以避免出现不良反应。心律失常是一种比较常见的不良反应，在婴幼儿中尤为突出。如果使用常规的麻醉剂量，可能会导致心脏负荷加重，引发心律失常等不良反应，甚至危及生命。

四、案例分析题

66. E 高血压危象包括高血压急症及亚急症。高血压急症是指原发性或继发性高血压患者，在一些诱因的作用下血压突然和显著升高，病情急剧恶化，同时伴有进行性心、脑、肾、视网膜等重要靶器官功能不全的表现。收缩压或舒张压急剧升高，无靶器官急性损伤者定义为高血压亚急症。患者血压的高低并不完全代表患者的危重程度。靶器官急性损害的表现：①视物模糊、视力丧失，眼底检查可见视网膜出血、渗出、视神经乳头水肿；②胸闷、心绞痛、心悸、气急、咳嗽，甚至咳泡沫样痰；③尿频、尿少，血浆肌酐和尿素氮增高；④一过性感觉障碍、偏瘫、失语，严重者烦躁不安或嗜睡。

67. AC 硝普钠是一种直接血管扩张药，它起效快，作用时间短，通过微量泵输注方法易于控制血压至需要水平，并维持稳定的血压。硝酸甘油使用微量泵时需要避光使用。患者使用微量泵泵入硝酸甘油时，还应注意患者的血压，在泵入时应该监测血压，防止泵入后血压降得过低，出现心、脑、肾的并发症。

68. C 患者有服用氢氯噻嗪和寿比山的经历，这些药物均为利尿剂，长期服用利尿剂可引起电解质紊乱，导致大量钾离子排泄，使患者出现低钾血症、低钠血症、低氯血症、低镁血症等情况，特别是大剂量长疗程服用时更容易发生。原发性醛固酮增多症、皮质醇增多症、嗜铬细胞瘤等也可能引起低钾，但根据患者的病史和服药情况，最可能的原因是长期服用利尿药。

69. DF 长期应用利尿剂可能会引起低钾血症，因此需要及时处理。对于轻度和中度低钾血症，可以通过口服或静脉补钾剂来纠正。对于重度低钾血症，应采取肌内注射或静脉滴注等方式，以快速提高血钾水平。如果患者出现低钾血症，可以考虑减少利尿剂的剂量或更换种类，以减少其对钾离子的排泄作用，从而预防低钾的发生。增加镁的摄入对于低钾血症没有直接帮助，减少蛋白质和增加水、钠的摄入都与低钾血症的处理无关。

70. ABDEF 复发性喉乳头状瘤患儿的术前评估应包括询问病史、手术史和呼吸困难程度等方面，以预估困难气道的情况。可通过频闪喉镜、颈部 CT 等特殊检查判断声门堵塞和气道狭窄的情况，根据两次手术间隔时间，查看既往手术视频资料以了解病情。夜间睡眠状态可帮助判断是否可以快诱导插管。由于进行过多次手术，患儿心理可能受到较大影响，术前应进行心理评估和辅导。肺功能检查不适用于小儿，且对于吸气性梗阻性呼吸困难无意义。

71. BD 由于瘢痕质地硬且无弹性，对于瘢痕所致的气管狭窄，只能选择比狭窄处更细的气管导管。硬质气管导管可旋转及控制力度，因此更易通过狭窄区。可弯导管不易施力，因此不适用。此外，ID4.5 气管导管的外径 >5mm，因此不宜选用。

72. BCDF 在气道内切除肿瘤时，全凭静脉麻醉，使用带套囊的气管导管，气管内手术操作时短暂拔管，在严密监测血氧和二氧化碳的情况下暂停呼吸为最佳的麻醉方式。另外，也可以选择保留自主呼吸的全吸入麻醉。在激光手术中，不宜吸入纯氧，目的是预防气道内着火。喷射通气易将血和肿瘤吹入支气管内，因此如非紧急情况应避免选择。清醒镇静下手术对于小儿患者也不适用。

73. ABCDEF 在切除气管内肿瘤时，如果术中出现持续性低氧血症，应考虑是血液、分泌物和肿瘤等堵塞下气道，导致肺不张和通气障碍。处理方法是对症治疗，但需要注意的是，加压给氧容易使气管创面出血和分泌物流入支气管，从而加重肺通气障碍。因此，无论患儿的血氧情况如何，都应该在气管内充分吸痰后再行加压给氧。

74. ABCDEFG 成人甲状腺功能减退时，常表现为智力减退、反应迟钝以及畏寒、疲倦、便秘等全身症状。皮肤干燥、颜面粗糙、毛发稀疏干枯、舌头较大、声音嘶哑、眼眶及周围水肿也是典型的症状。真皮层和其他组织内亲水性黏多糖的聚集可导致非凹陷性水肿。生理上可能出现心肌张力减低、心率减慢、心输出量减少、压力感受器功能受损及心电图 QRS 波幅度降低等。患者还可能存在肾上腺萎缩、皮质激素生成减少和稀释性低钠血症等问题。此外，甲状腺功能减退者通常抗利尿激素分泌紊乱，易患高胆固醇血症、高三酰甘油血症以及冠心病，低钠血症和水排泄障碍也常见，可见心包积液、胸腔或腹腔积液、贫血。最大通气量和弥散量均有所下降。

75. BCDEF 术前甲状腺功能减退患者应该服用甲状腺素制剂，直到手术当日早晨。根据手术创伤大小等情况可以适当增加用量。在一些患者中存在胃排空障碍和麻痹性肠梗阻，需要注意防止呕吐误吸的发生。对于合并呼吸功能障碍的甲状腺功能减退患者，术前应进行肺功能测定，并进行详细的呼吸功能评估。同时也应注意控制肺部感染，如大量胸腔积液者术前应行胸腔穿刺抽液。术前还需及时补充血容量、纠正贫血及低血糖、保暖，并避免不必要的用药。

76. BDE 肿大的甲状腺可能会压迫气管，甲状腺功能减退者常伴有不同程度的睡眠呼吸暂停综合征，其原因除了上呼吸道黏液水肿外，还与颏舌肌肌细胞内收缩物质异常导致颏舌肌肌力下降等有关，需要进行详细气道评估。如果患者口、咽腔和舌部组织出现黏液水肿，则可能会导致上呼吸道狭窄和气管插管困难。必要时，可以采用清醒气管插管或纤支镜引导插管工具。椎管内麻醉可导致术中呼吸管理问题，故优选气管插管全身麻醉，且诱导时宜进行慢诱导。由于患者全身组织器官功能减退，术前应尽量减少药物用量，术前应慎用镇静药或仅用抗胆碱药，麻醉维持用药适当减量。麻醉深度应适宜，不应过浅或过深。由于本病的特殊病理生理，除了常规监测项目外，还需要监测血糖、血气、中心静脉压。

77. E 黏液性水肿昏迷是甲状腺功能减退症未能及时诊治，病情发展的晚期阶段，其特点除有严重的甲状腺功能减退表现外，还可出现嗜睡、意识不清甚至昏迷；低体温；心率减慢、低血压；呼吸功能衰竭，表现为呼吸浅慢、低通气状态、CO_2潴留等；水中毒；急性尿潴留、麻痹性肠梗阻等。本病常发生于老年女性患者。根据该患者的临床表现，最可以发生了黏液性水肿昏迷。

78. ABCDE 患者的电解质检查结果提示稀释性低钠血症，甲状腺功能检查显示甲状腺功能减退，结合患者的临床表现，应立即考虑黏液性水肿昏迷。治疗重点是纠正体温调节功能、电解质平衡和稳定心肺系统。可以通过静脉注射左甲状腺素或L－三碘甲状腺原氨酸（LT_3）、含有葡萄糖的盐水溶液来进行治疗，同时必要时进行机械通气。此外，静脉注射氢化可的松也可以用于治疗可能出现的肾上腺皮质功能不全。通常情况下，治疗后24小时内心率、血压、体温会改善，3～5天甲状腺功能会相对正常。

79. DEF 在完全胎盘支持下的胎儿手术中，可以不给胎儿气管插管，也可以在胎头暴露后插管，以备胎儿乏氧时的治疗措施。进行子宫切开时，需要维持至少2倍MAC以维持较深的子宫松弛。静脉注射硝酸甘油可用于短时间的子宫松弛。使用高浓度挥发性麻醉药会导致母体血压下降，通常需要使用血管收缩剂来维持母体循环稳定。吸入麻醉药对子宫平滑肌的松弛作用随剂量增加而增强，停药后子宫收缩力会迅速恢复。手术结束娩出胎儿后，必须立即停止宫缩抑制剂并改为强效宫缩剂，以预防产后出血。

80. ABCDEF 进行剖宫产只需要一名麻醉医师负责母亲的麻醉管理，而进行EXIT手术则至少需要两名麻醉医师，一名负责母亲的麻醉管理，一名负责胎儿的麻醉管理。剖宫产首选椎管内麻醉，而EXIT手术则首选全身麻醉。在剖宫产中，需要尽可能降低麻醉平面以免新生儿抑制；而在进行EXIT手术时，则需要尽量深的麻醉水平以降低子宫收缩力。此外，剖宫产中尽量不降低子宫收缩力，在胎儿娩出后加强子宫收缩，而在EXIT手术中则需要降低子宫收缩力以便部分娩出胎儿和对胎儿进行操作。在EXIT手术中需要向宫腔持续注入温暖液体以维持宫内压力，防止胎盘提前剥离和脐带受压，而剖宫产不需要。EXIT在即将手术前需要精确评估胎儿体重，以计算手术中所需药物的剂量。

81. DF 产时手术的目的主要是预防胎儿缺氧和低温，脐带受压可致胎盘循环不良，引起胎儿窒息，应严密监护。胎儿的给药方式包括静脉、肌内、羊膜腔和心内注射等，其中常用的方式是经静脉（外周静脉或脐静脉）和肌内注射。常用麻醉药的胎盘透过率为0.5～0.88，单纯采用胎盘途径给药无法满足手术麻醉需要，因此，常为胎儿注射阿片类药物和肌松剂以弥补不足。注射镇痛药物后需密切监测胎心率和血氧变化，直到药物完全代谢。妊娠中晚期胎儿已发育出神经系统，可以感知疼痛并做出相应反应。

82. ABCDE 如果在胎儿手术过程中出现心动过缓（＜100次/分），通常表明胎儿缺氧。需要立即提高母体吸入的氧浓度，以增加血液中的氧含量，并提升母体血压以提高胎盘灌注压。同时还应该松弛子宫，以帮助子宫获得更多的血流。如果以上措施无效，可以直接向胎儿给予抢救药物，如阿托品和肾上腺素等。当胎儿超声心动图显示心室容量下降时，可以输注

5～10ml/kg 的血液来改善情况。

83. ABCDE 多数患儿均有脱水和低血容量，同时伴有酸碱平衡和电解质紊乱。此外，还存在腹胀等消化系统症状，以及反流误吸等风险，因此应进行胃肠减压。此外，由于皮肤或内脏表面大面积暴露易导致体温过低，因此在手术前必须纠正相关异常，包括低温、低血糖、缺氧及凝血功能障碍等。许多患儿长时间不能进食，会出现严重的低血糖反应。需要注意患儿的意识状态，包括是否哭闹不止、神情淡漠、嗜睡等。

84. DF 肠梗阻患儿发生反流误吸的风险很高，建议使用琥珀胆碱快速诱导插管。对于血容量不足的患儿，应避免选择对血流动力学影响大的药物，可选择氯胺酮、依托咪酯等对血流动力学影响较小的药物。异氟烷具有刺激性，不适合用于吸入诱导。如果患儿是低位不完全肠梗阻，血容量正常且无胃扩张，则可以使用七氟烷进行吸入诱导。肠梗阻患儿应避免使用 N_2O，以免加重肠腔扩张，可使用中等时效的肌松药，如阿曲库铵。

85. EF 对该类患儿进行手术时，需要密切关注其呼吸情况，精确控制液体平衡，进行保温，并监测其凝血功能和尿量，该类患儿的尿量应保持在 0.5～2ml/（kg·h）。当患儿血红蛋白 <100g/L 或进行大手术时，应考虑输注红细胞。除了常规的术中监测外，还应通过桡动脉穿刺测压实时监测即时血压、血红蛋白、电解质和血气分析等指标。建立粗大静脉通路以便于补液和输血。此外，在监测患儿体温时，可以使用食管或直肠测温来反映中心体温。术中需用加热毯包裹患儿，并在其头部上方放置加热器。手术室温度也需要调高，并且患儿所有手术部位均应加盖以达保温目的。

86. ABCDEF 拔管前患儿须具备的条件：①麻醉药物的作用已经基本消退，肌松剂和镇痛药物的残留作用已经消失（麻醉下拔管者除外）；②患者处于清醒状态，能够自主呼吸并有肢体活动。婴儿和新生儿应该在清醒状态下进行拔管；③患者的咳嗽和吞咽反射已经恢复正常；④循环系统功能稳定，无低体温。

87. ABDEF 胸腔镜手术后会出现中至重度的疼痛，通常持续 48～72 小时。随着引流管放置时间的延长，疼痛持续时间也会相应延长。咳嗽等胸廓运动会导致疼痛程度加重。如果切口处肋间神经受损，会导致疼痛程度加重。在切口缝合时，需要小心绕过肋间神经，以减轻切口的疼痛。

88. ABCDEF 该患者术前伴有肥胖及 COPD，且行胸科手术，术后极易出现肺部并发症；患者因疼痛不能深呼吸、咳嗽，易出现低氧血症、呼吸性酸中毒，如果不能及时处理，可能需要进行气管内插管机械通气治疗。有效的术后镇痛可以促进肺复张，降低肺不张的发生率，从而有利于患者的恢复。

89. ABDEF 对于该患者，由于手术切除了右肺上叶，可能会引起较为明显的术后疼痛，因此需要采用多种方式进行镇痛，如药物镇痛和神经阻滞。氟比洛芬酯是一种非处方的非甾体抗炎药物，具有镇痛和消炎作用。术毕给予氟比洛芬酯可以帮助控制术后疼痛。椎旁间隙阻滞是一种常用的术后镇痛方法，通过注射局部麻醉药物于椎旁间隙，阻滞胸腔和腹腔的疼痛传导。在术后缝合切口时，应尽量避开肋间神经，以减少刺激和疼痛。静脉镇痛泵是一种可以持续输注镇痛药物的装置，可以根据患者的需要调整药物的输注速度和剂量，以达到良好的镇痛效果。肋间神经阻滞通常用于胸部手术后的镇痛，但在胸腔镜手术中，肋间神经阻滞的效果可能会受到手术操作的限制。因此，不推荐在胸腔镜右肺上叶切除术后采用肋间神经阻滞作为镇痛方案。

90. ABCDF 由于患者的 Ramsay 评分较高，呼吸频率较低，可能存在镇痛剂过度使用的情况，需要麻醉医师进行评估和调整镇痛方案。患者出现较高的 Ramsay 评分和低呼吸频率，停用镇痛泵是必要的，以避免进一步的呼吸抑制。监测患者的生命体征，包括心率、血压、呼吸频率、氧饱和度等，以及时发现和处理任何异常情况。患者的呼吸频率较低，给予氧气吸入可以提供足够的氧合支持。纳洛酮是阿片受体拮抗剂，用于逆转镇痛剂引起的呼吸抑制。然而，在这种情况下，给予纳洛酮可能会进一步抑制患者的呼吸，因此不是首选的处理方法，选项 E 错误。由于患者出现较高的 Ramsay 评分，需要进行详细的体格检查，排除其他中枢性疾病的可能性，如脑缺血、中枢神经系统抑制等。

91. C 重力可使胃内容物留在胃里，头高位可减少反流的发生率，从而降低误吸性肺炎的发生。

92. ADF Sillick 手法：在环状软骨处施加压力以闭合食管上段，从而能防止胃内容物反流到咽部。在患者清醒时，建议施加 10N 的压力；当患者失去意识后，可增加至 30N。若面罩通气或置入 SAD 困难，可松开环状软骨加压；如患者出现活动性呕吐，则应放松对环状软骨的压迫以避免食管破裂。

93. ABCDF 对于高危患者，需要实时监测血压变化，以便调整麻醉深度和输液速率等。中心静脉压监测可以较为准确地反映患者的容量状态和心功能状况，有助于术中液体管理和预防感染等并发症。血气分析可以测定患者的血氧饱和度、二氧化碳分压、pH 值等指标，有助于评估患者的呼吸功能和酸碱平衡状态。诱导前经胸超声心动图检查可以帮助评估患者的心功能和左心室收缩功能等指标，有助于确定麻醉的安全范围。术中输液应根据患者的体重、年龄、手术程度等因素进行调整，以维持患者的血容量和血压稳定。在必要时可以进行适量输血，保证手术的顺利进行。虽然通过大口径鼻胃管进行负压吸引可减少胃内容物体积，但并不能使胃完全排空，诱导前应吸引鼻胃管。

94. ABCDEF 除了误吸，术后呼吸问题还可能与低通气量有关。即使肠梗阻已解除，患者仍可能出现明显的腹胀，从而妨碍膈肌运动，引起低氧血症和高碳酸血症。此外，术后腹痛以及残留的麻醉药、静脉镇痛药和神经肌肉阻滞剂也可能导致通气不足。

95. ABCDF 在麻醉后，如果患者出现呕吐或反流的情况，应该立即将患者头偏向一侧，并充分吸引口腔中的液体和物质。在进行正压通气前，还需要充分吸引气管，以避免吸入物质进一步播散。只有在患者误吸入固体物质引起严重气道梗阻时才需要考虑使用支气管镜。用盐水或碳酸氢钠溶液进行支气管灌洗的意义不大，可能弊大于利。处理方法还包括保留患者的气管插管并确保通气良好。通过血气分析和胸部 X 线检查调节吸氧浓度和通气量，以维持 PaO_2 和 $PaCO_2$ 在正常范围内。如果吸入氧浓度必须保持 60% 以上，才能维持氧合，可能需要使用 PEEP，以恢复不张的肺泡通气并改善氧合。麻醉后发生误吸者，早期可能状态良好且肺内呼吸音清，无支气管呼吸音和哮鸣音，但仍可能出现呼吸抑制，常在 6 ~ 12 小时后体征才明显。因此，需要严密监测患者 24 ~ 48 小时以防止吸入性肺炎的发生。目前，糖皮质激素治疗存在争议，不建议常规预防性使用抗生素。

96. ADEG 腹内压升高会引起多种血流动力学变化，包括：①气腹对心脏直接压迫可引起心脏舒张障碍；②气腹使胸腔内压升高，降低中心静脉压和静脉回流量；③气腹压迫腹主动脉及通过交感神经兴奋使血管收缩，导致肝肾血流降低；④气腹减少心输出量，导致末梢血管阻力增加以维持血压，使平均动脉压升高；⑤头高脚低体位、重力作用影响使回心血量减少，刺激儿茶酚胺类物质分泌增多。

97. ABDFGH 由于患者患有嗜铬细胞瘤，手术前使用肾上腺素受体拮抗剂可以减少术中高血压的发生。考虑到手术的特殊性，需要加强对患者围术期血流动力学的监测，及时发现和处理任何异常情况。苯巴比妥是一种镇静药物，可能会增加手术期间的血压波动和心律失常的风险。阿托品是一种抗胆碱药物，可能会增加嗜铬细胞瘤患者心血管不良事件的发生。在麻醉诱导过程中，需要注意尽量保持患者的血压稳定，以避免对肿瘤造成过度刺激。手术过程中需要积极补充患者的血容量，以维持循环稳定，限制液体输注可能导致低血容量状态，不利于术中的循环管理。在手术过程中应注意防止患者出现缺氧和二氧化碳蓄积，保持良好的通气状态。围术期需要维持患者的正常血糖水平，以避免发生低血糖或高血糖的并发症。

98. BEFH 全麻药物应选择无组胺释放、对心肌无抑制作用、不增加儿茶酚胺释放、不影响交感肾上腺系统兴奋、作用安全、有助于控制血压的药物。理论上尽可能选用吗啡、阿曲库铵、氟哌利多和地氟烷等。

99. ABDEF 该患者出现血压升高和心率加快，可能是因为嗜铬细胞瘤引起的剧烈交感神经反应，需要通过增加潮气量和呼吸频率来促进二氧化碳排出，以减少交感神经反应。酚妥拉明可以减轻嗜铬细胞瘤引起的血压升高反应，因此可以静脉注射酚妥拉明来控制血压。毛花苷丙是一种洋地黄类药物，不适用于嗜铬细胞瘤引起的血压升高和心率加快的情况。洋地黄类药物可能会引起交感神经兴奋，加重血压和心率的升高。艾司洛尔可以降低心率和收缩压，对嗜铬细胞瘤引起的心率加快和血压升高有一定的控制作用。由于患者出现剧烈的血压升高和心率加快，可能存在危及生命的风险，需要立即停止手术操作，以进行相应的处理。血气分析可以评估患者的氧合和酸碱状态，帮助判断患者的交感神经反应和代谢情况。

100. ABCEF 患者的血压和心率突然下降，提示可能发生了嗜铬细胞瘤危象。嗜铬细胞瘤危象是由肿瘤切除后儿茶酚胺的释放导致的。恰当的处理是补充糖皮质激素和泵注去甲肾上腺素，以增加血压和心率。此外，快速补液可以帮助维持血容量和血压。静脉注射阿托品可以增加心率。进行血气分析可以评估患者的酸碱平衡和氧合情况。患者的血压下降主要是因为嗜铬细胞瘤引起的儿茶酚胺释放，不是由于血容量不足。因此，补充血浆和红细胞可能无法有效地纠正血压下降。发生嗜铬细胞瘤危象时，患者需要迅速采取措施以增加血压和心率，而减浅麻醉可能会进一步降低血压和心率。

全真模拟试卷（六）答案解析

一、单选题

1. A 心排出量指的是心脏在一定时间内所输出的血液量，决定心排出量的两个主要因素是心率和每搏量。心率指的是心脏每分钟跳动的次数，而每搏量则是指每次心脏收缩时排出的血液量。因此，当心率或每搏量发生变化时，都会影响到心排出量的大小。其他选项中，呼吸方式和心率、回心血量和每搏量、周围组织需氧量和回心血量以及血容量和外周血管阻力对心排出量也有一定的影响，但不如心率和每搏量那样直接决定心排出量的大小。

2. D 气道闭合是指肺泡出现局部阻塞而导致的空气流动障碍。当闭合容量小于潮气量时，平静呼吸过程中通常不会发生气道闭合。在正常情况下，人体可以通过调节气道平滑肌的张力和肺泡表面活性物质来预防气道闭合的发生。多数情况下在剧烈运动等需要高度通气量时或存在某些特殊病理情况（如哮喘）时才会引起气道闭合。在麻醉期间，气道可能在呼气末期间关闭，并在随后的吸气期间重新打开，但也可能会持续关闭，气道闭合发生的原因是腔外压力高于腔内气道压力。由于胸膜压在肺下部依赖性区域高于肺上部非依赖区域，因此气道闭合主要发生在肺下部。任何相对减少功能余气量（FRC）或相对增加闭合容量的措施都会导致肺泡遭受压缩，从而引起肺不张。当肺容量减少至功能残气量（FRC）时，0.5～0.9mm 小气道趋于闭合，这是因为在这种情况下，胸腔内的压力低于大气压，导致小气道发生崩塌和闭合。气道闭合与年龄相关。年轻人呼气达到或者接近残气量（RV）时才会发生气道闭合，而老年人在肺容量较高时较早发生气道闭合。因为随着年龄增加，胸膜腔内压力（P_{PL}）的平均值变得更加趋于大气压。到 65～70 岁时，闭合容积（CC）达到甚至高于 FRC 时也会发生气道闭合，导致在正常呼气时，肺下垂部位的肺组织也会发生气道闭合。这可能是氧合作用随着年龄增加而降低的最主要原因。

3. A 静息电位指安静时存在于细胞两侧的外正内负的电位差。神经细胞处于安静状态时，细胞膜对 K^+ 有较高的通透能力，而对其他离子的通透能力较小，K^+ 就会顺浓度差由细胞内移向细胞外，造成膜内电位变负而膜外电位变正。外正内负的电位差一方面可随 K^+ 的外移而增加，另一方面，它又阻碍 K^+ 的进一步外移，最后驱使 K^+ 外移的浓度差和阻止 K^+ 外移的电位差达到相对平衡的状态，这时相对稳定的膜电位称为 K^+ 平衡电位，它就是静息电位。

4. D P_{50} 是指血红蛋白 50% 被氧饱和时的氧分压，代表了 Hb 与氧亲和力的状况。在正常情况下，当体温为 37℃，pH 7.40，PCO_2 5.33kPa（40mmHg）时，P_{50} 为 3.5kPa（26.3mmHg）。P_{50} 升高，氧解离曲线右移，氧与 Hb 亲和力降低，Hb 易释放氧；P_{50} 降低，氧解离曲线左移，氧与 Hb 亲和力增加，Hb 易结合氧，但不易释放氧；温度升高同样可使 P_{50} 升高。

5. D 冠脉循环的毛细血管网极为丰富，毛细血管与心肌纤维数的比例为 1∶1，当心肌纤维发生代偿性肥厚时，心肌纤维直径增大，但毛细血管数量并无相应增加，故肥厚的心肌较易发生缺氧。冠状动脉之间，有丰富的吻合支或侧支。冠状动脉虽小，但血流量很大，占心输出量的5%。心肌的血液供应来自左、右冠状动脉。冠状动脉的主干行走于心脏的表面，其小分支以垂直于心脏表面的方向穿入心肌，并在心内膜下层分支成网。在多数人中，左冠状动脉主要供应左心室的前部，右冠状动脉主要供应左心室的后部和右心室。左冠状动脉的血液流经毛细血管和静脉后，主要由冠状窦回流入右心房，而右冠状动脉的血液则主要经较细的心前静脉直接回流入右心室。另外还有一小部分冠脉血液可通过心最小静脉直接流入左、右心房和心室腔内。冠脉循环的心肌毛细血管丰富，血流量的多少主要取决于心肌活动，因此对于单位克重心肌的血流量，左室多于右室。在安静状态下，人冠脉血流量为60～80ml/（min·100g）；中等体重的人，总的冠脉血流量为225ml/min，占心输出量的4%～5%；冠脉血流量的多少主要取决于心肌的活动，当心肌活动加强，冠脉达到最大舒张状态时，冠脉血流量可增加到300～400ml/（min·100g）。

6. E 苯巴比妥是一种弱酸性药物，弱酸性药物在碱性条件下解离增多，即pH值越高，苯巴比妥就越容易以离子形式存在，导致肾小管再吸收减少，从而促进苯巴比妥的排泄。因此，在苯巴比妥中毒解救时，可以采用碱化尿液的方法来增加药物的排泄，促使患者恢复。

7. C 肌松药含有季铵基，不易通过血－脑屏障，故无中枢作用，无镇静和镇痛作用。

8. C 芬太尼的脂溶性很高，能够快速穿过血－脑屏障，迅速进入中枢神经系统，也易于从脑内重新分布到体内其他组织，如肌肉、脂肪、胃壁及肺组织。芬太尼及其衍生物几乎没有组胺释放作用，不会引起组胺相关反应，如低血压、心动过缓等。阿芬太尼的作用时间比芬太尼短，阿芬太尼的半衰期为1.5～2小时，而芬太尼则为2～4小时。单次注射芬太尼的作用持续时间短暂，与其再分布无关。如反复多次注射，则可产生蓄积作用，其作用持续时间明显延长。

9. A 普鲁卡因在组织和血浆内被假性胆碱酯酶水解。

10. A 变态反应是由于亲细胞性免疫球蛋白E（lgE，反应素）附着于肥大细胞和嗜碱性粒细胞表面，当抗原与反应素抗体再次相遇时，则从肥大细胞颗粒内释放出组胺和5－羟色胺等。这些生物胺可激发起快速而严重的全身防御性反应，出现气道水肿、支气管痉挛、呼吸困难、低血压以及因毛细血管通透性增加所致的血管性水肿、皮肤荨麻疹，并伴有瘙痒。反应严重者可危及生命。事实上，变态反应发生率只占局麻药不良反应的2%，真正的变态反应是罕见的。酯类局麻药引起的变态反应远比酰胺类多见。一般认为，酯类局麻药与免疫球蛋白E形成半抗原，同时局麻药的防腐剂也可形成半抗原，是引起变态反应的另一潜在因素。对疑有变态反应的患者可行结膜试验、皮内注射试验、嗜碱性粒细胞脱颗粒试验。若进行局部皮内注射试验，但由于假阳性反应较多，而阴性者仍有发生高敏反应的可能，故其试验结果仅供参考。同类型的局麻药，由于结构相似而可能出现交叉性变态反应，如对普鲁卡因发生反应，应避免应用丁卡因或氯普鲁卡因。临床上为保证患者安全，除必须严密观察外，还应采取如下措施：①如果局麻药未加用肾上腺素，在注药后应仔细观察药液皮丘和皮下浸润后的反应。

若局部出现广泛的红晕和丘疹，随后注药的速度要慢，用量也要减少；②表面局麻应强调分次用药，仔细观察与药液接触的黏膜有无异常局部反应，以及吸收后的全身反应；可采用少量给药，增加给药次数，必要时延长给药间隔时间；③用局麻药前，可常规口服或注射地西泮。

11. B 麻醉期间麻醉药对呼吸中枢的抑制、吸入麻醉药的残存、麻醉药恢复期肌松药的残存等均可导致通气量不足。正确的处理方式是根据患者的具体情况而定，但继续机械通气是最安全的处理方法。如果病情较为严重，需要及时给予氧疗、吸痰或支持性治疗。纳洛酮、氟马西尼和新斯的明等药物可以用于拮抗麻醉药物的作用，但在使用时需要谨慎，避免出现副作用和并发症。早期充分镇痛也可以缓解疼痛和焦虑，但对通气不足的处理帮助有限。

12. C 椎管内麻醉是一种局部麻醉技术，常用于下肢、盆腔和腰部手术。术前使用阿托品可以减弱迷走神经反射，解除迷走神经对心脏的抑制，使心搏加快，从而减轻术中不适和减少心血管并发症的发生。阿托品还可以加速胃肠道蠕动，帮助排空胃肠内容物，但不能减少分泌。阿托品也没有镇静作用，不会影响意识水平。至于预防呕吐和减轻内脏牵涉痛，则需要使用其他药物进行处理。

13. B 静脉全身麻醉的最大缺点是可控性差。静脉注射药物后其麻醉效应的消除依赖于患者的肝肾功能及内环境状态，如果由于药物相对或绝对过量，则术后苏醒延迟等麻醉并发症难以避免。其次，复合给药时，药物之间的相互作用可能引起药动学和药效学变化，进一步影响麻醉的可控性。再次，长时间重复给药或连续给药，会导致输注敏感半衰期发生变化，也影响麻醉的可控性。

14. C 二尖瓣关闭不全患者行手术时，在麻醉中应保持轻度的心率增快。心率太慢可因舒张期延长而致左室舒张末压增加，二尖瓣环扩大，二尖瓣反流增加和前向性心输出量减少。

15. E 异氟烷对子宫收缩的抑制与剂量相关，浅麻醉时对子宫抑制不明显，对胎儿也无明显影响；在较深麻醉时，有较大的抑制，因而分娩时易引起子宫出血。氯胺酮具有催产、镇痛、增强子宫肌张力和收缩力的作用。氧化亚氮对母体的呼吸、循环、子宫收缩力有增强作用。七氟烷对子宫收缩的抑制作用要弱于异氟烷。羟丁酸钠可增强子宫收缩的频率和强度。

16. B 合并支气管哮喘的成年患者在进行全麻诱导时，应该避免使用容易引起气道刺激和支气管痉挛的药物。氯胺酮是可以扩张支气管的静脉麻醉药，可用于合并支气管哮喘的患者。咪达唑仑虽然具有镇静作用，但可能会导致呼吸抑制及其他不良反应。异氟烷可以引起气道刺激和支气管痉挛，而硫喷妥钠会降低呼吸道阻力，但可能导致支气管痉挛和呼吸衰竭。依托咪酯也可能导致呼吸抑制和其他不良反应。

17. B 适当的液体治疗后，心率、血压及内环境稳定，组织灌注充分，氧输送增加，最终达到改善重要脏器功能的目的。

18. D 在血气分析中，血氧分压（PO_2）是指血液中物理溶解氧所产生的张力。在血液中，氧气可以以两种形式存在：一种是与血红蛋白结合形成氧合血红蛋白，另一种是以物理溶解氧的形式存在于血浆中。而PO_2通常指血浆中的物理溶解氧所产生的张力。

19. C 成人麻醉面罩中的无效腔容量约为200ml。无效腔是指在面罩和患者口鼻之间的空气区域，其中空气不参与气体交换，因此在进行呼吸系统相关的计算时需要将其排除在外。

20. C 局麻药的作用通常是暂时的，因为它们不会造成永久性的神经损伤，随着局麻药的代谢和从局部注射部位清除，神经功能会逐渐恢复。局麻药通过阻滞细胞膜钠离子通道，抑制神经纤维的兴奋性，从而减少动作电位频率和传导速度。虽然各种局麻药对不同类型的神经纤维有不同的选择性，但在一定浓度下，它们都可以影响感觉、运动和自主神经系统的神经纤维。阻滞细胞膜钠离子通道是局麻药的主要作用机制之一，阻止钠离子进入神经元，从而使神经元无法产生动作电位。局麻药通常通过与神经纤维周围的髓鞘结合而发挥作用。由于较大的神经纤维通常有更多的髓鞘包裹，因此对于同样浓度的局麻药，较粗的神经纤维受到的影响更小，敏感性也较低。

21. D 罗库溴铵和维库溴铵是非去极化肌松药物，适用于常规情况下的肌肉松弛，但在紧急情况下进行快速气管插管时，琥珀胆碱是更常用的选择。琥珀胆碱是一种短效的去极化肌松药物，适用于迅速诱导肌松以便进行气管插管。地西泮是一种镇静药物，不适合用于肌松。

22. A 术后尿潴留可能与芬太尼有关。芬太尼是一种强效的阿片类镇痛药，可通过抑制膀胱括约肌收缩引起尿潴留。在硬膜外阻滞中，常用芬太尼作为辅助镇痛药物，可以增强麻醉效果并减少罗哌卡因的剂量，但同时也会增加尿潴留的风险。因此，在使用芬太尼时需要密切监测患者的尿量和排尿情况，必要时给予导尿治疗以减少尿潴留的发生。

23. D 根据该患者的情况，其二氧化碳分压持续 >60mmHg，说明她存在通气不畅或呼吸功能受损等问题，需要进一步采取措施。鼻导管和储氧面罩都无法保证充分的气流动力学效应和创造低阻力通气道，且不能避免误吸风险。口咽通气道虽然能够改善通气，但对于已经清醒的患者而言，使用时需谨慎，因可能导致喉及声带痛或痉挛等并发症。相比之下，置入喉罩可以较好地维持通气，减少误吸和喉部并发症的风险，同时也能更好地保护患者的呼吸道和肺功能。因此，最适宜的处理方法是置入喉罩行机械通气。

24. D 拔管时必须确保患儿完全有能力保护自己的呼吸道，一般要求患儿能够咳嗽、吞咽，出现自主呼吸等反应后才能拔除气管导管。拔管前需要先吸除口腔和喉部的分泌物和血液，以免影响患儿的呼吸和氧合情况。拔管前需要给予高浓度氧气，以提高患儿的氧合水平，避免因缺氧而导致的不良后果。拔管后应该取头低脚高或半侧卧位等较为安全的体位，以防止呕吐物误吸引起窒息等意外情况。拔管后要及时观察患儿是否出现呼吸困难、面色苍白、口腔和鼻腔有无渗血等症状，并定期检查术后伤口是否有出血等情况。

25. E 慢性阻塞性肺疾病通气功能障碍患者，因其有低氧血症伴 CO_2 潴留，其呼吸中枢对 CO_2 已不敏感，呼吸节奏主要来自低氧对外周化学感受器的刺激。此类患者吸氧后易加重 CO_2 潴留，故接受氧疗时必须控制吸入氧浓度，采取持续低浓度吸氧。采用控制性氧疗，开始宜吸 24% 氧，以后复查 PaO_2 和 $PaCO_2$。如吸氧后，PaO_2 仍低于中度低氧血症水平，$PaCO_2$ 升高≤10mmHg，患者神志未趋向抑制，可适当提高吸氧浓度，如 26% ~28%，通常不超过 35%，保持 $PaCO_2$ 上升不超过 20mmHg。

二、多选题

26. BCE 药物分子量小于 600（即葡萄糖分子量 3 倍以内）的物质，容易通过胎盘，分子量大于1000的物质较难通过。脂溶性高，电离度小的物质均易透过胎盘。药物通过胎盘的速度和量与胎盘的血流量、交换面积呈正比，与胎盘膜的厚度呈反比。

27. BCD 血液凝固是由凝血因子参与的一系列蛋白质有限水解的过程。血液凝固的关键过程是血浆中的纤维蛋白原转变为不溶的纤维蛋白。凝血因子中，因子Ⅳ是离子，其余凝血因子均是蛋白质；因子Ⅱ、Ⅶ、Ⅸ、Ⅹ都是在肝脏合成的，合成时需维生素K参与；Ⅻ因子是血液凝固的始动因子；血小板因子Ⅲ是血液凝固不可缺少的。

28. ABCE 地高辛属中效强心苷药物，口服生物利用度差异大，治疗剂量和中毒剂量接近，安全范围小，有“一正”“二负”作用即正性肌力作用、负性频率作用、负性传导作用，其机制是通过抑制 Na^+-K^+-ATP 酶的活性，使胞内 Na^+ 增多，通过 Na^+-Ca^{2+} 交换，使 Ca^{2+} 外流减少或内流增加。

29. ABCE 哌替啶镇痛作用较吗啡弱，但成瘾性较吗啡轻，现已取代吗啡用于创伤、手术后及晚期癌症等各种原因引起的剧痛。鉴于新生儿对哌替啶的呼吸抑制作用极为敏感，因此产妇临产前2～4小时内不宜使用。

30. ABE 高压氧治疗是一种利用高浓度氧气和高气压来促进组织修复和功能恢复的治疗方法，常被用于各种病因引起的缺氧性损伤的治疗。高压氧治疗的常见并发症包括氧中毒、减压病、气压伤等。

31. ABE 全身麻醉后中枢性呼吸抑制的常见原因有：呼吸抑制药物（如吸入麻醉药、阿片类和镇静剂）的残余作用；颅内病变（如脑干肿瘤、出血、创伤水肿、脑疝）；过度通气：低 $PaCO_2$；低体温。

32. ABCDE 呼吸衰竭的治疗原则包括：①病因治疗；②建立通畅气道；③合理氧疗和增加通气量，纠正二氧化碳潴留。必要时行机械通气；④纠正酸碱平衡失调和电解质紊乱；⑤抗感染治疗；⑥防治消化道出血；⑦营养支持。

33. ABCDE 冠心病是导致心力衰竭最常见的原因之一，其主要表现为缺血性心肌损伤。病毒性心肌炎也是一种可导致心力衰竭的疾病，炎症反应和心肌细胞的直接损害都可能导致心肌功能受损。在发生严重脓毒症时，毒素和炎症因子的释放会影响心脏的收缩和松弛，导致心力衰竭。虽然心力衰竭不是胰腺炎的典型表现，但在极少数情况下，胰腺炎可能导致心力衰竭。胸部外伤可能导致心脏挫伤、心包积液等并发症，从而引起心力衰竭。

34. BCE 缩血管药物可应用于外周阻力降低的各种类型休克，且其应用不是治疗的最终目的，需要在病因治疗后逐渐停用。缩血管药物是指能够收缩外周血管的药物，在抗休克治疗中有一定的应用。血压过低经补液仍不能纠正时，暂时使用。此时，血管扩张所致的低血压已经超过了补液的作用范围，需通过给予缩血管药物来提高血管张力，增加回心血量，提高组织灌注压。对于低阻力型心源性休克患者，由于心输出量不足而出现低血压状态，需要通过给予缩血管药物来增加心脏后负荷、提高心输出量，从而改善低血压状态。对于过敏性休克和神经源性休克，缩血管药物可以通过收缩毛细血管等来增加血管张力，增加组织灌注压。

35. BCD 二度Ⅰ型房室传导阻滞：P－R间期进行性延长，直至一个P波受阻不能下传心室；相邻R－R间期呈进行性缩短，直至一个P波不能下传心室；包含受阻P波在内的R－R间期<正常窦性P－P间期的两倍。

36. ABCDE 射频消融（RFCA）是治疗某些心律失常的一种手段，适应证包括室上性心动过速、心房扑动、心房颤动、功能性室性期前收缩、特发性室速等。对于这些心律失常，射频消融可以通过破坏异常传导的部位或异位起搏点来恢复心脏正常的节律和传导，从而达到治疗的目的。需要注意的是，在具体操作过程中，需要根据患者的情况确定是否适合进行射频消融，以及选择进行射频消融的时间和方式，以最大限度地确保治疗效果和安全性。

37. ABCDE 气管内插管是一种常用的气道管理方式，其优点主要包括：①长时间维持气道开放：气管内插管通过将管子插入气管内，可以长时间维持气道的通畅和稳定，防止因气道狭窄或阻塞而导致呼吸困难。②便于清理呼吸道内分泌物：气管内插管可以通过吸引器等设备清理呼吸道内的分泌物，保持呼吸道的通畅。③可进行高浓度的氧供及潮气量可调节的通气：气管内插管能够提供高浓度的氧气供应，并且潮气量也可以进行调节，满足不同病情的需求。④提供可备选的药物输入途径：对于气管内插管患者，可以通过其内部导管进行必要的药物治疗。⑤避免误吸：相比于面罩等其他通气方式，气管内插管能够更加有效地避免误吸和误咳，减少呼吸道分泌物对患者的刺激。

38. ABCDE 可作为血培养的重要指征：①发热（≥38℃）或低温（≤36℃）；②寒战；③白细胞增多（$>10.0\times10^9$/L，尤其有“核左移”时）；④粒细胞减少（$<1.0\times10^9$/L）；⑤血小板减少；⑥皮肤、黏膜出血，常见于溶血性链球菌感染的脓毒症，伤寒者第4~10天可出现玫瑰疹，斑疹伤寒第4~6天可出现暗红色斑丘血疹；⑦昏迷；⑧多器官衰竭；⑨血压降低；⑩呼吸加快（呼吸>20次/分，或二氧化碳分压<32mmHg）；⑪其他还包括肝脾肿大，关节疼痛，C-反应蛋白、内毒素、降钙素原升高等。

39. AB 红细胞沉降率（ESR）是一种非特异性指标，通常用于评估炎症反应的程度。在疼痛急性期，由于炎症反应的存在，ESR常常增高。C-反应蛋白（CRP）是一种急性相蛋白，它是炎症反应的重要指标之一。在疼痛急性期，由于组织损伤和炎症反应的存在，CRP水平常常升高。因此，ESR和CRP都可以作为评估疼痛急性期的指标。

40. ABC 吗啡属于阿片类镇痛剂，具有强效止痛作用，但也有一定的副作用，如呼吸抑制、恶心、呕吐等。芬太尼亦为阿片类镇痛剂，与吗啡相比，其起效更快、剂量更小，副作用较少。局麻药通过阻滞神经传导来达到止痛作用，常见的有布比卡因、罗哌卡因等，但过量使用可导致中毒。地西泮具有镇静、安神、抗焦虑等作用，可辅助镇痛和促进患者睡眠，但无镇痛效应。水杨酸钠为非甾体抗炎药物，具有消炎、降热、止痛等作用，但不适宜作为椎管内术后镇痛药物。

41. ABCD 骨转移性疼痛属于癌痛，应根据患者疼痛评分，采用三阶梯疗法，选用适合患者的药物。放射治疗适用于任何部位的骨转移，可有效缓解疼痛和脊髓压迫症状，预防病理性骨折的发生。对于骨转移性疼痛，非甾体抗炎药、阿片类药和双膦酸盐类药物联合治疗有较好的效果。

42. ABC 硬膜外镇痛药物可通过影响母体血流动力学，导致胎儿缺血缺氧，这可能会引起胎心率的变化，如胎心率减慢或异常。硬膜外穿刺过程中，如果硬脊膜被意外穿破，可导致脑脊液漏出，引起硬脊膜穿破后头痛，通常在头直立位时加重。硬膜外镇痛药物可通过刺激脑脊液的产生和循环，导致恶心、呕吐症状的发生。局麻药过敏反应和硬膜外血肿通常不会在硬膜外镇痛中发生。

43. BE 夹层撕裂可起于主动脉的任何部位，但常见的部位是在升主动脉近端（离主动脉瓣 5cm 内）和降主动脉胸段左锁骨下动脉开口处下方。

44. ABCDE 急腹症的发病往往非常急骤，可以在数分钟至数小时内出现严重症状，如剧烈腹痛、呕吐等。病情也比较危重，如果不及时诊治，可能会导致严重后果，如腹膜炎、休克等。急腹症往往与饮食有关，饱胃状态下容易引起消化道疾病，如消化性溃疡、急性阑尾炎等。一些急腹症如急性胰腺炎、胆囊炎等容易继发感染，严重者可能会导致败血症。此外，急腹症也容易引起休克，需要及时抢救。由于急腹症的病情发展迅速，患者常常无法提供详细的病史和既往史，或者医生没有足够时间进行询问，因此病史和既往史多不完全了解。由于急腹症的发生往往突然，因此麻醉前准备时间比较短，需要紧急处理。

45. AB 气栓的治疗包括：发现气栓后立即停止充气、气腹放气；采取头低左侧卧位，使气体和泡沫远离右心室出口，减少气体进入肺动脉；停吸氧化亚氮改用纯氧，以提高氧合并防止气泡扩大；增加通气量以对抗肺泡无效腔增加的影响；循环功能支持；必要时插右心导管或肺动脉导管抽气。

46. ABC 容易并发动脉损伤的四肢骨折有肱骨髁上骨折、股骨上段骨折和胫骨上段骨折。肱骨髁上骨折常伴有肱动脉和尺动脉的损伤，可能导致肘部缺血性坏死等严重后果。股骨上段骨折常伴有股动脉和静脉的损伤，可能导致下肢缺血、神经损伤等并发症。胫骨上段骨折常伴有胫前动脉和静脉的损伤，可能导致下肢缺血、神经损伤等严重后果。肱骨中段骨折和桡骨中段骨折通常不伴随动脉损伤，不会引起严重的并发症。

47. ABCE 口腔、颌面和整形手术的麻醉特点包括：①口腔、颌面和整形手术常需经鼻插管，因为患者对经鼻的气管导管耐受较好且容易固定；②在口腔、颌面和整形外科手术中，小儿多因先天小口畸形或颞下颌关节强直可导致张口困难，麻醉前评估后应做好充分的思想准备与器械准备；③口腔、颌面和整形手术患者常存在面颊部缺损，可对麻醉操作造成影响；④口腔、颌面和整形外科手术要求麻醉平稳、镇静镇痛完全，多不需要有足够的肌肉松弛效果，而是保持肌肉的紧张性，使气道解剖结构维持在原来位置上；⑤口腔、颌面和整形手术医师常占据麻醉管理位置，导致麻醉医师需远距离操作。

48. ABCDE 妇科腹腔镜包括：①诊断性择期腹腔镜及急诊腹腔镜（可用于急性腹痛和子宫穿孔）。②手术治疗性腹腔镜（可用于异位妊娠、盆腔粘连、子宫内膜异位症、卵巢子宫内膜异位囊肿、卵巢良性畸胎瘤、良性卵巢囊肿、卵巢恶性肿瘤、子宫内膜癌等）。

三、共用题干单选题

49. D 罗哌卡因是继布比卡因之后开发出来的一种长效酰胺类局部麻醉药物，有麻醉和镇痛双重效应，与其他产科局麻药物相比，罗哌卡因易于透过胎盘，相对非结合浓度而言很快达到平衡，与母体相比，胎儿体内药物与血浆蛋白结合率程度低，从而使得胎儿总血浆浓度也比母体的低。其药理学特性是感觉阻滞和运动阻滞分离明显，对子宫胎盘血流无明显影响，更适用于分娩镇痛。

50. E 根据临床实践和安全考虑，应用罗哌卡因时不宜使用过高的浓度。使用过高的浓度可导致母体和胎儿出现不良反应，因此不宜采用0.3%的浓度。

51. C 出现血压下降、心率增快以及颈面部大片潮红的症状时，结合输血过程中的情况，考虑可能的原因是变态反应。

52. A 在怀疑为变态反应的情况下，应立即停止输血，并更换为洗涤红细胞输注，以减少过敏反应的发生。

53. C 胆－心反射是指胆道刺激引起的心率减慢反应。胆道刺激可能来自手术操作中的刺激或者出现的并发症，如胆道搏动或胆囊扩张等。这种刺激可通过迷走神经传递到心脏，导致心率下降。

54. A 患者静脉注射阿托品后，心率仍然下降，此时应该考虑采取的措施是静脉注射麻黄碱10mg。麻黄碱是一种交感神经兴奋药物，能够增加心率。通过静脉注射麻黄碱，可以迅速提高心率，纠正心动过缓。

55. E 根据该患者的年龄、冠心病病史以及手术类型（肺癌行纵隔镜检查），气管插管全麻是最合适的麻醉方式。由于局部麻醉或非气管插管静脉复合麻醉不能提供足够的镇静和无痛性，因此不建议选择这两种麻醉方法。而非气管插管亚全麻＋局麻对于需要维持呼吸道通畅的患者而言，也并不适用。

56. C 纵隔镜手术的并发症主要有出血、神经损伤及气胸等，患者术中突然出现烦躁、呼吸困难、大汗，最可能是发生了气胸。应给予患者高浓度氧气，改善组织缺氧。对于呼吸困难明显的患者，应迅速进行气管插管，保证通畅的气道，以便于进一步处理。密切监测患者的呼吸情况和氧饱和度，以及心电图和血压变化，以便及时发现并处理可能的并发症。需要尽快停止手术操作，移除纵隔镜，减少创伤和出血，并避免继续损伤肺组织。轻度气胸可行观察性治疗。对于重度气胸或胸腔积气累及气体交换的患者，需要进行积气穿刺或胸导管引流等操作。在治疗过程中，应注意避免二次感染、氧中毒和血气紊乱等并发症。

57. D 行前列腺切除术时，必要的术前准备工作包括血常规检查、凝血功能检查、血气分析和手术前禁食6～8小时等。其中，血常规检查和凝血功能检查可以评估手术风险；血气分析可以了解患者的氧合状态和酸碱平衡；手术前禁食可以减少手术中发生误吸的风险。高血压患者的抗高血压药物可服用至手术当日早晨。

58. C 经尿道前列腺切除术选择硬膜外阻滞时常用的穿刺点是$L_{1\sim2}$或$L_{2\sim3}$，向尾侧置管。

59. C 通常情况下，应避免高于T_9水平的阻滞，否则将使患者不能感觉到前列腺囊破裂引起的疼痛。

60. B 通常认为TURP综合征是急性水中毒导致血容量过多和稀释性低钠血症。主要发生在经尿道前列腺电切术，或者是宫腔镜手术以后。患者在进行手术治疗以后的几个小时以内会出现血压增高，中心静脉压升高以及心动过缓，清醒的患者会突然表现为烦躁，意识障碍，出现头痛，视物模糊，严重的可以出现肺水肿，还可以引起血钠减低。

61. A 为了尽快确诊低钠血症，应当进行电解质检查。电解质检查可以通过血液样本分析，确定血清钠离子浓度是否低于正常范围，并进一步判断低钠血症的原因。此外，ECG也是诊断低钠血症的重要工具之一，但主要是用来判断低钠血症对心脏的影响，而非直接用于确诊低钠血症。

62. B 全凭静脉麻醉是利用静脉注射麻醉药物进行麻醉的方式。但是，由于患者凝血功能差，血小板减少，全凭静脉麻醉可能会增加出血的风险，不太适合。静吸复合麻醉是将静脉注射麻醉药物和吸入麻醉药物结合使用的一种方法。由于患者目前有明显腹水、食管静脉曲张等情况，需要在手术中维持较低的血压，避免出现术后再出血或其他情况，静吸复合麻醉可以更加灵活地控制血压和呼吸情况，且对肝功能几乎无影响。硬膜外麻醉需要患者在手术前行腰部穿刺取样，存在一定的感染风险。此外，由于患者有尿少等情况，可能会增加硬膜外麻醉时腰部神经损伤的风险，因此不太适合。

63. A 根据患者的病史和检查结果，可以推断其患有慢性乙型肝炎合并肝硬化、门脉高压等情况。患者目前存在腹水、食管静脉曲张和尿少的症状，凝血功能差且血小板减少。由于肝硬化和门脉高压的存在，患者的肝脏功能严重受损，导致血液循环中的动力增加。此外，由于腹水的存在，体循环阻力降低，进一步加重了高动力循环状态。

64. A 由于腹水、近期进食及胃排空延迟，全麻插管时需按饱胃处理。

65. E 患者患有慢性乙型肝炎和肝硬化、门脉高压，这些病症会对肝脏功能造成严重影响。使用氟烷作为麻醉药物时，其会通过肝脏进行代谢和消除。然而，在肝功能受损的情况下，肝脏无法有效代谢氟烷，可能导致药物的积累和不良反应的发生。

四、案例分析题

66. ACD 对该患者进行术前访视会诊时，应当着重注意颈椎活动度与气管插管条件、循环系统（尤其是有无高血压病、心肌缺血、脑供血障碍、心律失常与心功能不全等）以及了解患者的呼吸功能，特别是有无近期急性呼吸道感染。因为这些信息对于手术的安全性及后续康复非常关键。家族史和遗传病病史、前列腺增生或膀胱结石、肩周炎或腰腿痛病史虽然也需要了解，但在这种情况下不是重点。

67. ABD 该患者患高血压病 22 年，不规律服用降压药，收缩压最高可达 210mmHg，入院时血压 195/115mmHg，且存在房颤、心室率过快等循环系统问题，因此需要积极调整血压和控制心率。该患者存在慢性支气管炎病史 20 年，近日出现感冒症状，伴有咳嗽、咳痰、气喘等表现，呼吸功能的检测结果示重度阻塞性通气功能障碍，需要积极治疗呼吸道感染并在恢复呼吸功能后再考虑手术。该患者的 ASA 分级为Ⅲ级，而不是Ⅱ级，因为该患者存在多个系统的严重疾病，如循环系统、血糖代谢失调、呼吸系统等。该患者有脑梗病史，入院后需要进行血栓风险评估，并采取相应的预防措施，以减少术后再次发生脑梗的风险。不适宜在快速诱导下气管插管全身麻醉下完成手术。该患者存在多系统疾病，需要进行全面的评估和准备。该患者为老年人，存在高血糖，术前血糖调控目标为：术前空腹血糖≤10mmol/L，随机或餐后 2 小时≤12mmol/L，HbA1C＜8.5%。

68. BD 手术当日可继续降压药物治疗，停用降糖药；患者有颈椎病变，为避免插管造成颈椎损伤加重，可选择清醒气管插管。

69. E 对于超重或肥胖、病态肥胖患者，在术前需要考虑其病理生理学，如易反流误吸、胃酸 pH 低以及明确的困难气道。此外，所有的麻醉药都应按照瘦体重或理想体重给药。目前由于临床常用的麻醉药已很少引起分泌物增多，并且阿托品可引起心率增快、透过血-脑屏障引起异常体温升高等副作用，已不作为常规术前药物使用。

70. ABCD 深度肌肉松弛可以减少腹肌张力，从而降低腹内压，减轻术中门静脉压力。为了保证腹腔镜手术操作空间的充足，需要达到足够的肌肉松弛效果（TOF = 0，PTC < 8）。肌肉松弛监测可以帮助医生实时了解肌肉松弛的程度，从而调整麻药的剂量和输注速率。深度肌肉松弛可以减少手术时腹腔内器官与腹壁的摩擦，减少腹壁和肩部的疼痛发生率。使用大剂量的肌肉松弛药可能增加术后肌肉松弛恢复的时间，而且可能导致副作用。术后让呼吸自动恢复，不用新斯的明拮抗，抗胆碱能药物在逆转去极化肌松的过程中可能诱发肌强直收缩。

71. CF 残余肌肉松弛可能导致低氧血症和（或）高碳酸血症，影响咽部刺激反射并增加误吸的风险。因此，在全身麻醉恢复期间为了患者的安全，避免肌肉松弛药的残余，应进行肌力监测和肌肉松弛药拮抗。即使在正确的拮抗时机给予了肌肉松弛拮抗剂，由于胆碱酯酶抑制剂的作用时效，最大剂量的拮抗剂可能无法达到理想的效果。在这种情况下，不宜继续给予药物，避免出现药物的副作用。应当仔细分析患者是否存在其他影响肌肉松弛恢复的因素，例如药物、酸碱平衡和电解质情况等。

72. ABCDE 根据肥胖患者麻醉管理专家共识建议，肥胖者术后镇痛应遵循ABCDE选项中所论述的要求。但是阿片类药物在使用时应按照瘦体重计算。

73. A 按照病理与组织结构可将动脉瘤分为真性与假性两类，真性动脉瘤为动脉管壁的局部病理性扩张；假性动脉瘤为血管破裂后的纤维组织。

74. E 麻醉的目的之一是保护患者，避免手术期间因意外因素引起的并发症。对于颅内动脉瘤切除术，麻醉处理需要注意以下几个方面：预防动脉瘤破裂、避免术中呛咳、控制性降压、避免血管痉挛引起脑缺血、维持动脉血二氧化碳分压在正常范围。然而使用过度通气会导致呼吸性碱中毒，使动脉血二氧化碳分压过低，引起血管痉挛和脑缺氧，因此不是合适的处理方法。

75. A 动脉瘤是一种血管壁局部扩张的病变，容易发生破裂导致颅内出血等严重后果。为了预防动脉瘤破裂，在诱导过程中应避免颅内压骤升，以免引起动脉瘤破裂。过度通气会使血压降低，引起脑动脉收缩，增加动脉瘤破裂的风险。插管时血压升高也会增加动脉瘤破裂的风险。打开硬膜前缓慢输注甘露醇，以免动脉瘤跨壁压急剧升高导致动脉瘤破裂。诱导插管及术中呛咳或挣扎等操作可能会增加颅内压力，引起动脉瘤破裂。术中血压波动也会增加动脉瘤破裂的风险，因此应尽量维持在日常血压范围内。

76. B 术中控制性降压是指在全身麻醉手术期间，在保证重要脏器氧供情况下，采用降压药物与麻醉技术等方法，将平均动脉压减低至50～65mmHg，终止降压后血压可迅速回复至正常水平。

77. A 过度通气会使脑血管收缩、痉挛，加重缺血或梗死。调整收缩压至110mmHg以上可以提高脑灌注压，减少脑血管痉挛和梗死的发生率。当血压过高时，可给予乌拉地尔等药物，以减轻脑血管痉挛的症状。中分子羟乙基淀粉溶液、琥珀酰明胶等可用于补充血容量，提高血压，防止脑缺血。尼莫地平是一种钙通道阻滞剂，能够扩张血管，降低血压，预防脑血管痉挛。维持$P_{ET}CO_2$在正常范围内有助于保持脑组织的供氧量，防止脑缺氧。

78. ABCDE 对于全肺灌洗患者的术前评估，需要综合考虑麻醉和治疗两方面。

在评估单肺通气的耐受能力时，应综合考虑患者的心肺活动耐量、病史、症状及体征，对于肺功能较差者还应了解术前是否有可以优化的治疗措施。进行麻醉插管的气道评估时，需要注意肺泡蛋白质沉积症患者术前存在低氧血症的情况，选择合适的双腔管非常重要，以避免插管评估不足造成的困难插管及反复插管。

79. ABCDF 除了常规的标准监测，外周桡动脉置管监测有创血压可以采用，同时还可使用连续动脉内血气监测、肺动脉导管和混合静脉血氧饱和度连续监测，此外经食管超声心动图（TEE）也可被应用。当灌洗侧肺的血液向对侧分流时，肺动脉导管可起到监测及辅助治疗作用。对长时间全肺灌洗者，除了灌洗液需要37℃盐水外，还应监测体温，避免体温过低。

80. ABCEF 由于灌注侧气道的压力增加和肺血流自动调节机制，更多的血流会流向通气侧的肺，从而改善通气血流比例。相反，当灌洗侧肺排出盐溶液后，PaO_2 会明显下降，此时气道压力降低，使得灌注侧肺的血流再次增多，产生较大的分流效应。因此，通气侧肺加用 PEEP 有助于改善灌注期的氧合，但在引流期可能会使 PaO_2 下降。当不能达到满意的氧合时，可采用吸入一氧化氮或放置肺动脉导管进行肺动脉阻塞，以使血液从灌洗侧肺流向通气肺。若患者出现严重的气体交换障碍，单肺通气不可行时，静脉或静脉－动脉 ECMO 或 CPB 有助于避免严重低氧血症。此外，使用高氧溶液作为灌洗液可改善氧供，相较于普通生理盐水的效果更佳。

81. ABCDEF 如果发生肺部泄漏，必须及时停止灌洗或增加吸引排水，通过纤支镜检查进行确认，并采用强力抽吸及对受累肺部进行治疗。通过床旁胸片可以评估灌洗液的分布情况、排出情况以及是否存在气胸等并发症。在双全肺灌洗术后，如果发现吸出的液体明显少于灌入量，可以考虑继续呼吸机支持并延长拔管时间。这样可以确保患者的呼吸功能完全恢复，并给予充分时间排出残留的液体。在此期间，可以给予利尿剂以帮助减少肺间质水肿。为预防长时间灌洗造成的低体温，可使用保温毯或暖风机等物品进行保温。

82. ABCDEF 对于装有 ICD 的患者，术前必须明确发生器植入的适应证和植入时间；患者的自主心率和节律，是否依赖起搏器；电极导线数量与类型；发生器最后一次测试时间与电池状态，是否需要更换电池；发生器是否需要程控重置；必要时还需要咨询公司或者专科医师。

83. ABCDE 对于此类患者，手术室内必须准备好心肺复苏所需的药物（包括肾上腺素、阿托品、异丙肾上腺素、抗心律失常药及升压药）与仪器设备（多功能监护仪、体外除颤仪及临时起搏装置）。

84. ABCEF ICD 关闭期间，必须备好体外除颤或复律装置。如果使用体外除颤电极，则应尽量远离脉冲发生器和导线系统（至少15cm），电极要与发生器垂直。推荐的三种电极放置方法包括：①前－后位（最常用），右臂电极（RA）贴在左肩胛骨下方，左腿电极（LL）放置于心尖部；②尖－前位，RA 电极贴在右侧锁骨下方，LL 电极放置于心尖部；③尖－后位，RA 电极放置于右侧肩胛骨后方，LL 电极放置于心尖部。无论如何，我们需要治疗的是患者，不能放弃标准化的复苏抢救。如果技术上不允许除颤电极板放在远离发生器的位置上，应以最快的方式对患者进行除颤或复律治疗，并准备好其他途径的起搏治疗。

85. ABCD 术后，在确认设备已恢复到预先设置的状态之前，需要密切监测患者。接受设备程控重置的患者，需密切监护至设备再次检测并恢复原先设置，特别是抗心动过速功能被关闭的ICD。具体来说，需要持续监测患者的心率和心律，同时备好起搏装置和体外除颤器，并确保设备正常工作。

86. A 肝脏手术常见的潜在并发症是围术期大量失血，且大量失血可增加围术期并发症的发生率。因此，改善麻醉和手术技术以减少失血是非常重要的。

87. ABCDF 可通过使用低中心静脉压（CVP），治疗凝血功能障碍，防止低体温等措施来降低围术期失血的风险。控制性低CVP的措施包括限制液体输入、反Trendelenburg体位、药物（包括硝酸甘油、米力农、利尿剂）和硬膜外阻滞等。

88. BCE 根据监测到的患者失血及术中出血情况，首先考虑失血性休克，应采用适当的减浅麻醉措施，积极进行扩容补液，并辅助使用血管收缩药以提升血压，从而保证重要脏器灌注。同时，根据实时血气分析的结果补充浓缩红细胞。当发现失血量超过5000ml或手术部位有明显的出血倾向时，还应同时补充新鲜冰冻血浆。

89. ABDE 术中低体温可导致术中低心输出量、低血压、凝血障碍及术后苏醒延迟等一系列影响。即使是轻度低温也可加重失血，虽然低温状态下血小板计数并未改变，但低温可损伤血小板的功能。

90. ABCDEF 老年患者的术前评估除了需要询问常规的既往病史、体格检查结果和实验室检查结果外，还要注重评估其心肺储备功能和认知功能，同时考虑外科病情和手术时间，选择合适的麻醉方式。对于这类高龄患者，可以首先考虑椎管内麻醉，并需特别关注凝血功能和腰椎疾病外伤史等相关问题。

91. B TURP需要膀胱冲洗，应满足膀胱手术要求的T_{10}平面；如果平面太高，一旦发生膀胱穿孔不容易及时发现。

92. ABC TURP的术中常见并发症包括：TURP综合征、膀胱穿孔、出血、低体温和菌血症等。根据脓毒症3.0新定义，感染合并器官功能障碍时才能诊断，根据临床表现，该患者不太可能达到脓毒症的诊断。

93. ABCE 治疗TURP综合征的主要目标是利尿、维持循环稳定，并尽快结束手术。当TURP综合征导致低钠血症时，这种低钠血症被称为稀释性低钠血症。需要进行血气分析后，综合患者生命体征和手术情况来确定是否需要给予浓氯化钠治疗。

94. ABCDEF 了解术前镇痛药的使用剂量、时间对确定术中用药和术后镇痛方案都很重要。糖化血红蛋白可以反映过去3个月内的血糖控制情况。肿瘤患者多为高凝状态，同时由于疼痛可能长期卧床，容易发生下肢静脉血栓形成。在腹主动脉球囊放置前，也应该了解下肢动脉通畅情况。长期卧床者应了解心肺功能储备情况，活动耐量一般无法评估，可进行屏气试验、超声心电图、动脉血气分析等检查。疼痛和大便困难造成的进食障碍以及肿瘤消耗可导致低白蛋白血症、贫血、电解质紊乱等，应通过生化和血常规等化验来评估。了解术前血红蛋白水平对怀疑有术中大量出血的患者也非常重要。

95. ABCDEFGH 创伤和出入量大的手术需要进行有创血流动力学监测，体温和尿量属于标准监测项目。及时的动脉血气分析可以反映很多重要指标，如血红蛋白、电解质、酸碱状态、血糖和乳酸等，特别是在球囊阻断期间和开放后。由于术中血流动力学波动较大，可能需要经常调整麻醉药用量，双频谱指数监测可以预防术中知晓。如果条件允许，可以使用 Flo-Trac 监测心输出量和容量状态，以及脊髓功能监测。骶骨前方为骶前静脉丛，损伤后出血速度非常快，出血量大时可以进行血栓弹力图检查以了解凝血状态。

96. ABDF 脊髓的氧供受两个因素影响：脊髓灌注压和血氧含量。前者是平均动脉压与脊髓腔压力之差，后者受血红蛋白浓度、动脉血氧饱和度和氧分压等因素影响。此外，体温变化也会影响血红蛋白的氧解离曲线的移动方向。

97. ABCDE 球囊开放后的低血压主要是由于体循环容量相对不足、远端无氧代谢产物进入循环受阻以及手术部位血供恢复导致创面出血增加。应采取的措施包括补充液体容量和必要时使用血管活性药物（如血管加压药和强心剂）。然而，输注库存血可能会导致低钙血症，因此应适当补充钙剂。氯化钙也是一种作用时间较短的强心剂，良好的凝血机制同样需要正常的钙离子浓度。无氧代谢产物入血可导致代谢性酸中毒，需要适量补充碳酸氢钠（5%碳酸氢钠 50～100ml），并根据血气结果调整药物剂量和呼吸机参数。库存血输注和酸中毒一般不会发生低钾血症。

98. ACDE 高亲脂药物应根据患者总体重计算药物剂量，主要包括硫喷妥钠、丙泊酚、苯二氮䓬类药物、芬太尼、舒芬太尼、右旋美托咪定、阿曲库铵以及顺式阿曲库铵。

99. C 患者伴有肝功能异常，需要使用经肝脏代谢率较小的药物来避免药物代谢产生的进一步损害。各种麻醉药的经肝代谢率不同，其中地氟烷的经肝代谢率最低（仅为 0.02%），因此在这种情况下使用地氟烷作为麻醉剂可加速患者苏醒，并快速恢复呼吸道反应性。此外，由于氧化亚氮也会导致肝血流量减少，因此对于肝功能异常者也要注意。

100. D 患有睡眠呼吸暂停综合征（OSA）的患者在术后早期常常伴有与呼吸和心血管系统相关的并发症。这些并发症包括麻醉后低氧血症、呼吸抑制、通气障碍等，以及体位性气道塌陷、血流动力学不稳定、术后谵妄、恶心、呕吐及静脉血栓形成等。术后动脉血栓形成不是肥胖患者术后的常见并发症。